JN335898

たった6ヶ月で
あなたの治療院が患者で溢れ返る

学校では教えない 儲かる治療院のつくり方

Takashi Yoshida
吉田 崇

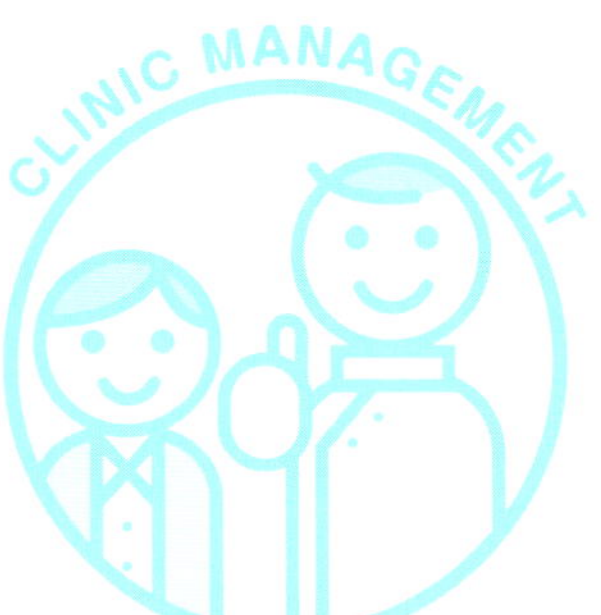

同文舘出版

まえがき

本書を手に取ってくださり、ありがとうございます。

今、治療院業界は大きな転換期にあり、とくに整骨院経営は厳しい時代になっています。そんなときだからこそ、この業界に飛び込んできてくださる方にはぜひとも活躍して、成功をつかみ取ってほしいと思います。

本書は治療院経営全般について、見開き２ページを１項目として１００項目で構成されています。

内容は、開業時の心構え、新規患者の獲得の仕方、リピート率の上げ方から院長・経営者としての姿勢まで、私のコンサルティング経験から具体的に解説しています。

もちろん最初から最後まで、通して読んでいただいてもいいですし、興味を持たれたページ、あるいは関心のある章から拾い読みするなど、お読みくださる方の関心や都合で読み進めることができるようになっています。

正直、この形式（１００項目）の本を書くことはなかなか大変でした。私のメインの仕事であるコンサルティングや講演、代表理事を務めている「一般社団法人・交通事故医療情報協会」の活動の合間の時間は、すべて本書の執筆活動にあてました。

口述筆記にすれば、もっと効率が上がったのでしょうが、「自分の魂を込めた本にしないと出す意味はない」と考えているので、文章から資料づくりまで、すべて自分でやりました。

ですから、本書の細部にわたるまで、「私の深い思い」がちりばめられているので、何度も読んでいただくと、スルメのように味が出てくるのではないかと、自分ながら思っています。

２００５年に私は、『儲かる！　治療院経営のすべて』を出版しています。幸いにも同書は、本当に多くの人に読んでいただいて、多くの反響がありました。読者の方から、「本を読んで開業することができました」「本を参考にして治療院の掲示物を変えました」などの声をいただき、心から嬉しく思っています。

前著の出版から約10年たちます。前著と基本的な考え方は変わらないのですが、本書はこの10年の私のコンサルティング経験を盛り込んで新たに書き下ろしました。前著と同じように本書が、多く人のお役に立ってくれることを心より願っています。

最後に、編集・応援してくださった同文舘出版株式会社の古市達彦様、事例紹介・写真や資料提供を快諾してくださった「私の素晴らしい仲間」のコンサルティング先の皆様、そして私を支えてくれてきた家族と多くの方々に心から感謝の意を表します。

２０１４年９月

吉田　崇

学校では教えない
儲かる治療院のつくり方

目次

まえがき

7章 こうすれば上手くいく！　来院患者分析のやり方

8章 スタッフしだいで院の運命が大きく変わる！

9章 全国厳選治療院10選

10章 誰もが認める院長・経営者になるために

装丁 齋藤 稔
DTP 春日井 恵実

1章

頑張っても報われない治療院経営から抜け出そう！

1 保険を扱う整骨院と自費の治療院の大競争が始まった

●整骨院業界が大きく変わった

治療院業界が大きな転換期に差しかかっています。なかでも、整骨院（接骨院・ほねつぎ）業界が大きく変化しています。

第一に、国家資格の柔道整復師を養成する専門学校が数多く開校し、柔道整復師の資格保有者が急増したことで、競争が激化していることです。2点目として、整骨院による保険の不正請求が頻発したことに端を発して、患者照会をはじめとしたレセプトに対する調査が厳格になっています。そして3点目は、診療報酬の改定が2年に1度行なわれ、整骨院の保険請求単価が毎回減り続けています。今後も、整骨院業界にとって保険請求の制度は厳しくなる方向となっています。

このような環境の中で、整骨院業界で注目されているのが自費治療です。保険だけに頼らないで、自費治療での患者数を確保することが、目指すべき整骨院の未来であると言われるようになっているのです。

ただでさえ急増した整骨院が、死活問題として実費収入を得ることに力を入れてきたのですから、これまで自費治療の患者のみで経営してきた治療院（マッサージ・鍼灸院・整体院・カイロプラクティック等）は、その競争にまともに巻き込まれることになります。

●大競争時代の治療院経営

長らく無風に近かった治療院業界は、これまで通りの院運営をしていると、いつの間にか業績悪化になってしまいかねません。

私が２００１年に治療院経営の専門コンサルタントを始めた頃は、整骨院を開業すれば、ほぼ誰でもうまくいきました。２００５年に、『儲かる！ 治療院経営のすべて』を書いたときと比較しても、現在では大きく業界が変わりました。そのような中で、完全保険適用から完全自費へ転換した院のお手伝いもしましたが、「経営」をしっかり意識しないと、自費治療での持続的な治療院経営はむずかしいと実感しています。

この治療院大競争時代、危機感を持って経営に取り組む姿勢が不可欠なのです。

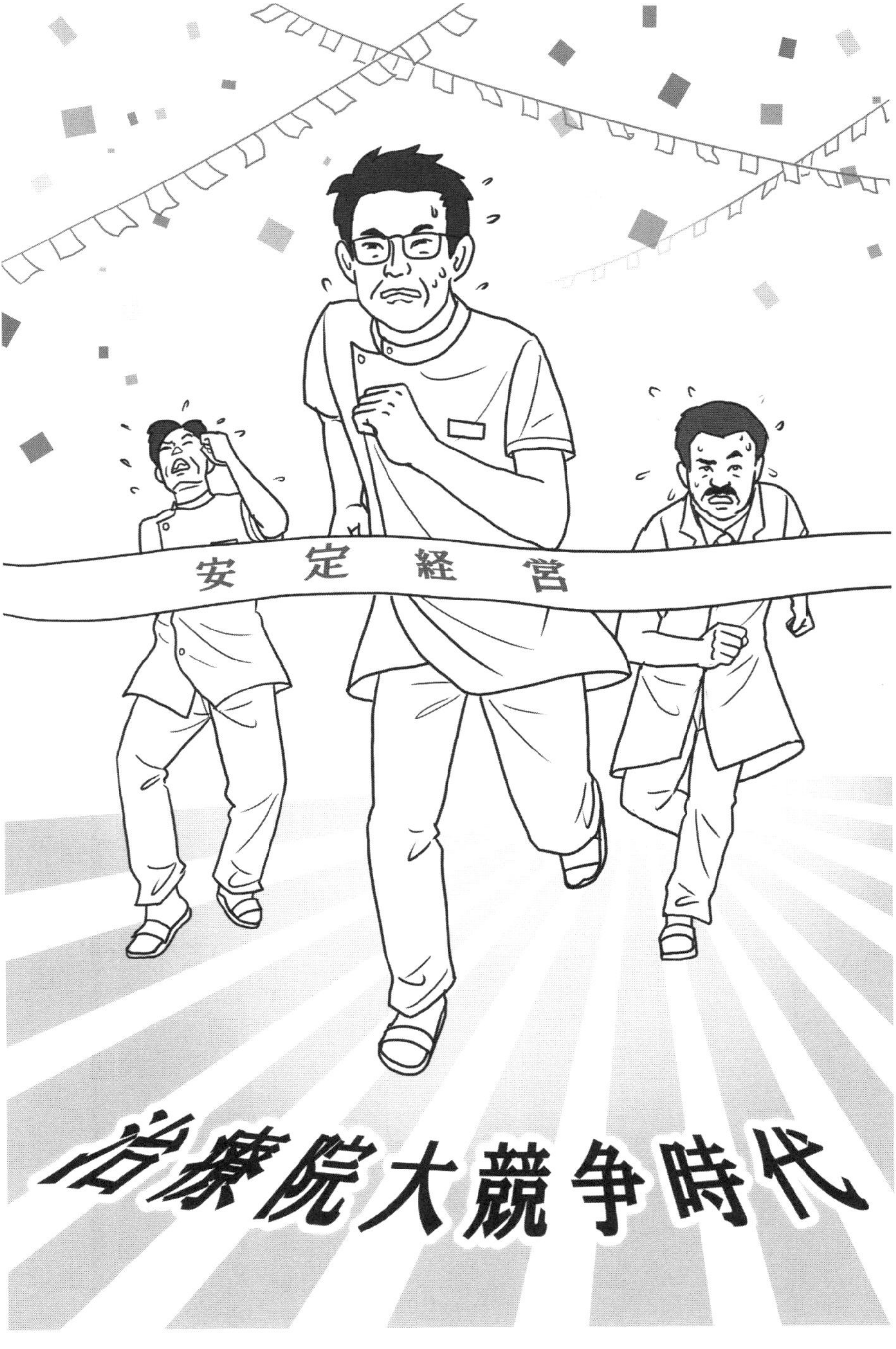
安定経営
治療院大競争時代

2 治療院経営は「差別化」から

●治療院の価値とは

「ほかの治療院と差別化できている点は何ですか?」と尋ねられたとき、他院と違う特徴をいくつ挙げることができるでしょうか? 今、思い浮かべてみてください。即座に3〜5個の特徴を思い浮かべることができたら、差別化ができている治療院と言えるでしょう。

しかし、ひとつも思い浮かばないとしたら、他院との「差別化」を意識して考えていないし、行動に移していないと言えます。

治療院の場合は、当然ながら、治療の価値で経営の可否が概ね決まると言えます。

では、治療の価値とは何でしょうか?

人は誰しも、「価値／価格」でサービスや商品を捉えます。「４０００円の治療費だったが、８０００円の価値があった」と感じたら、価格より2倍の価値があったと判断するわけです。

しかし、他の治療院で同様のサービスと治療内容を２０００円で体験した人は、４０００円の価格より、１／2の価値しかなかったと判断してしまいます。そうなると、その治療院の満足度は当然下がります。

満足度が下がった患者は、次回来院することはありません。では、仮にこのまま同じサービス、治療を続けたい場合にはどうすべきでしょうか? 答えは値段を２０００円以下に下げるしかありません。

●患者の満足を得るために

このように患者は、無意識に、「お金を払った分の満足度があるかどうか」で治療院の価値を判断しています。

人はそれぞれ価値観が違いますから、より多くの人に価値を感じてもらうためには、ひとつでも多くの点で他院との差別化を図ることが、より多くの人の満足を得る確率を上げます。しかし「差別化」できないとすれば、他院より施術時間を長くしたり、価格を下げることで対抗するしかありません。

つまり、他院との差別化を図れば図るほど、経営効率がよくなり、差別化できないと経営効率は下がってしまうのです。

当院の差別化リスト

治療技術	・ＡＫＡの治療技術を使っているので、多くの痛みを改善することができる
	・ＡＫＡの治療技術に当院独自のアレンジを加えたことで、劇的に痛みを改善することができる
	・鍼灸を行なっているので、痛み以外の様々な症状にも対応できる
	・超音波検査器を導入しているので、ケガの診療も自信を持ってできる
	・医療機器を数多く揃えているので、症状に合わせて使い分けることができる
	・治療スタッフ研修をみっちり行なっているので、治療スタッフの技術力が高い
販売促進	・ホームページを長年開設しているので、上位に表示されている
	・ホームページを定期的に更新しているので、常に最新情報を提供できている
	・ブログを週１回、必ず投稿しているのでブログからの来院も多い
	・フェイスブックやツイッターは毎日投稿している
	・ＰＰＣ広告を行なっている
	・スタッフに時間があるときはチラシをポスティングしてもらっている
接遇	・明るい、笑顔の接遇を行なうことができている
	・受付、治療スタッフにも地域ＮＯ１の接遇をお願いし、実践してもらっている
	・在籍歴の長いスタッフは、一部の患者さんから一流ホテル並の対応だと褒められることがある
	・定期的にスタッフ全員で「接客が素晴らしい」と言われているレストランで食事をしている
	・スタッフとのコミュニケーションを積極的に図ることができている
	・接遇専門の講師による研修を年２回行なっている
スタッフ育成	・専門家に依頼して評価制度を構築している
	・朝礼を毎日行なっている
	・月末の会議は受付も含め、全スタッフで行なっている
	・接遇の項で挙げた、接遇専門の講師による研修を年２回行なっている
	・治療技術の練習は終業後１時間は毎日必ず行なっている
	・治療技術の向上のため、治療スタッフにも外部講習を受けてもらっている
心構え	・「患者さんのための治療院経営をしているかどうか」ということを日々、自問自答している
	・何が起きても「他人のせいにはしない」ということを常に意識している
	・常にスタッフへの感謝の気持ちを忘れないようにしている
	・経営を行なう以上、利益を出さなければならないので、無駄な出費がないか常に気を配っている
	・経営者である私は、常に人格者でなければならないので、自己研鑽を重ねている
	・常に「三方よし」の状態になっているかどうかを判断基準としている
その他	・院の周辺の清掃活動を毎朝行なっている
	・近隣の店舗等との連携を図る活動を随時行なっている
	・町内会やボランティア活動等に積極的に参加している
	・患者さんとの親睦会を年１回行なっている
	・患者さんへの初診来院ハガキ、紹介のお礼ハガキなどはきっちり出している
	・スタッフの健康を考えて、バランスのよい食事の摂り方等の指導を行なっている

3 とにかく「一番」をつくろう

● 一番である価値とは

「一番」にはどんなメリットがあるのでしょうか？　マーケティングの世界で最もよく使われる有名な例で説明しましょう。

「日本で一番高い山はどこでしょうか？」。この質問には、小さな子供からお年寄りまで、誰でも、「富士山」と当然のように答えることができるでしょう。では、「日本で二番目に高い山はどこでしょうか？」と質問されてすぐに答えられる人がどれだけいるでしょうか。

正解は、山梨県南アルプス市の「北岳」です。私もこのネタを知るまで、北岳が日本で二番目に高い山だということを知りませんでした。

これほど一番と二番の差は大きいのです。

● 勝ち残る治療院はどこか

競合が激しくなれば当然、患者の奪い合いになります。そうなるとどこが生き残るのかと言うと、一番院が生き残ります。なぜそう言えるのでしょうか？　マーケティングの視点から言えば、一定の地域内でのシェアが最も高い一番院は、ロイヤリティが高く、その治療院を知らない人はほとんどいない状態になるからです。競合が増せば、その地域での治療院に対する認知度も上がるわけですから、初めて治療院に行く人は、「まず一番院に行ってみよう」となる確率が高くなります。

ちなみに、一定地域内での総需要額の中で、自院の売上高が26％以上のシェアを取れたら、一番院と言うことができます。

売上げや患者数で地域一番を目指すことは重要です。しかし、地域で一番の売上げや患者数を実現する前に、とにかく何でもいいから一番をつくることを考えましょう。治療技術一番、交通事故の患者対応力で一番、説明力で一番、マンガの数で一番……何でもいいのです。

自院の長所を分析して、その中から一番にすることを決めてください。一番にすることを決めたら、徹底して追求してください。どんな小さなことでも、堂々と「地域で一番」と言えるものがあれば、あなたの院は素晴らしい院の仲間入りです。

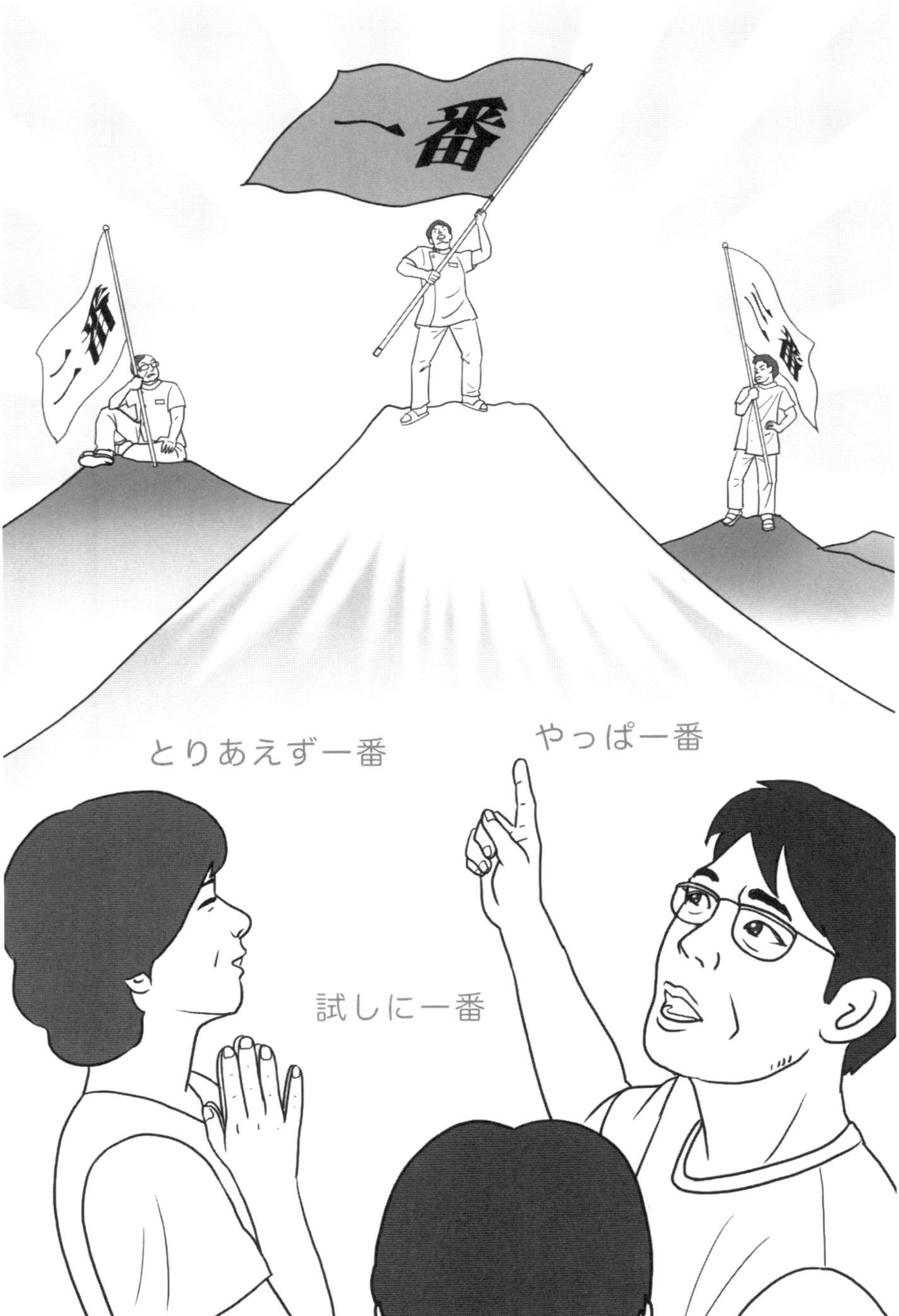
一番
二番
とりあえず一番
やっぱ一番
試しに一番

4 「ブランド院」づくりを実行しよう

●ブランドの持つ強み

「『ブランド院』とは、『形として見える、わかりやすい〝一番〟、あるいは〝ならでは〟がある院』のことで、結果としてブランド院になる前より、口コミ・紹介数が2倍以上になった、あるいは、新患数が2倍以上になった状態」と、私は定義しました。

「ブランド院」づくりがうまくいけば、事業価値・治療価値、そして企業価値が高まりますし、根強いファン層（信者患者）を獲得し、結果として経営効率が向上することになります。そして、スタッフの士気向上にも好影響を及ぼします。

●ブランド院の共通した特徴

ブランドを確立できる院には、以下のような共通点があります。

①コンセプトがわかりやすい……「腰痛専門」「完全個室」といった、院のコンセプトが明確です。

②特定分野で抜群の実績を持っている……スポーツ診療や外反母趾治療といった、特定の分野で突出した実績を持っていることがポイントです。「スポーツでケガをしたら○○治療院」と認知されているのも、ブランドと言えます。

③「称号」を持っている……「アメリカでカイロ資格を取得」とか、「数々の受賞歴がある」といった、院の「称号」が明確にあることです。

④革新性があって他院との違いが明確にある……業界内外から常に新しいことを取り入れ、また新しい治療技術を導入しており、患者がいつきても飽きない接遇・サービスを行なっています。

⑤情報発信を積極的に行なっている……患者向けに定期的にハガキを出したり、情報誌を発行したり、ブログを更新しています。

最近で特徴的なことは、インターネットを活用したブランド化です。

ホームページを中心として、ブログ、フェイスブック、ツイッター等で自院のブランドポイントをアピールすることは、高い効果があります。

ブランド院の定義

形として見える、わかりやすい
“一番”、あるいは“ならでは”がある

↓ 結果として

- **「口コミ・紹介数」がブランド院になる前の2倍以上になった**
- **「新患数」がブランド院になる前の2倍以上になった**

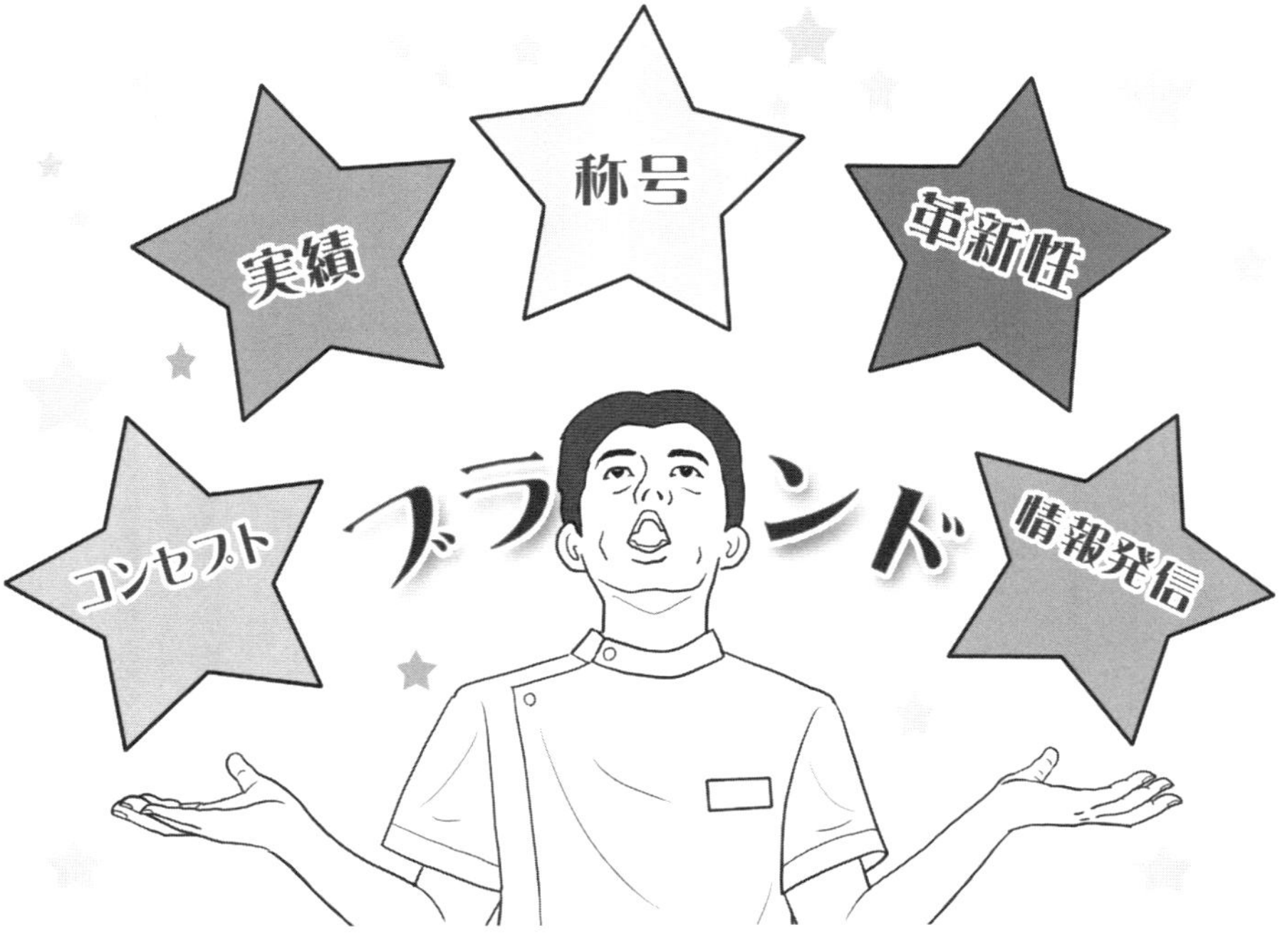
称号
実績
革新性
コンセプト
ブランド
情報発信

5 「経営力」と「技術力」の両輪で売上げを伸ばそう

●「技術力」を広く知らせる

治療院業界に限らず、あらゆる業種で言えることですが、どれだけ素晴らしい技術を持っていても、それを知っている人がいなければ、利用のしようがありません。たとえば、先祖代々受け継がれている伝統工芸品も、その多くが売上不振です。「技術力」としては素晴らしいものかもしれませんが、売れないのです。

昔の「職人」は、いいものをつくれば売れる、という考えが強かったため、知ってもらう努力をせず、売れなくなってしまったのです。

治療院業界も、昔に比べると格段に「経営力」を上げることに意識が向けられるようになりましたが、それでも治療の「技術力」のアップに偏っている、「職人気質」の人が多く、「経営力」のアップに時間と労力をかけている人は圧倒的に少ないと言えます。

治療の「技術力」を高めていくことは何よりも重要です。しかし、競争が激化している治療院業界では、「待ちの経営」を続けていると経営不振に陥ってしまいます。

●経営力アップのために何をすればいいか

「経営力」とは、新患と再来（リピート）獲得をいかに効率的に行なうかです。具体的には、患者の新規獲得では、インターネット、チラシ、紹介・口コミ等を利用した戦略、再来では、接遇、説明、ハガキ等を使った戦略を立てます。自分で戦略を立てられないなら、外部委託をするのもいいでしょう。コンサルタントに依頼して代行してもらうこともできるのです。

私が治療院のコンサルティングを始めた２００１年頃は、まだほとんどいなかったのですが、今では治療院業界にも数多くのコンサルタントがいます。

治療技術と同様、経営にも「答え」がありませんが、治療の「技術力」をアップしながら、「経営力」をアップさせることで、必然的に人間としての幅も広がっていきます。人間の幅と人脈が広がれば、さらに「経営力」も「技術力」も上がります。そして、その好サイクルを積み重ねることで、治療院経営に欠かせない、「答えに近いもの」をつかめると私は思います。

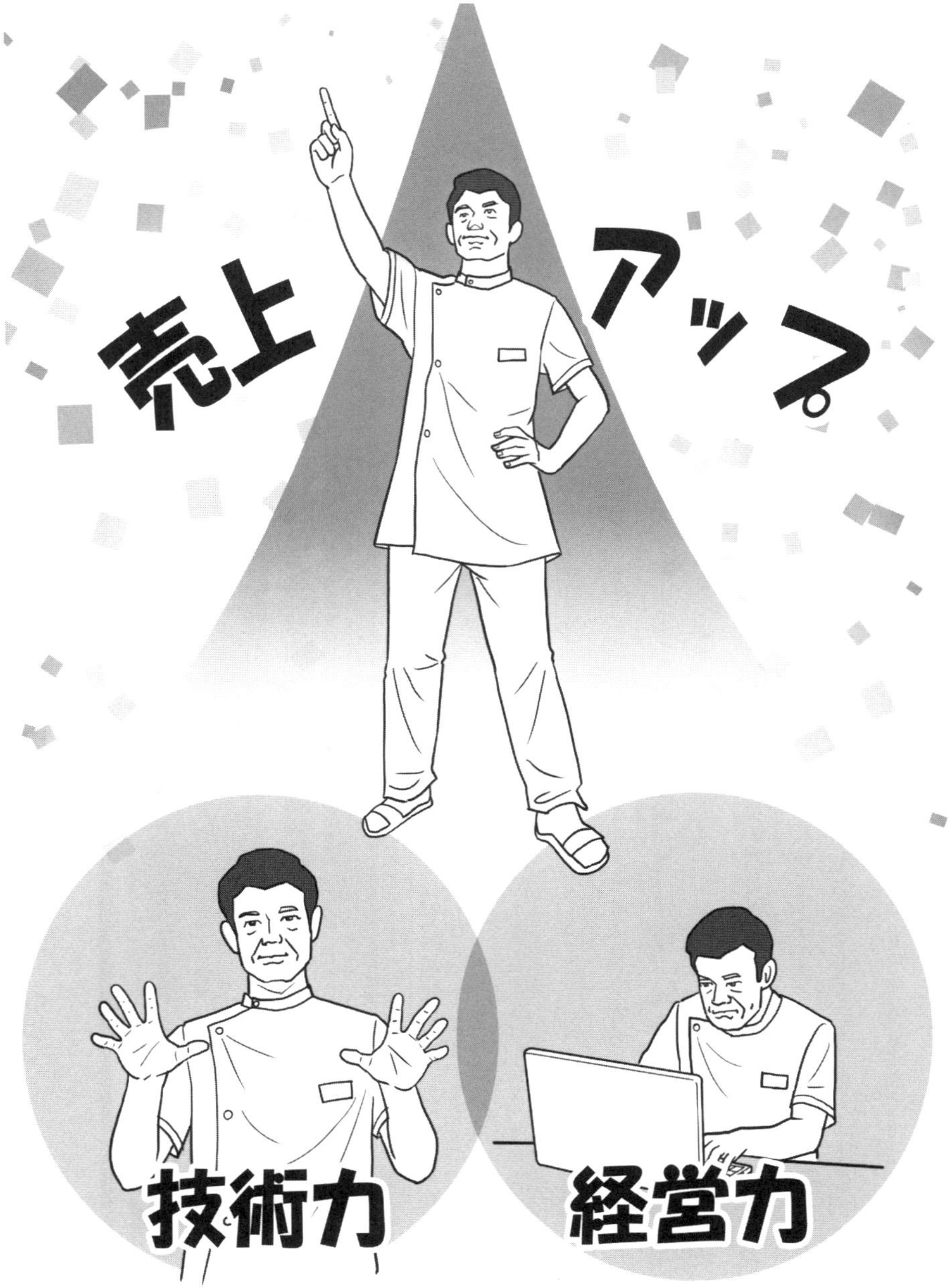
売上アップ
技術力
経営力

6 サービス業としての治療院運営をしよう

●なぜ、治療院がサービス業なのか

「治療院がサービス業?」

私が講演で、「治療院もサービス業と自覚して患者に接しましょう」という趣旨の話をすると、多くの聴講者の頭の上に「?」がついたものです。壇上から見ていてもそれがよくわかります。

最近でこそ、多くの治療院がサービス業として患者に対応するようになったと感じますが、サービス業を強く意識して運営している治療院はまだわずかです。

サービス業と言うと、飲食店や小売店などを連想するでしょうが、顧客に何らかのメリットを提供し、その満足度によって価値が創出される業態をサービス業と言います。当然、病院などの医療機関もここに属するので、治療院も立派なサービス業と言えます。

●こんな患者サービスがある

では、患者サービスとは何かを具体的に説明していきましょう。

①インフォームドコンセント（説明と同意：患者が施術師から、治療内容などについて十分な説明を受け、納得した上で、患者が選択した治療を行なうこと）をしっかり行なう。
②治療だけでなく、心も癒す接遇を行なう。
③情報誌の発行やPOPを掲示するなど、情報発信を行なう。
④患者が待っている時間も、イライラさせない気遣いをする。
⑤正月、七夕、クリスマス等、季節ごとに院内の飾りつけをする。
⑥ウォーターサーバーの設置やお茶等の無料提供をする。
⑦新聞、雑誌、マンガ本等を設置する。
⑧キッズスペースを設ける。
⑨土日の開院を行なう、開院時間を延長するなど、患者ニーズに応える……etc.

みなさんが気に入っている、飲食店やホテルが行なっているサービスをマネすることからでもいいので、患者に付加価値の提供をしましょう！

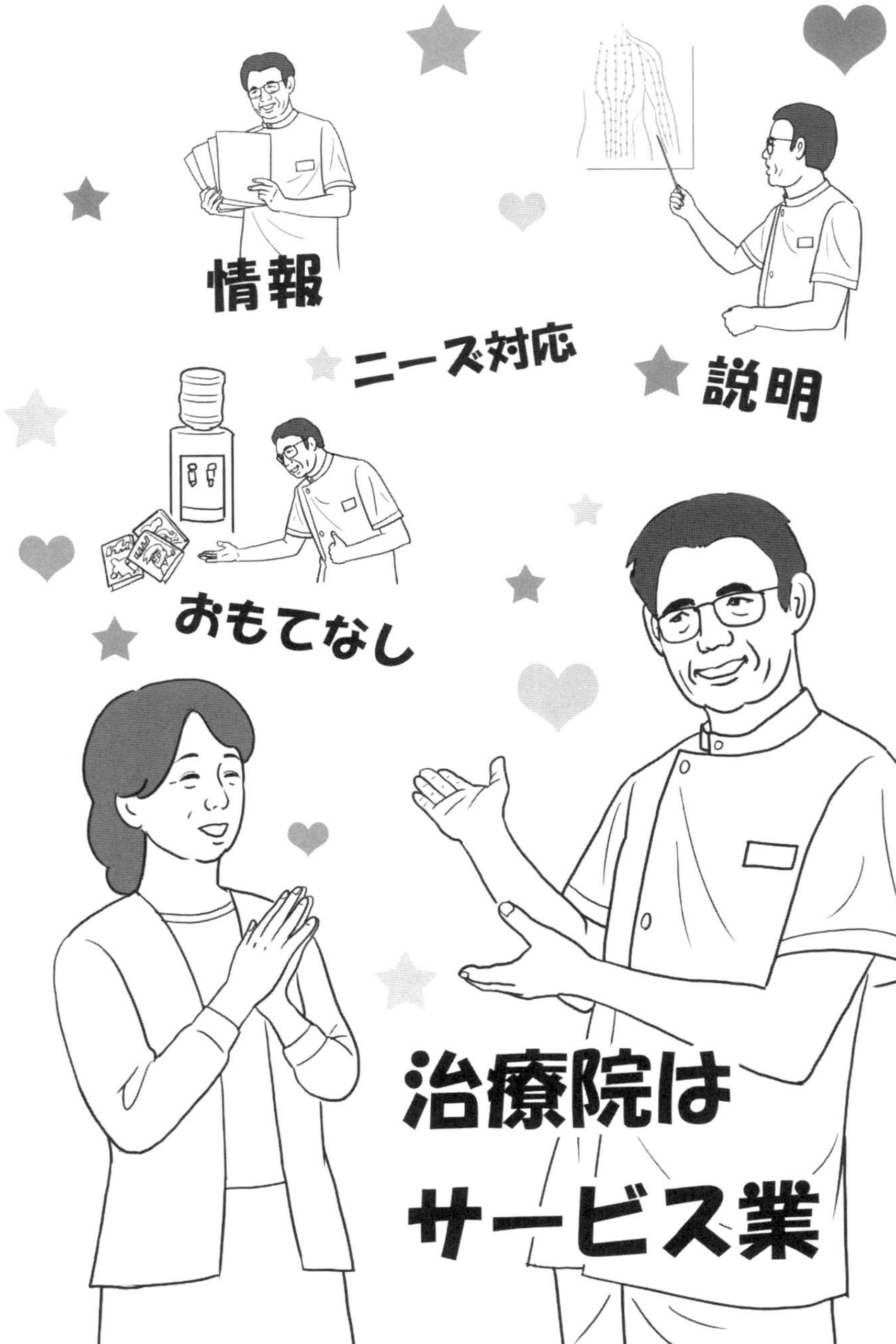
情報
ニーズ対応
説明
おもてなし
治療院は
サービス業

7 開業時に押さえておくべきこと①

立地条件と物件

治療院を開業するときの最初の関門は立地選定です。いくつかの不動産業者に希望する条件を伝え、よさそうな物件が出たら即見学に行きましょう。物件も「縁」ですから、粘り強く待つことが必要な場合もあります。

気に入った物件が見つかり、仮押さえをしたら、土地勘がない場合は、近隣の店などで周辺の状況を聞くといいでしょう。

立地は、ざっくりした計算で、家賃５万円の物件なら別に販促費を５万円かけて10万円、家賃８万円の物件なら別に販促費を２万円かけて10万円で、ほぼ毎月の新規患者数は同じになる、つまり家賃と立地条件は概ね比例すると考えられます。

物件選定は重要な要素ですが、ある程度の物件なら、ランニングコストは同じと見ていいと思います。

新規患者を獲得する方法

治療院の開業時に最も重要なことは、新規患者の獲得です。しかし物件決定から開業するまで、やることなすこと初めてのことばかりで、しかも内装・レイアウト、必要物の購入など、やるべきことも多くて、「開業にこぎつける」ことが目標になってしまいがちです。

開業するまでは忙しくて、開業してから暇になる……のは本末転倒ですが、私に舞い込む相談内容にはそのようなことが多いのです。開業してから３ヶ月経過して、運転資金も底をつき始めてからでは、できることが限られてしまいます。ですから、開業をするに当たって、事業計画や資金計画を作成するときに、必ず次の３つの〝集患〟内容を盛り込んでほしいと思います。

開業時に新規患者の獲得策として重視したいのが、「看板・ホームページ・開業チラシ」です。この３つをどれだけ〝当たる〟ものにできるかどうかが、今後の治療院経営を大きく左右します。

たとえば、この３つを実践した地方の幹線道路沿いの立地の整骨院では、オープン月に１４７人の新規患者が来院しました（開業チラシは、３万部を新聞折込みチラシで投入）。

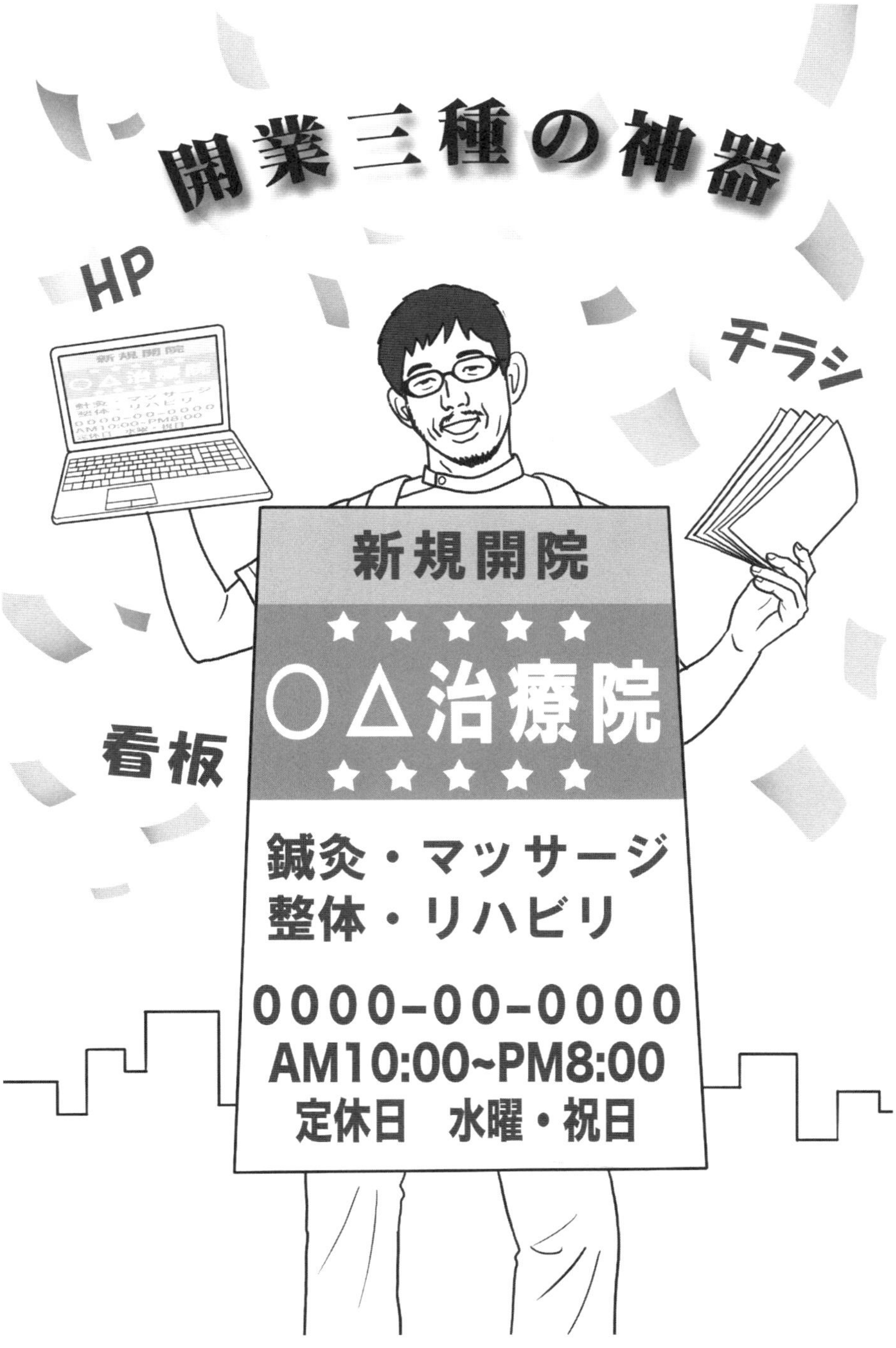
開業三種の神器
HP
チラシ
看板
新規開院
○△治療院
鍼灸・マッサージ
整体・リハビリ
0000-00-0000
AM10:00~PM8:00
定休日　水曜・祝日

8 開業時に押さえておくべきこと②

●開業前の告知法

看板・ホームページ・開業チラシを作成する前に、院のコンセプトや強みを決定しておかなければなりません。そこで開業準備の段階から、コンセプトや強みを書き出しておくことをお勧めします。

ホームページは、キーワード検索したときに上位にくるようにするＳＥＯ対策をしていても、開業当初から順位が上がることは期待できないので、ＰＰＣ（ペイパークリック）広告を活用するといいでしょう。詳細は3章で解説します。

開業チラシ配りは、チラシ折込み・ポスティングに加えて、治療院という特性上、ドアコールは開業時にしかできないでしょうから、ドアコールを活用することをお勧めします。

また、オープン直前にチラシと連動したプレオープンを行なって、患者に無料施術、あるいは説明を受けてもらうことで、院を体験・理解してもらい、オープン時から患者数を確保する方法もあります。そのためには事前に、どのような方法でプレオープンを行なうかを、スタッフとしっかり打ち合わせして臨む必要があります。

●問題が起こる前にルールづくりを

そして大事なのが、開業前の受付を含めたスタッフ教育と院内ルールづくりです。院内ルールは基本的にスタッフをしばる内容で構成されるので、開業して問題が出てきてから院内ルールをつくると、「今まではなかったのになぜ？」という反発が出ます。ですから、開業当初からルールをつくっておき、「当然の決まり」としてスタートするのが理想です。

初期メンバーは、「自分の治療院」と思って一所懸命に働いてくれる人が多いので、院側の不手際で不満が出る状況は避けたいものです。

またリピート再来の対策も、オープン時から準備しておきます。

5章でくわしく触れますが、問診票、治療計画書、初診来院ハガキ、フォローハガキ、紹介のお礼のハガキ等も開業までに準備しておきます。

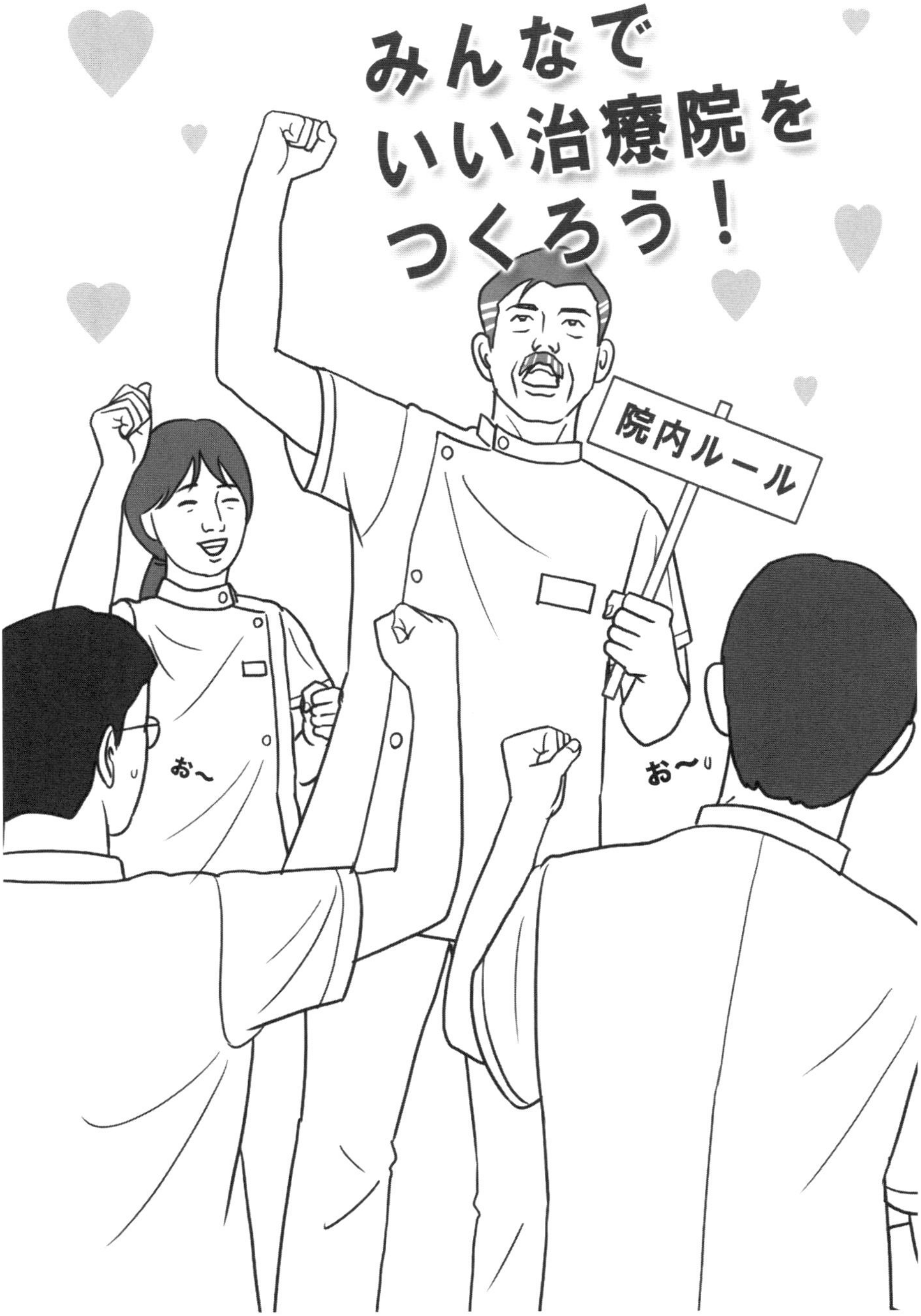
みんなで
いい治療院を
つくろう！
院内ルール
お〜
お〜

9 開業してから5～7年で陥るワナとは？

●経営が安定しているからこその悩み

開業してから5～7年はキーになる年です。

治療院経営について手腕が足りないと、残念ながら3年程度で限界がきますが、この段階まで存続できているということは、そこそこ経営がうまくいっている証拠です。

開業以来、様々な困難を乗り越えてきた経験で、ある程度の問題は乗り越えられると、自信もつく時期です。結果として、「刺激が少ない」「毎日が同じことのくり返し」……そんなことを感じてしまう時期がこの頃でしょう。そして、この時期が院経営の分かれ道になります。

刺激の少ない日々から脱却するために、「移転」「分院展開」「さらなるスタッフ増員を目指す」、あるいは「新規事業を立ち上げる」等、経営の拡大を目指す選択をするか、そのまま刺激が少ない日々を続けるかのどちらかになるのです。

実は、私にコンサルティングの依頼がある時期は、決まって開業当初か、開業して5～7年なのです。

●5～7年後の対策

そのまま刺激が少ない日々を続けた場合は、開業初期の「情熱」はすこぶる低くなっています。そうなると、患者数が落ち込み、売上げが下がってきます。

「最近、なぜか業績が落ちてきて、原因を考えてもわからないのです」という相談はこのケースが多いのです。

こうした場合は、治療技術のさらなる研鑽、新たな治療技術の習得、看板・レイアウト・内装の変更、他業種の経営者との交流など、経営への「情熱」を上げる行動を取る必要があります。

一方、分院展開、スタッフ増員、新規事業の立ち上げといった経営の拡大を目指す場合は、当然それまでとは打って変わって、多くのリスクがある刺激の強い状況に立ち向かうことになります。とくに治療から抜けて経営に専念する場合は、スタッフとのコミュニケーションをそれまで以上に密にすべきですし、この後くわしくお伝えする経営理念・ビジョン、経営計画を明確にし、数字管理を徹底する必要があります。

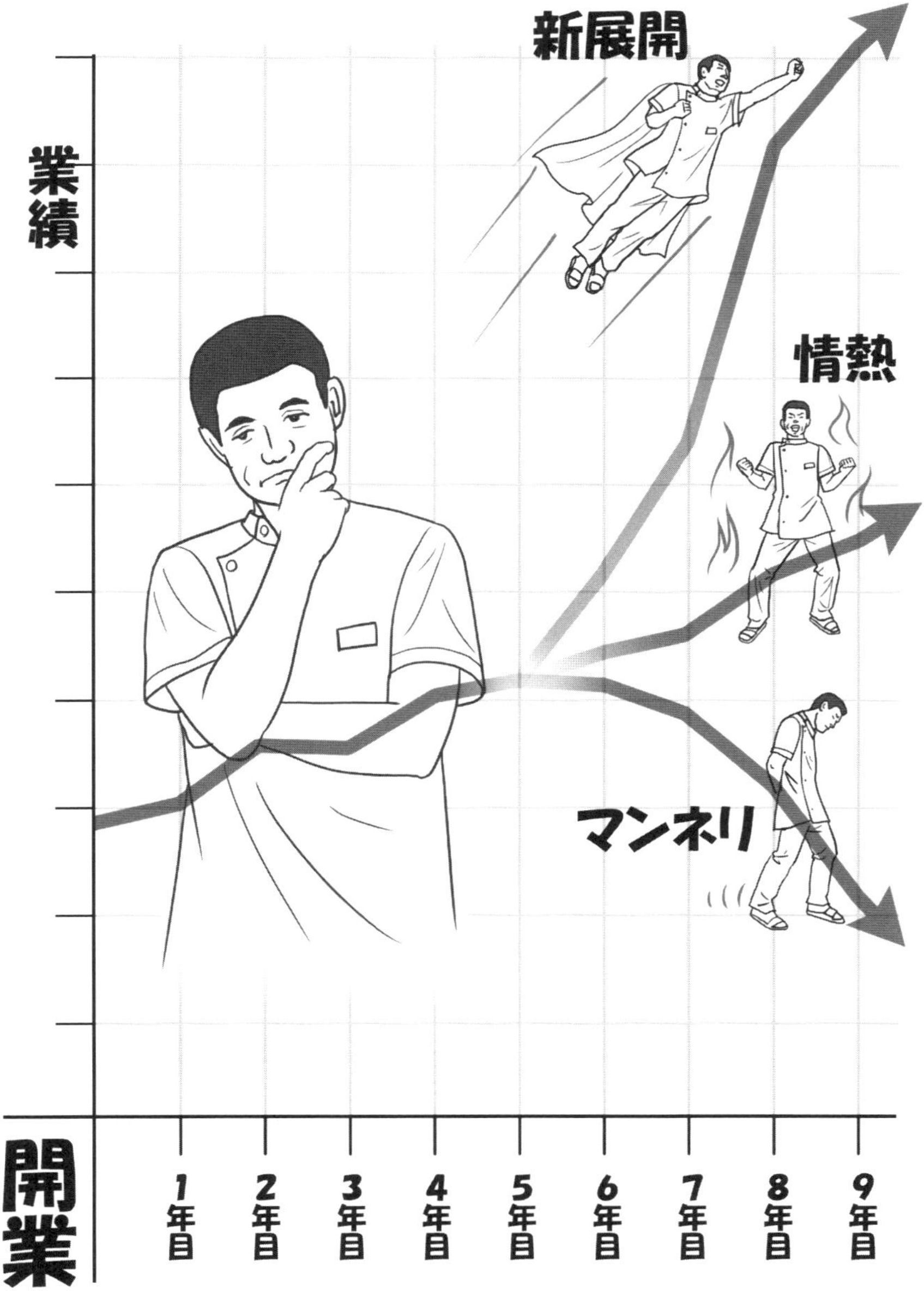
新展開
業績
情熱
マンネリ
開業
1年目
2年目
3年目
4年目
5年目
6年目
7年目
8年目
9年目

10 経営理念・ビジョンを明確に持とう

●経営理念・ビジョンが好業績を生む理由

経営理念とは、言い換えると「遠大な志」であり、トップの経営哲学および世界観です。

そして経営理念に基づいて、ビジョンを定めます。ビジョンとは、「夢」に近いのですが、長期的に実現可能で目指すべき姿と言えます。

実際には、経営理念やビジョンを明確に設定している治療院はごくわずかです。しかし、経営理念・ビジョンを明確にしている治療院は、軒並み業績がいいのです。

理由の第一は、経営理念やビジョンをつくるということは、「経営」に対する明確な意識が院長にあるということです。当然のことですが、業績アップは、「経営」に目を向けることから始まります。

第二の理由は、院長のモチベーションが高いことでスタッフのモチベーションが向上し、一体化することができることです。

そして第三の理由は、優秀な人材が採用しやすくなります。経営を大きく左右するのは人材です。優秀な人材は明確なビジョンを持っているところで働きたいと考えています。これまでのコンサルティング経験上でも、経営理念とビジョンを明確にした上で募集をかけると、優秀な人材が応募してきます。

●ビジョンを具体化して実行する

とくにビジョンの設定は、お題目として掲げられたものではなく、これに基づきどれだけ具体策として落とし込めるかが大事です。その具体策が経営計画であり、戦略・戦術・戦闘ということです。

戦略・戦術・戦闘とは簡単に言えば何かと言うと、

①戦略……経営理念・ビジョンに基づいたビジネスモデルのこと。集患や固定患者化のしくみづくり、治療手法の選択などです。

②戦術……戦略に基づいた戦闘の仕方や方法のこと。販促物の検討、治療の見せ方や治療の流れの検討等です。

③戦闘……戦術に基づいた具体的な手段のこと。ホームページやチラシなどの販促物の作成、実際の治療行為などです。

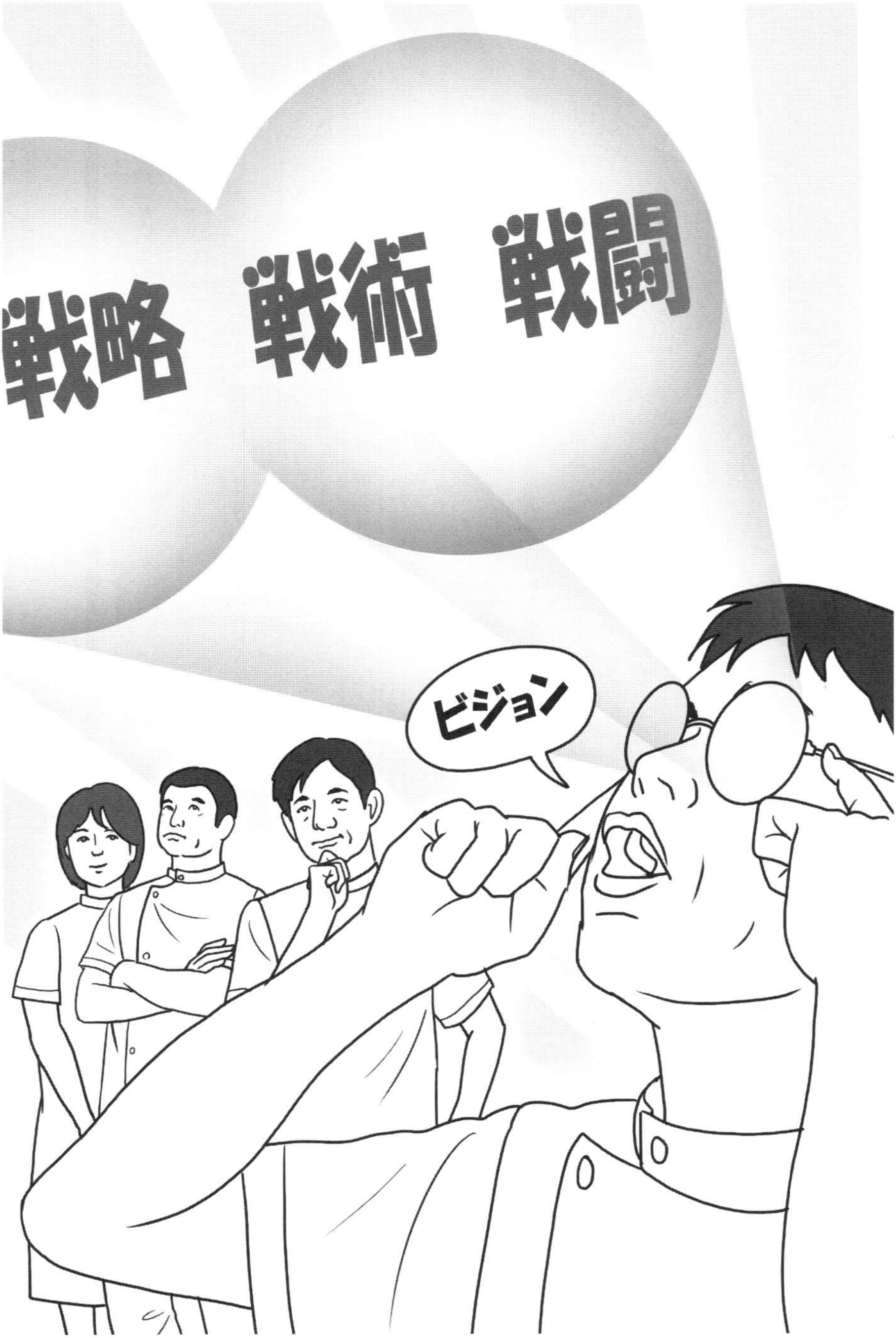
戦略　戦術　戦闘
ビジョン

11 経営計画を立てよう

●行き当たりばったりの海外旅行で大丈夫？

治療院を経営するに当たって、経営計画を立てているでしょうか？　簡単に言うと、「具体的にこれからやるべき（やりたい）ことを決める」ということです。

海外旅行を考えてみてください。国内旅行より難易度が高い旅行だと考える人が多いでしょう。海外旅行では、いくら無計画な人でも、飛行機のチケットと宿泊先は出発するまでに手配しているはずです。

経営計画はこれに似ています。昔は国内旅行程度の経営の難易度だったものが、競合相手がひしめくようになって、簡単とは言えなくなった今の治療院経営は、海外旅行に似ています。

重要なポイントとなる計画は、事前に決めておかないと、厳しい現実に直面して立ち往生するのは明白です。海外旅行での飛行機のチケットと宿泊先の手配に該当するのが「経営計画」と私は考えています。

私のコンサルティング経験の中で、それくらい「経営計画」は重要だと位置づけています。「経営計画」のない「経営の海外旅行」は、もしかしたら運よく、あるいはカンと経験でうまくいくことがあるかもしれませんが、行き詰まってしまうことがほとんどなのです。また、そんな「経営」は、不安と心配ばかりが多く、正しい判断ができない場面も多く出てきがちです。

●行動計画に合わせて目標を立てる

少なくとも1ヶ月、半年、1年、3年の経営計画の立案が必要です。まず、やるべき（やりたい）ことを列挙してみてください。その中から具体的に実行したいことをピックアップして計画にしてください。

たとえば、「ホームページの改良」「スタッフの採用」「新たな治療技術の習得」などの具体的な行動計画に併せて、患者数やリピート率の目標を立てましょう。

そのためには現状分析が不可欠です。現状からどのようなステップを踏んで、目標に向かっていくかを明確にしてください。運に頼ったり、行き当たりばったりの経営では、成功する確率はきわめて小さいことをしっかり頭の中に入れておいてください。

経営計画シート

経　営　計　画	現在の年商3,000万円を、年商4,000万円にする
計画達成期日	来期で達成する　（2016年12月）
達成までの問題点	・優秀な治療スタッフの増員ができるか？ ・治療スタッフの育成ができるか？ ・集患ができるか？ ・リピート率を上げられるか？ ・患者単価を上げられるか？
達成したときの利益	・長年の希望だった一軒家を建てる頭金にする ・子供を私立の中学校に入学させることができる ・スタッフ全員で高級レストランにて食事をする ・昔からの目標だった年商4,000万円を達成できる
達成までにやるべきことの落とし込み	・治療スタッフの募集 ・治療スタッフの育成方法を勉強する ・新患を増やすための方策を検討する 　→ホームページの改善 　→PPC広告をスタートさせる、勉強する ・リピート率や患者単価を上げるための方法を考える 　→本を読んだり経営のDVDを買ったりする
これからやるべきこと（ステップ）	1. 治療スタッフの募集を早急にかける（再来週から） 2. ホームページの内容を考える（1ヶ月以内に） 3. ＰＰＣ広告を始めてみる（ホームページ修正後すぐ） 4. 治療スタッフを採用し、治療の補助ができるように育てる （採用後３ヶ月以内） 5. 経営の本を１０冊読む（３ヶ月以内） 6. 治療院経営のＤＶＤを３本買う（３ヶ月以内） 7. リピート率の統計を取り続け、対策の効果があったかどうかを毎月検証してリピート率を上げるようにする 8. 患者数を今の1.2倍に増やして単価を上げる（6ヶ月後）
計　画　達　成　日	年　月　日

12 経営に対する「情熱」を持ち続けよう

●情熱が好業績の源泉

私がコンサルタントを10年以上続けてきて感じることは、高い業績を維持している人は、強い「情熱」を「持続」しているということです。

この「情熱を持続」するということが、かなり至難の業なのです。本章の「開業してから5～7年で陥るワナとは？」でも書いたように、毎日、同じ場所・同じ時間帯・同じ仕事をしていると、「マンネリ」に陥りがちです。

それに、仕事でもプライベートでも、心躍るようなこともありますが、気持ちが落ち込む、つらいこともあるのが人生です。常に良好なテンションで物事を続けることは不可能に近いのです。

私のコンサルティングの内容は、「情熱を持続する」ことに重きを置いています。箱根駅伝で見られる「伴走車」みたいなものでしょうか。

経営計画を立て、目標達成に向けて、「具体的に何をすればいいのか」を伝えるのが私の役目だと思っています。実際に、理由もなく数字が落ちてきた場合、院長に、「何かやる気を失わせるような出来事があったでしょう」と尋ねると、ほぼ間違いなく、「いや実は……」と気持ちの張りを失ってしまった話をしてくれます。

●患者は治療家のやる気を感じ取る

ふだんは、一人で治療院経営をしている人は、仕事と家族を生きがいに張りのある毎日を送っているでしょう。また、気心の知れた院経営者や会社経営者と語り合って悩みを解消しているでしょう。頼りになるスタッフがいる人は、スタッフとともにやる気をコントロールしていることでしょう。

しかし、ふと落ち込むときは誰にでもあります。

患者はみなさんの心の変化、やる気の有無をしっかり感じ取ります。身体の調子が悪くて来院する患者が、情熱を失った治療家に、治療してほしいと思うでしょうか。

治療家になったときは、「患者を治したい」という強い情熱があったはずです。

どのような形でもいいですから、「情熱を持続する方法」を見つけ出してください！

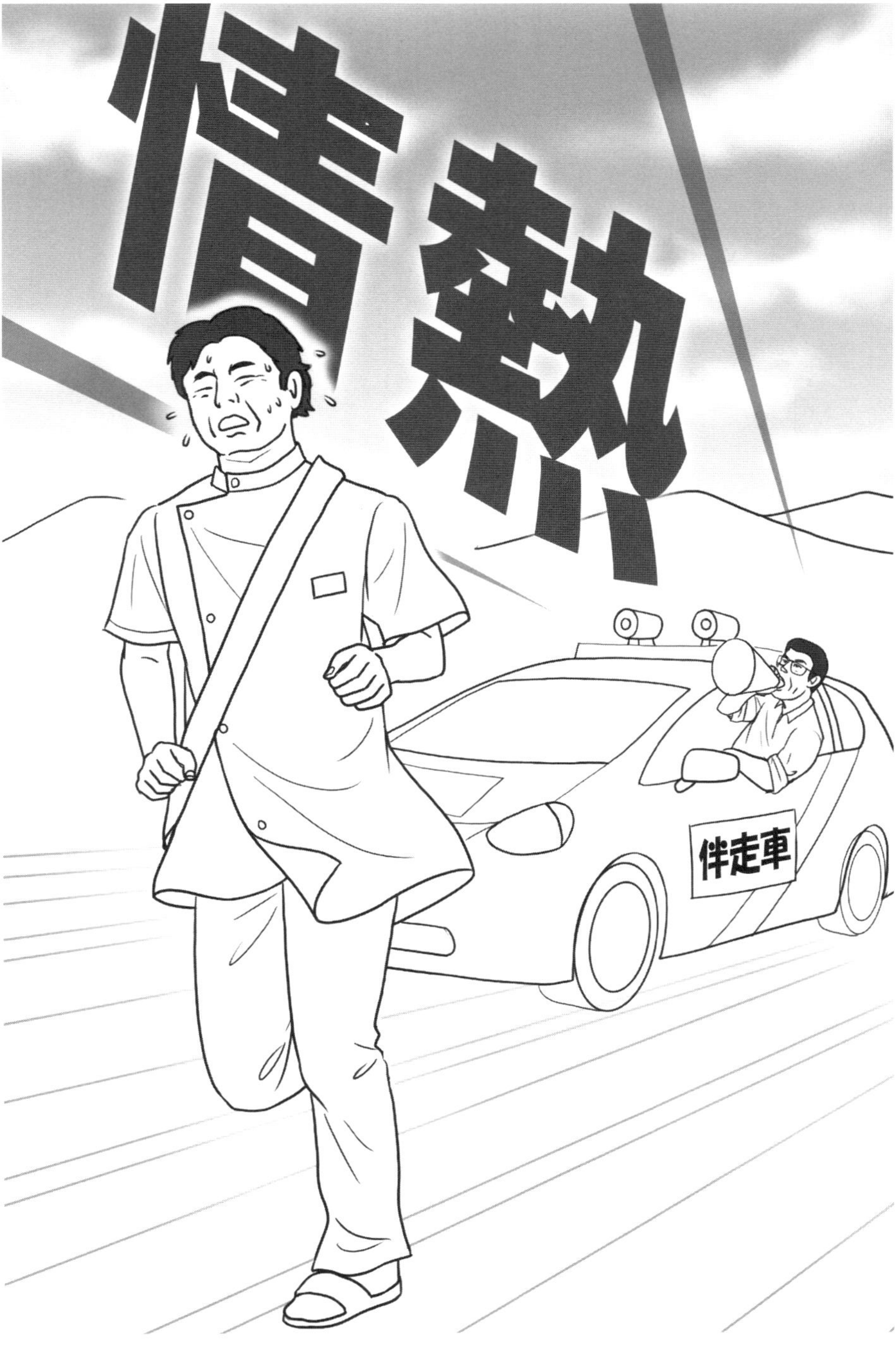
情熱
伴走車

2章

新患数を1.7倍にする看板と内装・レイアウトはこうする

13 外看板の種類とポイント

外看板の内容によって、新患数は驚くほど変化します。看板による効果が見込める立地の場合は、看板の内容を変えることで、それまで看板を見て来院する新患が皆無だった治療院でも、半分以上が、「看板を見て」となることが多々あります。ここでは看板の種類と活用のポイントを説明しましょう。

①壁面看板……院の正面上の壁などに取りつけてある看板です。欄間（らんま）看板とも言います。看板内部に蛍光灯を入れる内照式と、比較的ローコストの、外から光を当てる外照式があります。

②カッティングシート……ガラス面に貼りつけるシートですが、私が最も重要な「看板」だと考えている、欠かせない看板です。診療時間表を貼付したり、治療の内容をわかりやすくイラスト化したりすると、人目に留まりやすくなります。

③突き出し看板……建物に垂直に突き出して設置する看板です。袖看板とも言います。歩行者・車両などから、遠目でもわかることがポイントです。

④置き看板……動かすことのできる、院の前に置いておく看板です。歩行者の目線に最も近い看板になるので、看板の中でも非常に重要です。置き看板の袖にポケットをつけて、チラシや治療院案内を入れることもできます。上にＬＥＤ電光看板（流れる電飾文字看板）を取りつけるとさらに目立ちます。

⑤のぼり……のぼりは風で動くので目につきやすいのです。院前に３〜４本立てると非常に目立ちます。治療院でのぼりを立てているところは稀ですが、注意して街を観察してみると、飲食店をはじめとして多くの店舗がのぼりを活用しています。

　看板を出す目的は、院の存在を認知して、来院してもらうことです。注意点としては、色あせしたら取り換えることです。看板が古くなると、看板を見ての来院は減っていきます。これは、時間とともに新患数が減っていくからと考えられがちですが、そうではありません。ほぼ同じ内容の新しい看板に取り換えただけで、看板を見て来院する人が増えた事例を私は数多く見ています。

外看板の種類

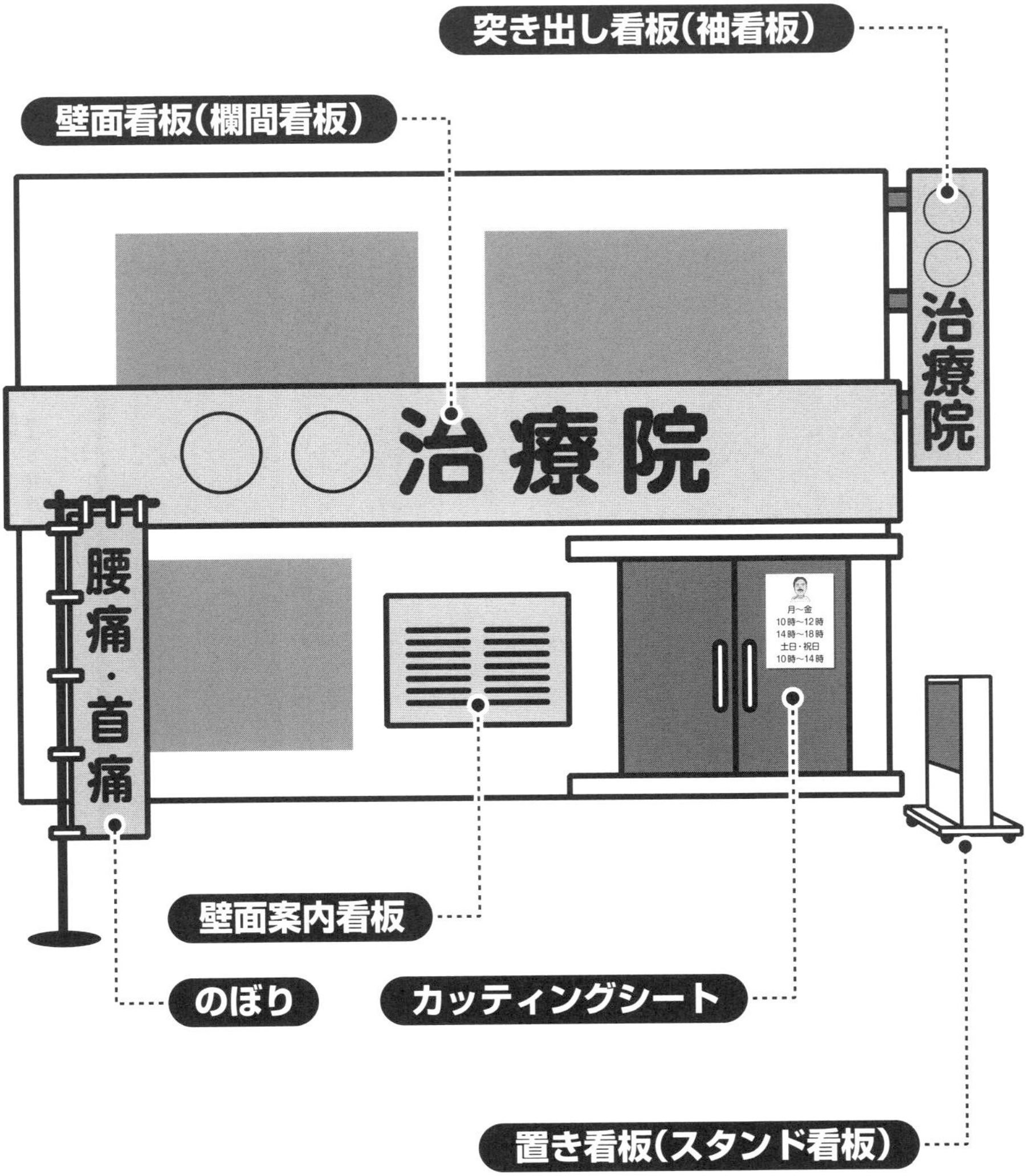

突き出し看板（袖看板）
壁面看板（欄間看板）
○○治療院
○○治療院
腰痛・首痛
月～金
10時～12時
14時～18時
土日・祝日
10時～14時
壁面案内看板
のぼり
カッティングシート
置き看板（スタンド看板）

14 新患を増やす看板の内容と作成ポイント

●看板をアピールするポイント

新患を増やすためには、看板の内容が最も重要です。内容に加えて、設置場所と大きさや色もポイントとなります。ここでは、看板をつくる上でのポイントを挙げてみましょう。

大きさのポイント……数多く看板を提案してきた中で気づいたことは、看板の大きさの重要性です。看板はできる限り大きくすることをお勧めします。ほぼ同じ内容の看板でも、大きい治療院のほうが、看板を見て来院する患者数が圧倒的に多いのです。大家さんとの交渉の中でも最重要ポイントにしてもいいくらいです。

色使いのポイント……色使いのポイントとしては、暖色と寒色、中性色の効果を押さえておきたいことです。暖色と寒色では、心理的な温度差が約3度あるという実験結果もあり、配色によって見る人に与える印象が違ってきます。

【暖色】……桜色、オレンジ、黄色、赤色系統の温かさを感じさせる色。**【寒色】**……青、水色といった氷や水などを連想させる冷たさを感じさせる色。**【中性色】**……緑や紫系統の温かさや冷たさを感じさせない色。

色使いについては、桜色やオレンジなどの同系色でまとめると統一感が出ます。目立つ看板にしたい場合は、黄色、オレンジ等を多用するといいでしょう。寒色の青を黄色とうまく取り混ぜることで、「温かく清潔感のある雰囲気」を出すこともできます。

このように、統一感があって目立ち、温かい雰囲気を出すことが看板の重要な要素となります。

●看板で誘導するポイント

私はコンサルティング先では、看板の提案を必ず行なっています。とくに新規開院の場合は、私が看板やカッティングシートの内容・レイアウトを作成し、設置してもらっています。「ターゲットとなる患者は誰か?」「治療が得意な症状は?」、そして、カッティングシートの場合は、院内をどれくらい見せるか等を主なポイントにしています。「看板を見て来院する人が月間で50人になった」といった報告を受けると嬉しいものです。

壁面看板の例

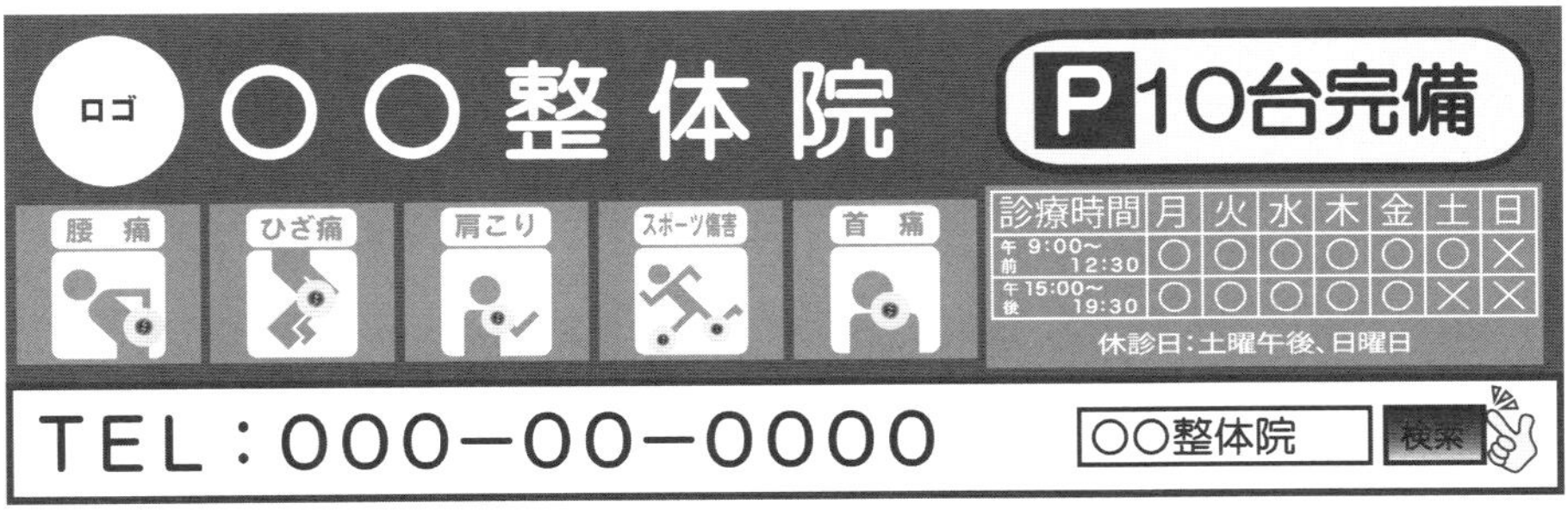
ロゴ
○○整体院
P 10台完備
腰痛
ひざ痛
肩こり
スポーツ傷害
首痛
診療時間 月 火 水 木 金 土 日
午前 9:00〜12:30 ○ ○ ○ ○ ○ ○ ×
午後 15:00〜19:30 ○ ○ ○ ○ ○ × ×
休診日：土曜午後、日曜日
TEL：000−00−0000
○○整体院
検索

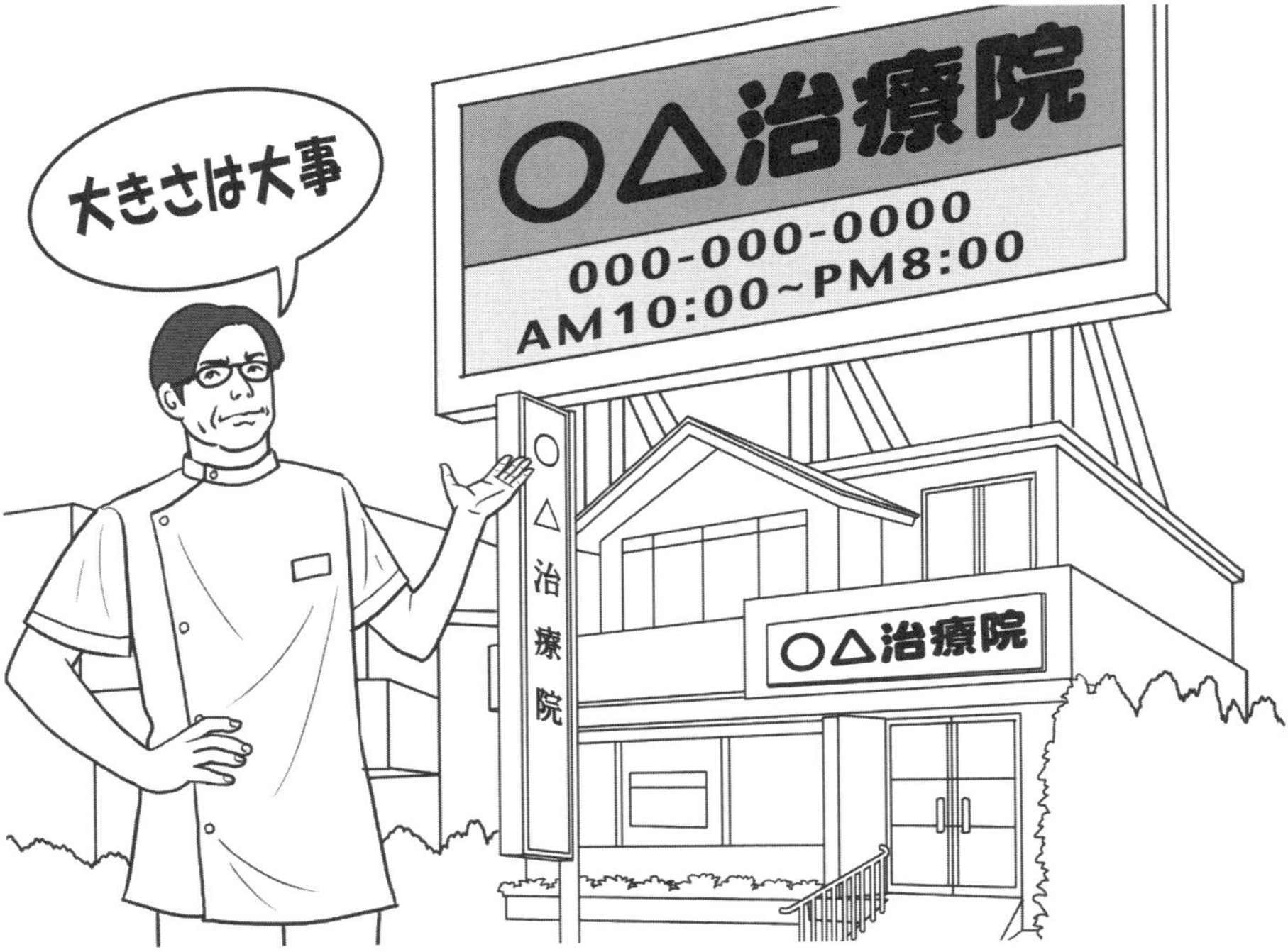
大きさは大事
○△治療院
000-000-0000
AM10:00~PM8:00
○△治療院
○△治療院

15
看板業者選びが運命の分かれ道になる!?

●度々ある看板業者の手違い

看板を作成する場合、当然ながら看板を制作する業者に依頼する必要があります。

私もこれまで、全国各地の治療院の近くにある看板業者に依頼してきたのですが、度々面倒なことになったことがありました。

前項で書いた通り、私が看板の内容とレイアウトをデータで業者に渡すのですが、アレンジされて仕上がってくることが多いのです。オレンジで統一感を持たせた配色で提出したのに、一部の文字が緑色や青色に変更されてしまったこともありました。字体もひと文字ひと文字意識して選ぶのですが、丸ゴシックが明朝体に変わってできあがってきたこともありました。

とくに新規開院の場合は、時間が限られていますから、開業に間に合わないかもしれない、というシビアな事態に陥ったこともあります。

●失敗しない業者選び

ここで何を言いたいのかというと、「具体的に看板の内容を提示しても、うまくいかないことがある」ということお伝えしたかったのです。

そこで、少なくとも、治療院の看板を作成したことのない看板業者に対しては、参考にしたい看板の写真と、具体的な看板の内容・レイアウトを手書きででも書いて、業者に渡すことをお勧めします。

また、知り合いの業者に頼む人も多いのですが、この場合も、注意したいことがあります。看板の仕上がりに納得できなくても、「知り合いだから言いづらい」状態になって、イメージしていた看板にならなかったという後悔の言葉をよく聞くことです。

看板業者は、最低3社の見積もりを取ってください。過去の施工事例、担当者の対応力、そして見積もり額を比較してください。関東・関西・東海地区では、私も治療院の看板制作の経験豊富な、信頼できる業者を紹介しています（http://www.r358.com/kanban.html）。

相見積もり業者のひとつとして、参考にしていただけたらと思います。

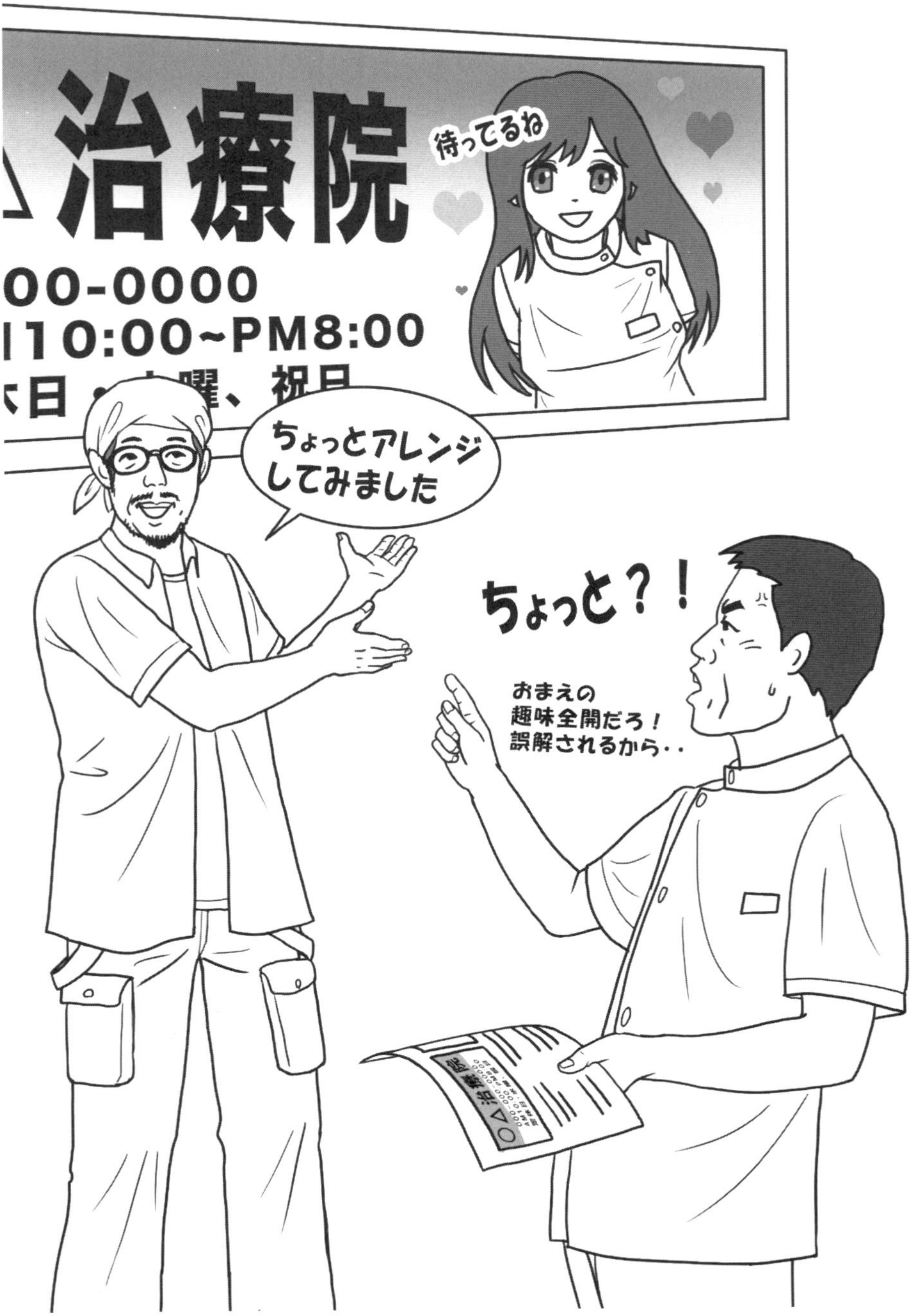
△治療院
00-0000
10:00~PM8:00
待ってるね
ちょっとアレンジ
してみました
ちょっと?!
おまえの
趣味全開だろ!
誤解されるから・・

16 「ウェルカムボード」はローコストで大きな効果

●院前の案内ボードで集患

治療院前を通行している人や車中の人に、来院を訴求するのが看板ですが、昼間は外から見ると、開院しているのかどうかわからないこともあります。

そこで、看板だけでは伝えにくいことを、院からのメッセージとして伝えたいものです。それを解決してくれるのがウェルカムボードです。

ウェルカムボードとは、院前に設置する案内ボードのことで、看板と違って随時差し替えができるという大きな利点があります。ウェルカムボードは活用しだいで効果的に集患につなげることができるので、その活用方法を紹介しましょう。

①治療の情報提供をする……治療の情報提供の場として活用します。治療方針、治療内容の解説、治療効果、料金、治療の流れなどを掲載するといいでしょう。

②健康の情報提供をする……治療院の情報発信の場として、健康情報の提供を行なうのも効果があります。

たとえば、「腰痛体操の豆知識」や「ストレッチの方法」などをテーマとして、週替わりで掲載すればベストです。

健康情報を提供することで、治療の専門家としてだけでなく、日常の健康管理のアドバイザーの印象を出すことで、信頼度を増すことができます。

③院内の雰囲気を伝える場として活用する……外からは院内の雰囲気はわかりづらいので、院内の写真や施術写真等を掲載するのも効果があります。

また、院長やスタッフの写真や似顔絵、自己紹介などを掲載すると、人柄や院内の雰囲気がイメージできるので、親しみやすさや親近感を演出できます。

このように、ウェルカムボードは様々な活用方法があり、演出の仕方しだいで大きな集患効果が期待できます。

ウェルカムボードはひと手間かかるので、躊躇する人もいますが、そのひと手間が患者に伝わるのです。

ぜひウェルカムボードを活用して、外からはわかりづらい治療の内容や院内の雰囲気を伝え、情報提供などを行なうことで、入りやすい状況づくりをして、集患につなげてほしいと思います。

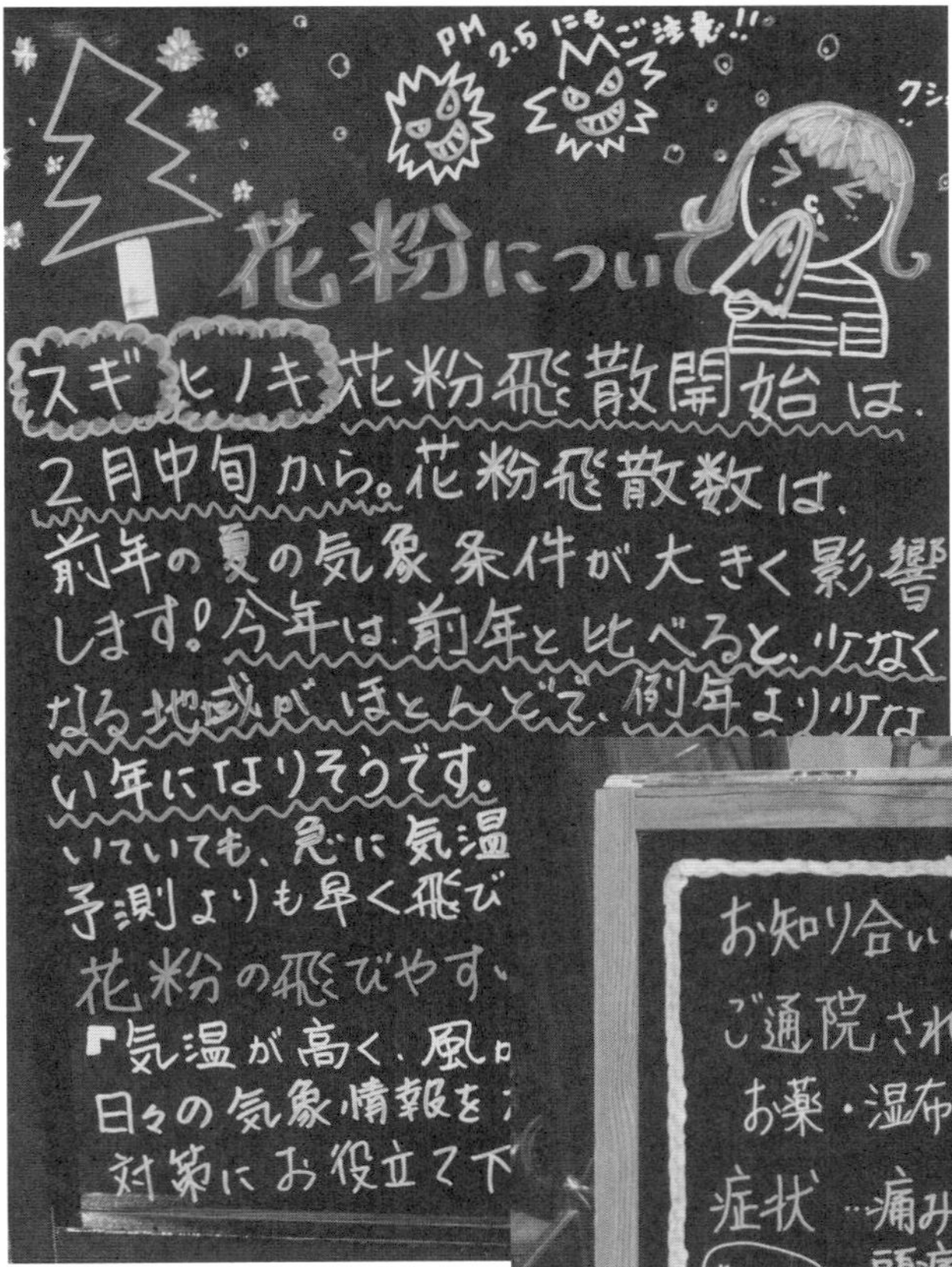

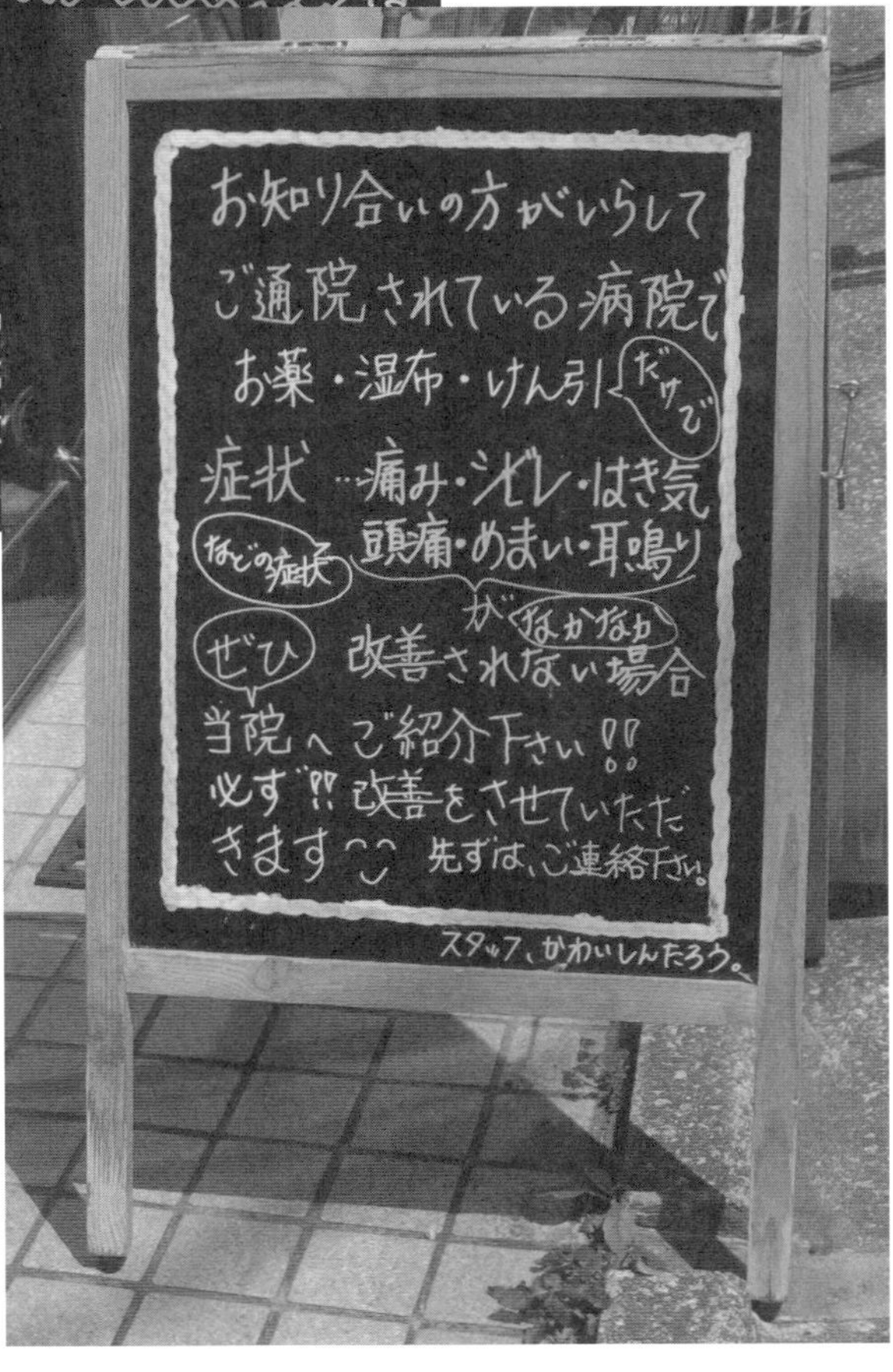

◀ウェルカムボード（案内ボード）の例▼

17 すぐに改善できる内装・レイアウトのポイント

●患者の気分をよくする内装ポイント

患者は身体に何らかの不調があって来院しますから、院内に入ったときに、気分がよくなるくらいの明るさや清潔感、新鮮さがあるといいのは当然です。

内装は年数がたつと、クロスや床に汚れや色あせが出てきます。とくに、お灸治療をしている院では、黄ばみが目立ってきます。

「古くなっているのは歴史の証だからそのままでいい」と言う人も中にはいますが、女性を中心にして古い雰囲気を嫌がる患者が圧倒的に多いのです。ある程度コストはかかりますが、内装は必要に応じて変更することをお勧めします。

また、内装と言うほどではありませんが、年末はクリスマス、春はサクラ、夏は海やお祭り、そして秋は落ち葉やハロウィンなどの飾りつけで、季節ごとに院内を明るく演出して患者を楽しませている治療院もあります。気に入った観葉植物を置くのも非常にいいことです。

このような院内の変化は、患者だけでなく、毎日同じ場所で仕事をしていることで、マンネリに陥りがちな治療スタッフにとっても、気持ちがリフレッシュしますから、非常に大切なことです。

●待ち時間を減らすレイアウトの工夫

また、コンサルティング相談の中で多いのが、レイアウトについてです。とくに患者数が増えてきたので、ベッドを1台増やしたいという相談が多くあります。

その際のポイントのひとつは、使用頻度の低い医療機器の撤去です。くわしく解説すると長くなるので割愛しますが、その医療機器が必要な患者に、代替となる医療機器を提示して納得してもらうことが主な解決策です。

レイアウトの制約は、それぞれ院ごとにあるでしょうが、ベッド幅の縮小や、ベッドで受けてもらっている治療を座位で受けてもらう等、考えれば解決方法はあるものです。

これが実現できれば、待ち時間が減らせます。待ち時間が長いと、来院を敬遠する患者が出てきますから、待ち時間を減らすメリットはかなりあります。

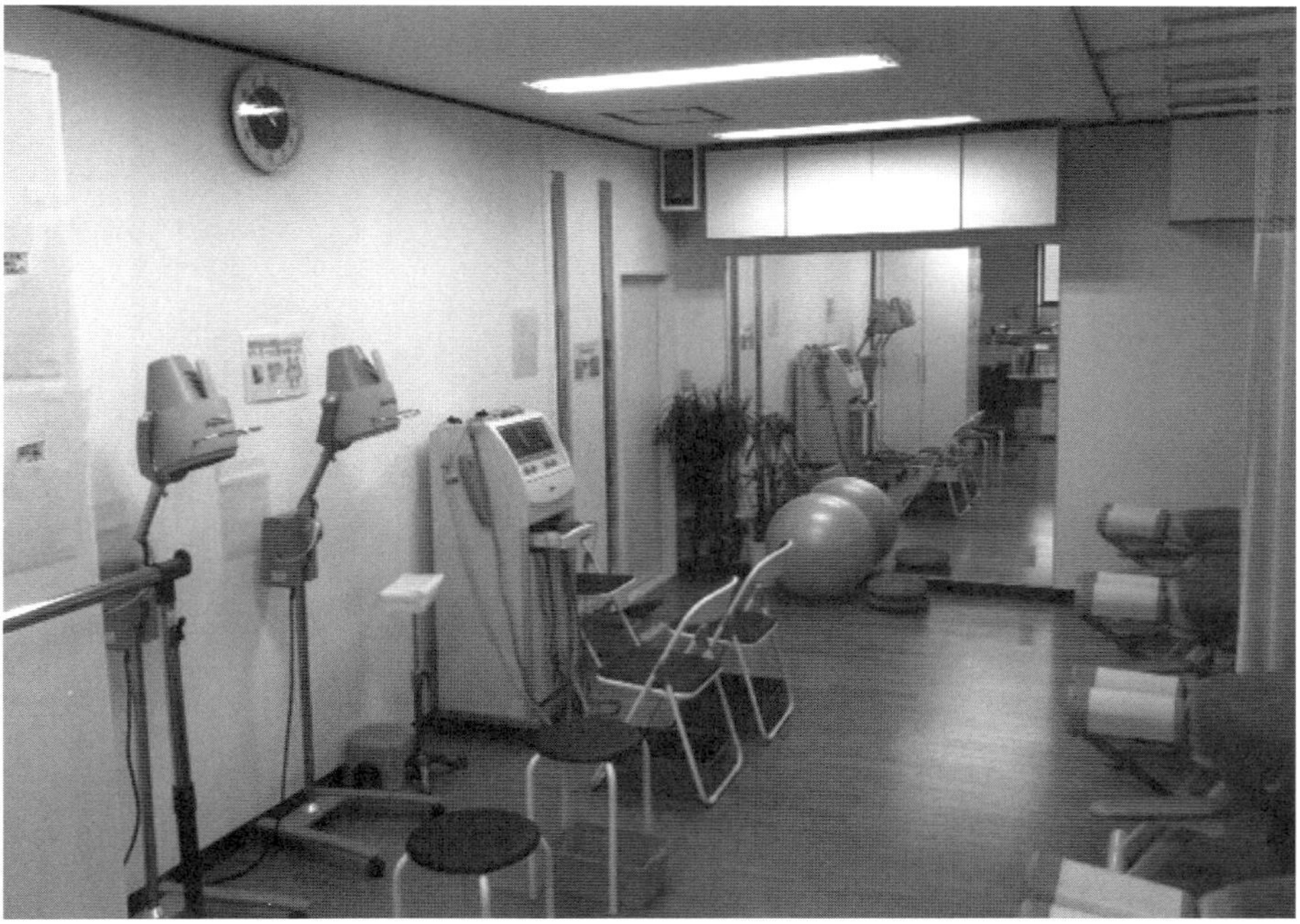

▲ 治療院内の風景 ▼

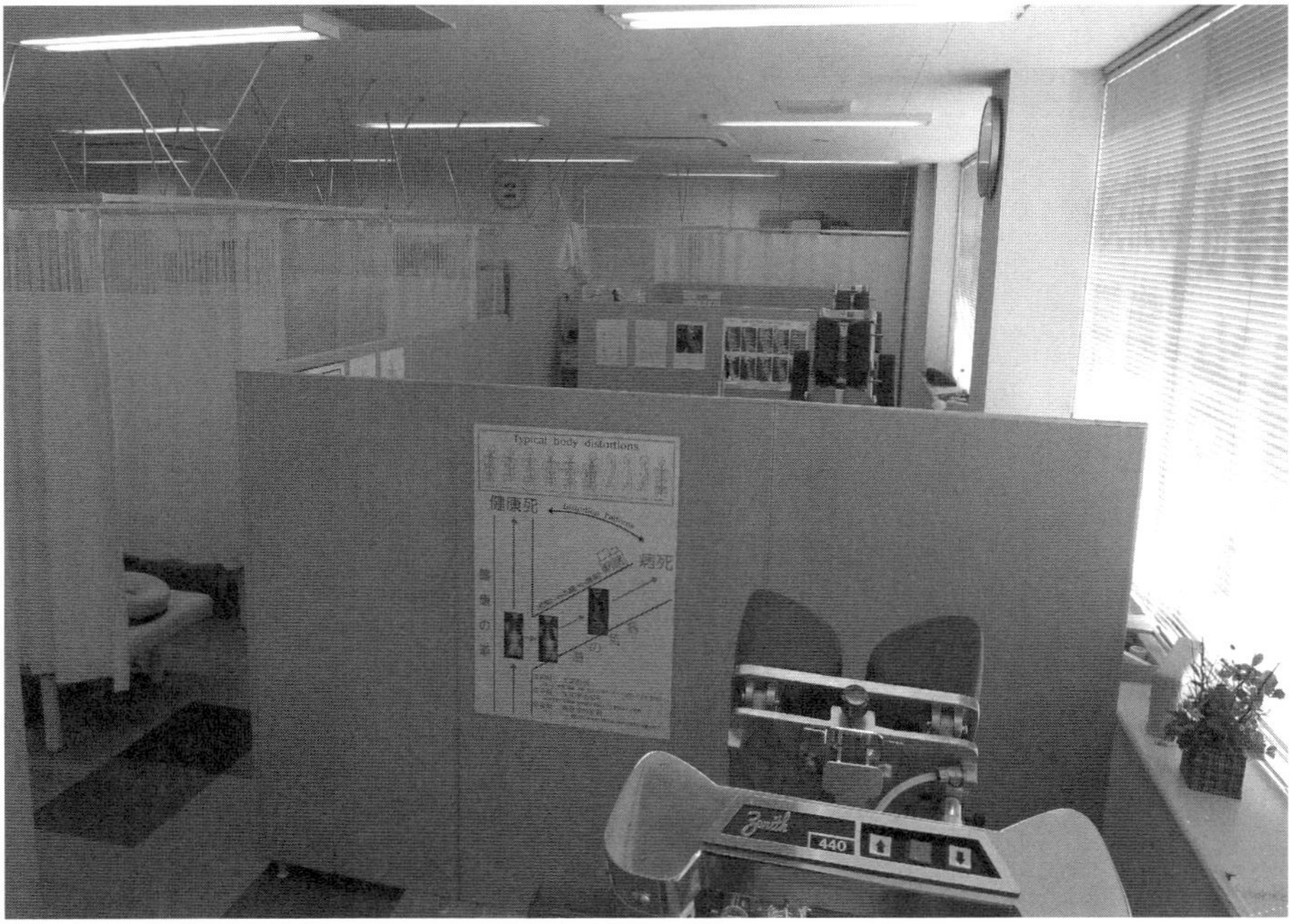

18 待合室を工夫して患者の安心・信頼を得る

●患者に安心感・信頼感を与える工夫

待合室には常に気を配る必要があります。なぜなら院の顔だからです。とくに新患の人は、初めて足を踏み入れる場所ですから不安で一杯です。その不安を解消してあげられるかどうかがポイントです。ですから、院のよさや特徴をしっかりアピールすることで、安心・信頼してもらえる場にしたいものです。

また、患者を待たせることがよくある院は、なるべく退屈させないような工夫をすること、そして待たせて申し訳ないことを患者に伝える必要があります。

では具体的に、新患の人に信頼感を持ってもらえる方法を挙げましょう。

①治療内容の説明……治療院は各院ごとにまったく異なる治療を行なっているでしょう。そこで治療内容や院長のプロフィール等をわかりやすく説明した、案内ブックを待合室に設置することが重要です。新患の人には問診票を書いてもらった後に、受付スタッフから案内ブックを手渡して読んでもらうのがベストです。案内ブックの内容は待合室の掲示板に掲示します。また、「患者の声」を待合室に掲示するのも非常に効果的です。

②料金の明示……患者にとって、料金は最も気になる情報です。料金を明示することで安心・信頼が得られます。また、今や保険と自費の両方を扱う整骨院がほとんどですが、保険と自費の両方の料金を必ず表示するようにアドバイスしています。

③賞状の掲示……柔道整復師、鍼師、灸師、あまし師（あん摩マッサージ指圧師の略）の免許証・賞状などを掲示することもお勧めです。ハロー効果（後光効果、あるいは光背効果とも言う）を活用するのです。これは、「人物や物事を評価するとき、目立って優れた特徴があると、その人物や物事のすべてが優れているように見える」という作用です。

「先生」「称号」「権威」などによって、信頼性や価値が高まる効果があります。患者にとっては、院に対する安心・信頼の裏づけにもなるわけです。民間資格の認定証・賞状も効果があります。

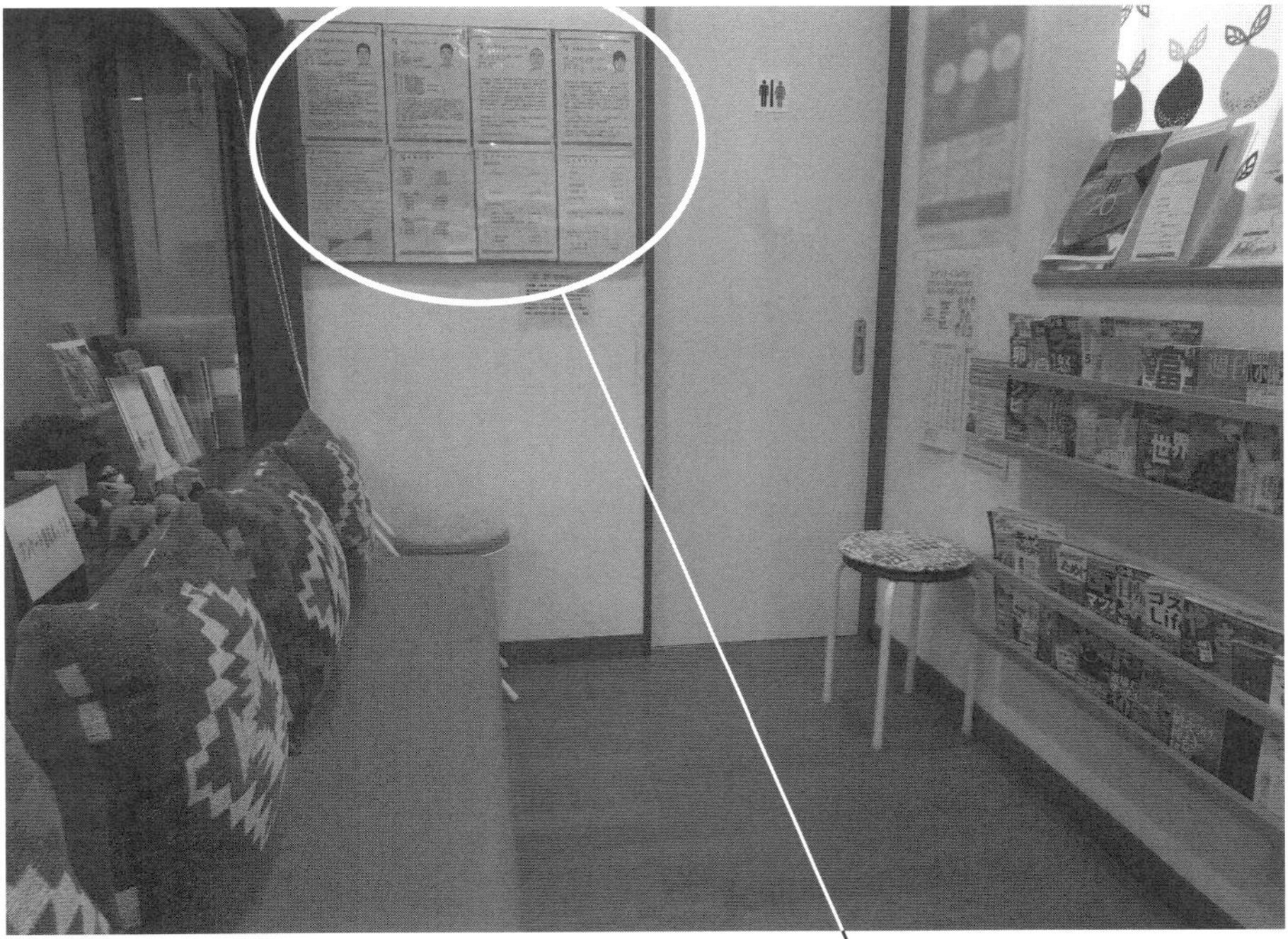

治療内容や治療スタッフのプロフィール、料金を明示

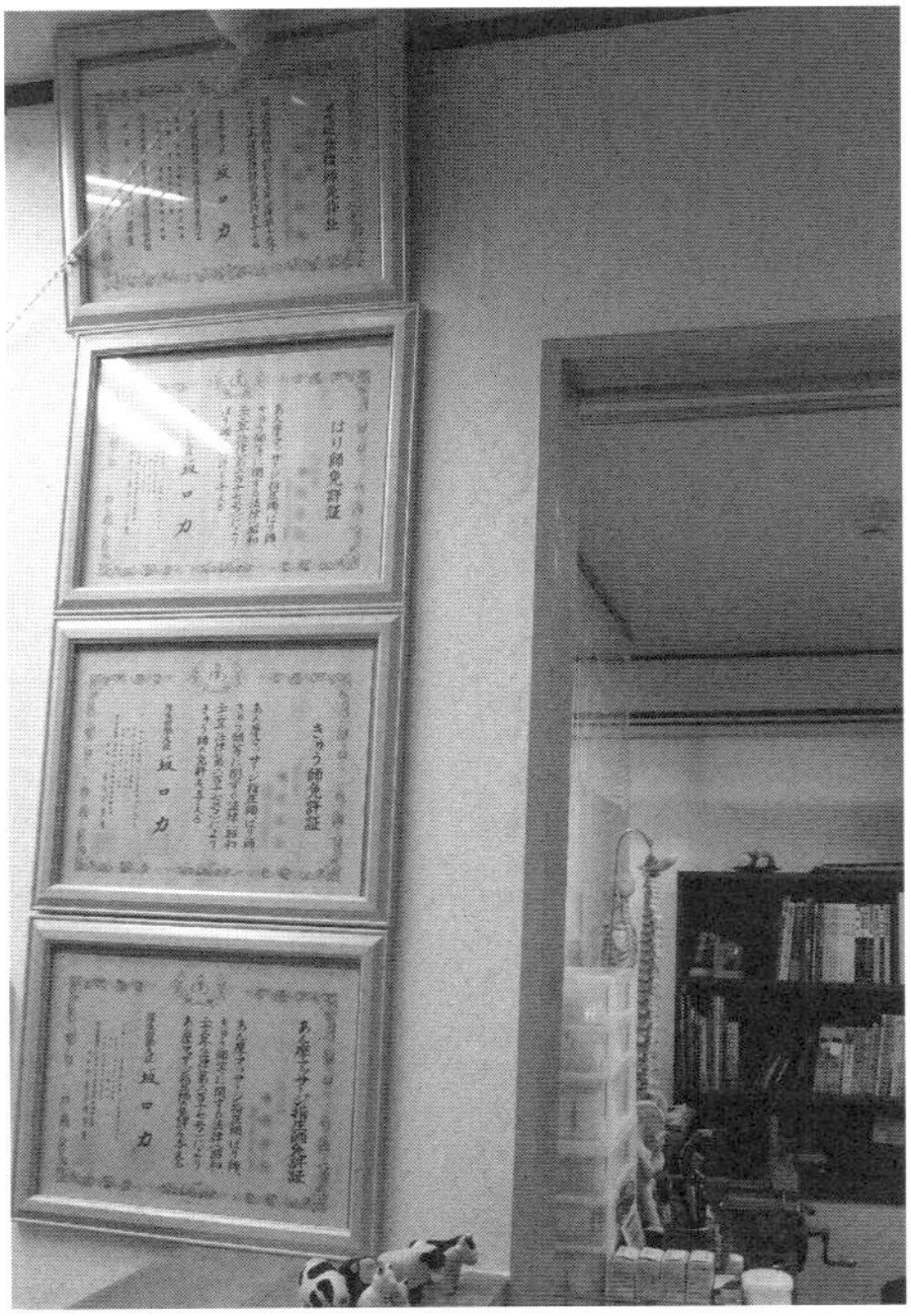

◀免許証・賞状を掲示

19 ＰＯＰを活用して患者とコミュニケーションを取る

●スタッフを補助するＰＯＰ

ＰＯＰ（Point Of Purchase の略で、直訳すると「購入する時点」という意味）は、「話をしない接遇する掲示物」です。つまり、院長やスタッフの接遇の代わりや補助をしてくれる便利なツールで、患者と話をする時間が十分に取れないときでも、最低限の説明をＰＯＰがしてくれます。限られた時間の中で院から伝えたいメッセージを、確実に説明するのは至難の業ですから、ＰＯＰが大きな役割をはたしてくれるのです。

●ＰＯＰの種類と役割

①施術内容の説明ＰＯＰ……院での施術内容・効果、料金をＰＯＰで明示することにより、患者に安心感を持ってもらうことができます。

②治療機器の説明ＰＯＰ……施術機器の説明をＰＯＰで紹介することで、それぞれの機器がどのような原理で、使用した結果、どのような治療効果があるかを明示することができます。

③物販関連ＰＯＰ……患者がサポーター、シップなどの商品を購入する際に、特徴、価格などが明示してあると、商品を見ただけではわからない魅力が伝えられます。

④期間限定ＰＯＰ……お盆等の臨時休診日や料金の変更などの事前告知をするために活用します。とくに料金の変更は重要な告知なので、口頭での説明も必要ですし、最低1ヶ月前からの掲示を心がけましょう。

ＰＯＰは、院のカラーに合わせた色使いで、パソコンで作成すれば、統一感が出せて院内の雰囲気もよくなります。もちろん手書きでも大丈夫ですが、綺麗に目立つように仕上げることを心がけてください。

また、ＰＯＰは、少しでも色あせしたり、破れたりしたら貼り替えましょう。古いＰＯＰは印象が悪いだけでなく、患者への気遣いが欠落していることを意味します。

また、すでに必要がなくなったＰＯＰは、すぐに撤去しましょう。こうしたものが残っていると、管理がきちんとされていないと思われてしまいます、院内に掲示されているＰＯＰの1枚1枚をチェックしてみてください。撤去すべきＰＯＰが意外と貼ってあります。

いろいろなPOPの例

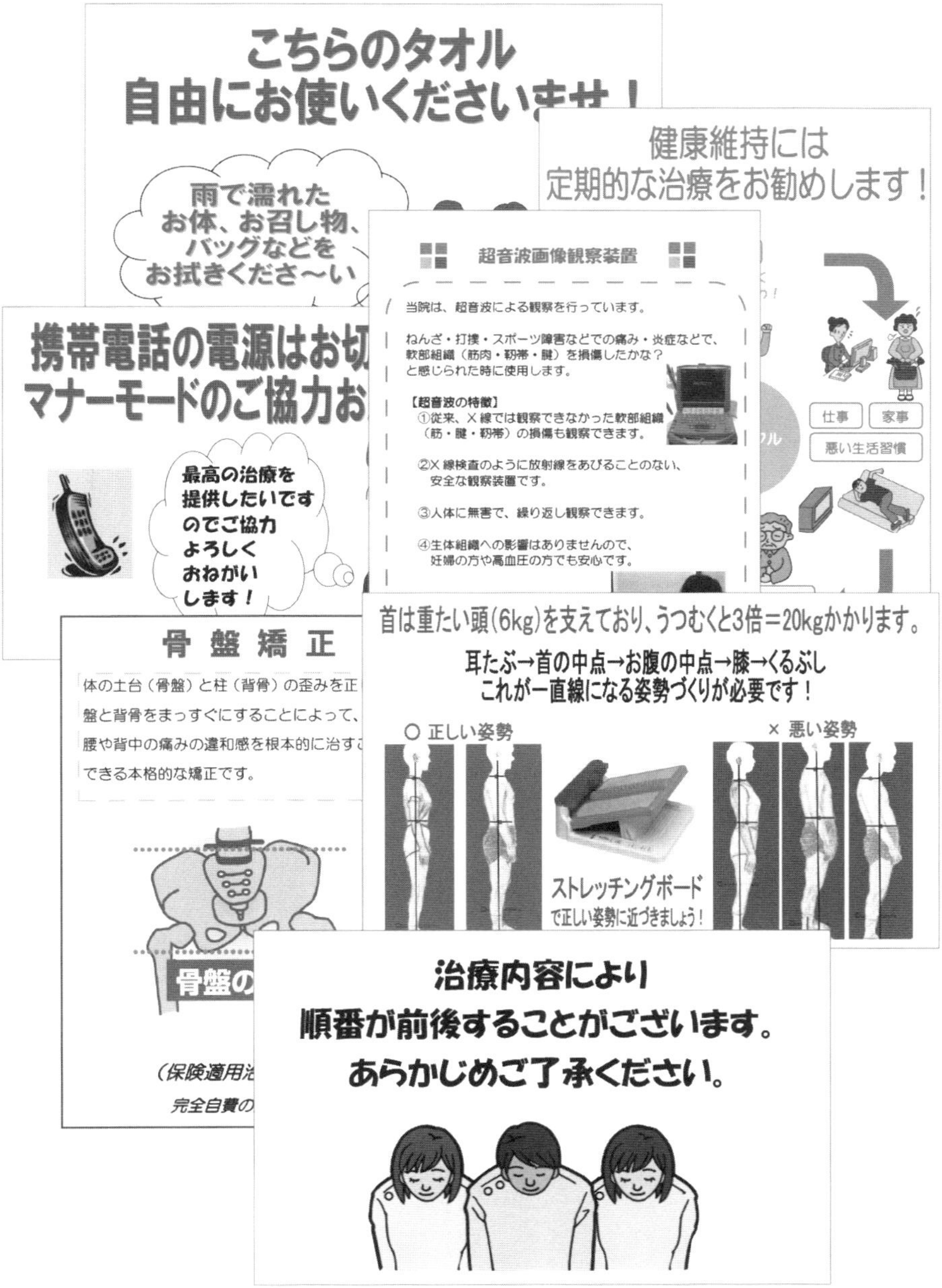

こちらのタオル
自由にお使いくださいま
雨で濡れた
お体、お召し物、
バッグなどを
お拭きくださ〜い
健康維持には
定期的な治療をお勧めします！
仕事
家事
悪い生活習慣
超音波画像観察装置
当院は、超音波による観察を行っています。
ねんざ・打撲・スポーツ障害などでの痛み・炎症などで、
軟部組織（筋肉・靭帯・腱）を損傷したかな？
と感じられた時に使用します。
【超音波の特徴】
①従来、X線では観察できなかった軟部組織
（筋・腱・靭帯）の損傷も観察できます。
②X線検査のように放射線をあびることのない、
安全な観察装置です。
③人体に無害で、繰り返し観察できます。
④生体組織への影響はありませんので、
妊婦の方や高血圧の方でも安心です。
携帯電話の電源はお切
マナーモードのご協力お
最高の治療を
提供したいです
のでご協力
よろしく
おねがい
します！
骨盤矯正
体の土台（骨盤）と柱（背骨）の歪みを正
盤と背骨をまっすぐにすることによって、
腰や背中の痛みの違和感を根本的に治す
できる本格的な矯正です。
骨盤の
（保険適用治
完全自費の
首は重たい頭(6kg)を支えており、うつむくと3倍＝20kgかかります。
耳たぶ→首の中点→お腹の中点→膝→くるぶし
これが一直線になる姿勢づくりが必要です！
○ 正しい姿勢
× 悪い姿勢
ストレッチングボード
で正しい姿勢に近づきましょう！
治療内容により
順番が前後することがございます。
あらかじめご了承ください。

20 照明で院の雰囲気はガラリと変わる

●院内の明るさはどのくらいが適切か

照明はその効果を意識する必要があります。

治療院の照明は、明るさの単位である照度で言うと、７５０ルクスは確保したいものです（一般のオフィスは７５０ルクス位、コンビニは１０００ルクス位）。しかし、それより低い照度の院が散見されます。

院内が暗いと、入ろうという気がなくなりますし、気分的にも暗くなりがちです。これは心理学の研究でも証明されています。治療院内に毎日いると、暗くても慣れてしまって案外気づかないものです。ＬＥＤ電球が主流になり、電気代のコストも抑えられるようになっているので、最低限の照度は確保しましょう。

蛍光灯はホコリがつきやすいので、定期的に掃除するだけでも明るさが違ってきます。カーテンの色や壁のクロス、床などの内装によっても変わってきますが、ぜひ院内の明るさをチェックしてみてください。

●照明でアップする演出効果

さて、このような「明るさ」だけでなく、照明の活用の仕方しだいで、院内の雰囲気をガラリと変えることができます。

電球色蛍光灯（オレンジ系の色味の蛍光灯）を採用すると、温か味のある空間を演出することができます。また温かさに加えて高級感も演出できるので、患者からの評判もいいようです。

待合室は電球色蛍光灯、治療院内は昼白色蛍光灯、奥の鍼灸治療室は照度を落とした間接照明の電球色蛍光灯を使用する、といった変化を持たせることをアドバイスすることもあります。

また、外壁に間接照明を当てて、ライトアップで演出している院もあります。

ところで、患者が仰向けになって天井を向いたとき、蛍光灯の光が直接当たると、まぶしくて不快に思うものです。そこで、ルーバー（アルミ製の板を格子状にしたもの）や乳白カバー（プラスチックの乳白色のカバー）といった、まぶしさを抑える設備を導入し、蛍光灯の光を患者に直接当てない対策を考える気配りも必要です。

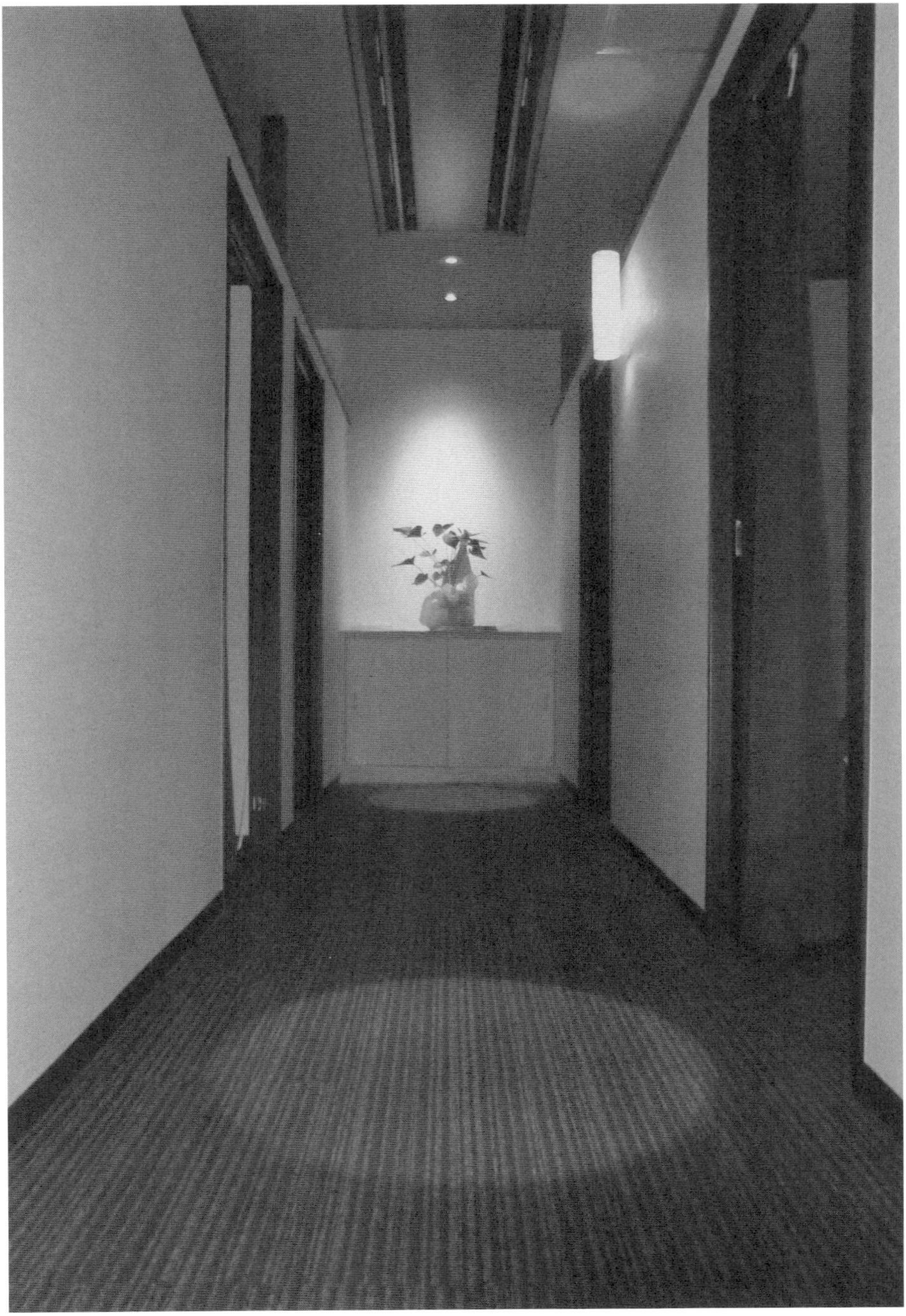

▲ 廊下の照明の例

3章

さらに新患数を1・7倍にする
インターネット活用の方法

21 口コミ・紹介だけに頼った経営には限界がある

●口コミ・紹介に限界がある理由

口コミ・紹介は、既存患者からの高い評価から生まれるもので、ローコストで新患が獲得できる最も重視すべきものです。しかし、口コミ・紹介だけに頼った経営には限界があります。その理由としては、以下のようなことがあります。

①核家族化が進行し、地域の中での口コミ・紹介が発生しにくくなっている

昔は地域コミュニティが根づいていて、ご近所さんとの接点があったものですが、現在では、とくに都心部のマンション等では、隣の住人の名前さえ知らないのが当たり前の状態です。つまり、知り合いが近くに住んでおらず、知り合いは治療院から離れた人ばかりなので、もし口コミ・紹介をしてくれたとしても、来院につながらないケースが多くなっているのが現状です。

②紹介する人・紹介しない人は決まっている

みなさんも、「Aさんはたくさんの人を紹介してくれる。でも、BさんやCさんは長年来院してくれているのに、頂き物はしても、一人の患者も紹介してくれない。なぜだろう？」と思ったことはありませんか？

実は、紹介する人、しない人は決まっているのです。紹介してくれる人は、何も言わないのに何人も紹介してくれますが、紹介しない人はいくら頼んでも紹介してくれません。つまり、紹介だけに頼った場合、患者の中でも限られた「紹介する人」に頼って経営をしていることになるのです。

③口コミ・紹介だけでは患者の認知度を広げるスピードが遅くなる

今やインターネットでの情報発信は、新患獲得にとって必要不可欠となっています。新患の半分以上が、インターネットからの来院というコンサルティング先が多いのです。

また、インターネットやチラシ等を活用することで、新たな「紹介する人」を得ることが可能になります。この3章では、インターネットを活用した新患獲得方法について書いていきたいと思います。

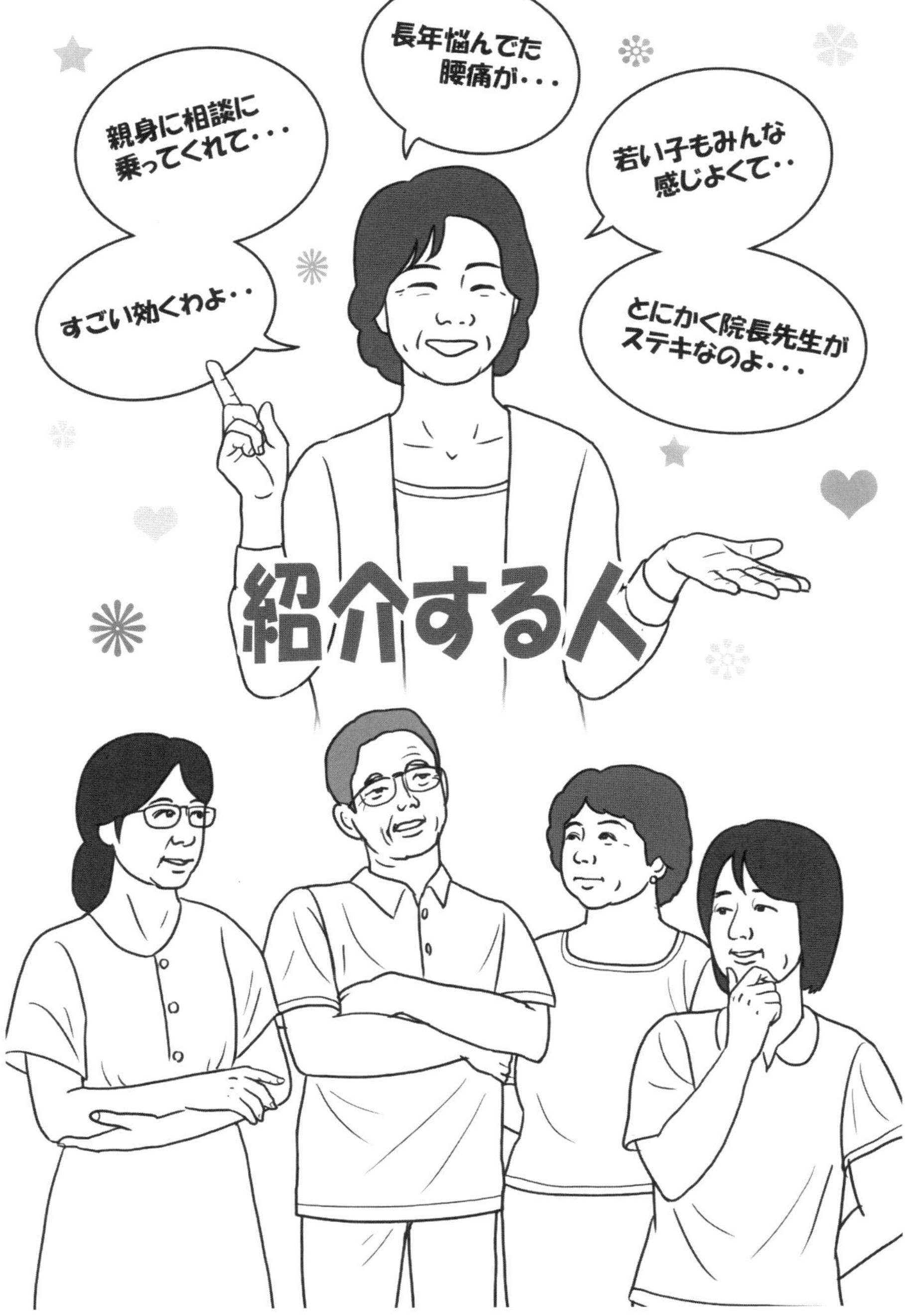
長年悩んでた
腰痛が・・・
親身に相談に
乗ってくれて・・・
若い子もみんな
感じよくて・・
すごい効くわよ・・
とにかく院長先生が
ステキなのよ・・・
紹介する人

22 インターネットの活用は絶対に必要

インターネットなしの経営はあり得ない

インターネットの世界は日進月歩です。大学４年生のときにWindows95が発売されて、「これからはＩＴの時代になる」と思い、私はＩＴ会社に入社して３年間、ＳＥとして働きました。このときにＩＴの基礎を学び、国家資格である基本情報技術者（当時は第二種情報処理技術者）も取得しました。それ以来、インターネットとパソコンの活用が、ビジネスを決定づけると確信していましたが、まさにインターネットの活用なしの経営はあり得ない時代になっています。

治療院業界でも、今ではホームページを開設していない院は少数派になりました。本当に時代の流れを実感します。２００４年に私がブログを始めた頃、ブログをやっている人はほとんどいませんでしたし、ホームページを持つ院もごく稀でした。

しかし今や、看板、チラシ、口コミ・紹介がきっかけになっても、ホームページで詳細を確認して来院するというパターンが一般的になっています。スマートフォンが普及してからは、スマートフォンからのアクセスが半分以上を占めるコンサルティング先も出てきています。

媒体の特性を活用する

治療院のホームページ制作を専門とする会社もたくさんあります。インターネット上では、ホームページ、ブログ、ツイッター、フェイスブック、治療院紹介サイト等、自院をアピールする媒体は多様化してきていますし、これからもどんどん進歩していくでしょう。

これらのメリットとデメリットを把握し、それぞれの特性を活用できるかどうかが、治療院を繁盛させるための最大のポイントです。

日々進歩しているインターネットの世界の全体を理解するのは、むずかしいのもたしかです。しかし、活用の仕方しだいでは、私のコンサルティング先のように、インターネット情報から、月間１４０人来院した治療院もあるほど威力があります。

今からでも遅くはないので、ぜひインターネットをより活用することを強くお勧めします。

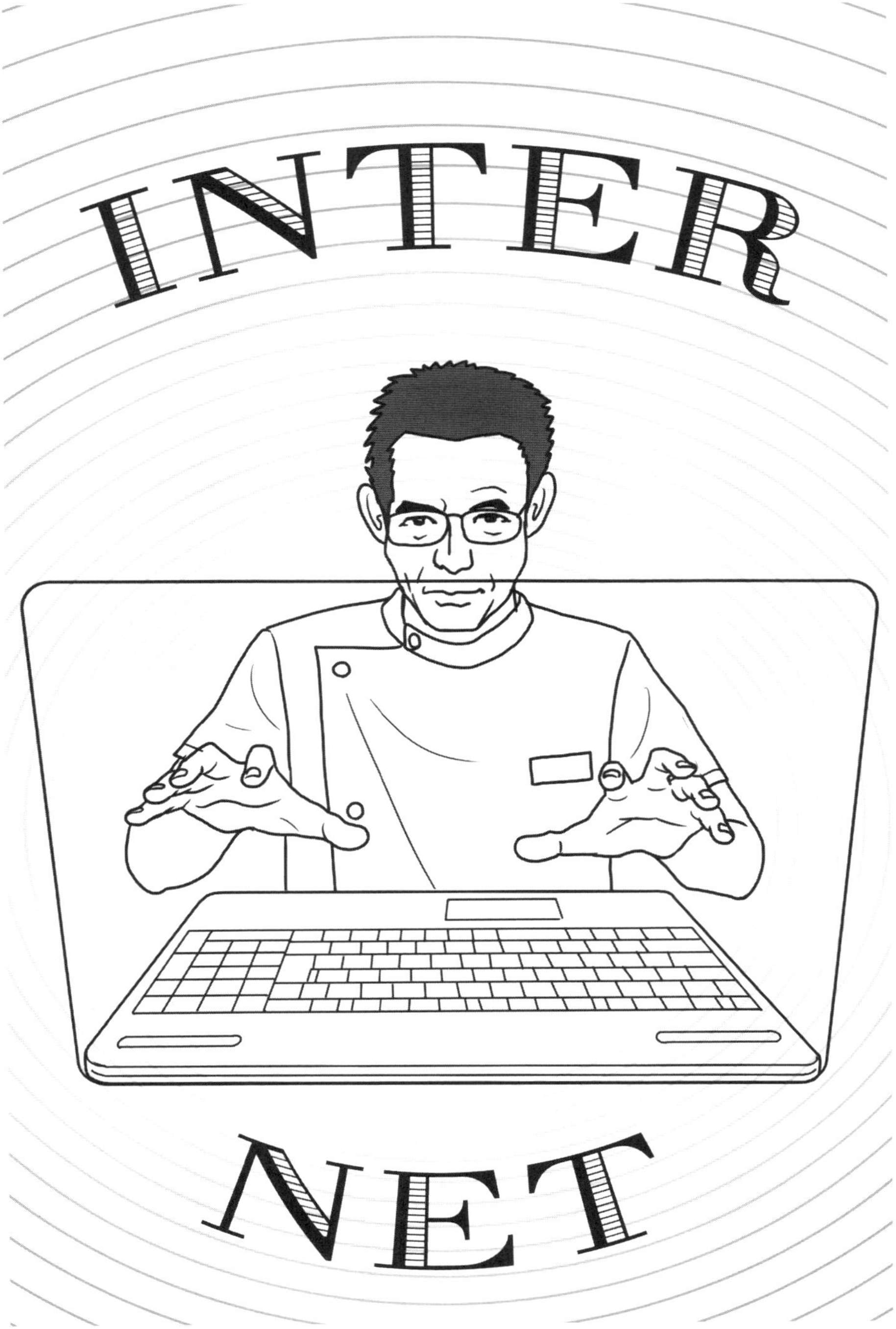
INTER
NET

23 インターネットにおける商圏設定とは？

●世界に情報を送れても狙いは近隣地域

「せっかくインターネットで公開しているのだから、近隣の患者よりも、遠くからお金をかけてでも来院する患者を増やしたい」。こういった要望がコンサルティング先からよくあります。

その気持ちはよく理解できます。たしかに遠くから来院してくれると嬉しいものです。しかし、この考え方は非効率な戦略と言えます。患者数を増やすことが目的ではなく、遠くから来院してくれることで自己満足することが目的なら話は別ですが。

インターネットで集める患者は、あくまで近隣地域の患者です。実際、私は数多くの治療院で統計を取ってきましたが、インターネットからの来院のほとんどは、近隣地域からになっています（近隣地域とは、概ね自院のある市区町村を指します）。院長の要望に応えて近接する地域（自院の隣にある市町村）への宣伝を強化したこともありますが、近接地域からの来院は増えるものの、費用以上の成果は上がりませんでした。

それに加えて、遠くから通う患者は、定期的な来院がむずかしい場合が多く、患者にとっても院にとっても、納得できる治療をしづらいのです。

●新聞折込み、ポスティングより効果的

ここまで書けば、近隣地域をターゲットとすることが効率的だとわかってもらえると思いますが、このことは、私が過去に学んだマーケティング理論においても実証済みなのです。

しかもインターネットは、チラシよりも効率よく近隣の患者を集客できます。

新聞折込みは新聞購読者がターゲットですが、最近は新聞を購読しない世帯も増えています。ポスティングは基本的に住宅が対象となるので、院の近隣地域で仕事をしていて自宅は別地域の人には告知できません。

しかし、インターネットであれば、住民から当地に通う人まで広く情報を伝えることができます。

ぜひ、インターネットでの基本戦略は、近隣地域に狙いを絞ることをお勧めします。

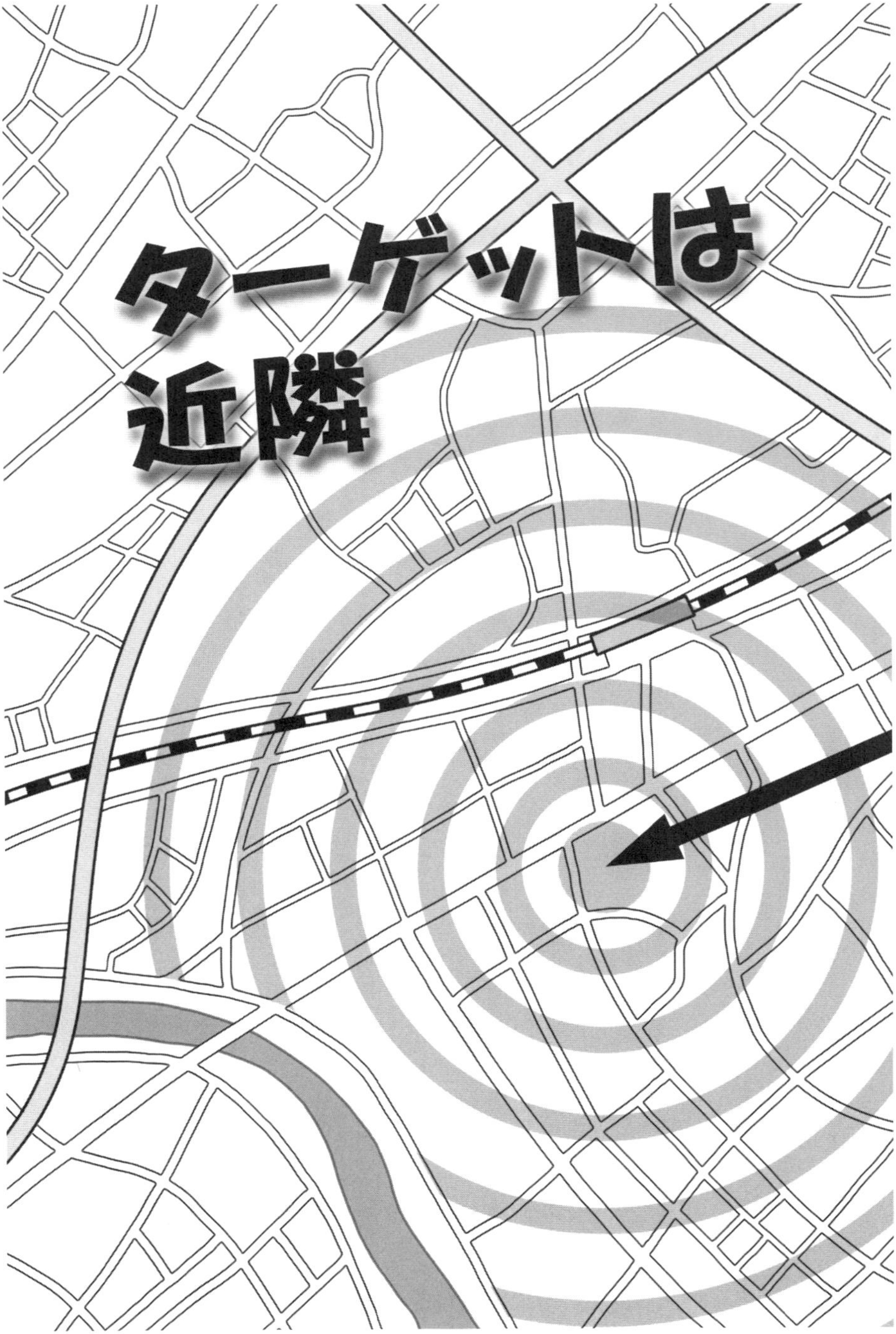
ターゲットは
近隣

24 集患できるホームページ制作のポイント

●ホームページのコンテンツをつくる

ホームページを制作する上で最も重要なのが、コンテンツ（掲載内容）です。ホームページは基本的に制作会社につくってもらいますが、コンテンツは院長自身が独自の内容を考える必要があります。そこで制作会社から掲載項目の提示があればそれに基づいて、そうでない場合は、様々な治療院のホームページを参考にしてコンテンツを作成します。

コンテンツをつくるに当たっては、まず構成したい掲載項目を絞りましょう。項目の例としては、「治療に対する考え方」「院長・スタッフのプロフィール」「診療の流れ」「Q&A」「新着情報（後にも触れます）」「交通事故治療」「診療料金」「診療時間・アクセス」といったものです。また、プライバシーポリシーやサイトマップのページも必要です。「患者の声」や動画の掲載があると、さらに充実したホームページになります。

とくに重視したいのが、「治療に対する考え方」と「院長プロフィール」です。十分に時間をかけて考えてください。私がコンサルティングをしている院では、院長にヒアリングした上で私が文章を作成していますが、一番時間を割いて内容を考えています。

●まず公開してみることが大事

またホームページは、最初から完璧なものを目指すのではなく、8割程度納得できたら、まずは公開してみることです。

昔の失敗談として、「患者の声」が数件しか集まらず、公開が数ヶ月も遅れてしまったことがありました。「患者の声」を掲載したほうが、ホームページの価値が上がるのは間違いないのですが、公開してから追加してもよかったのです。「患者の声」は、届きしだい「新着情報」に入れていって、ある程度まとまったら、「患者の声」ページを追加してもよかったでしょう。

これは一例ですが、多忙な治療院経営と並行して資料を集めたり、文章を作成するのは大変なことです。まず公開してみて、ホームページからの来院があってから、さらに充実させることを考えればいいのです。

ホームページの構成

以下のようなサイトマップをつくり、ホームページの目的に沿った内容を盛り込む

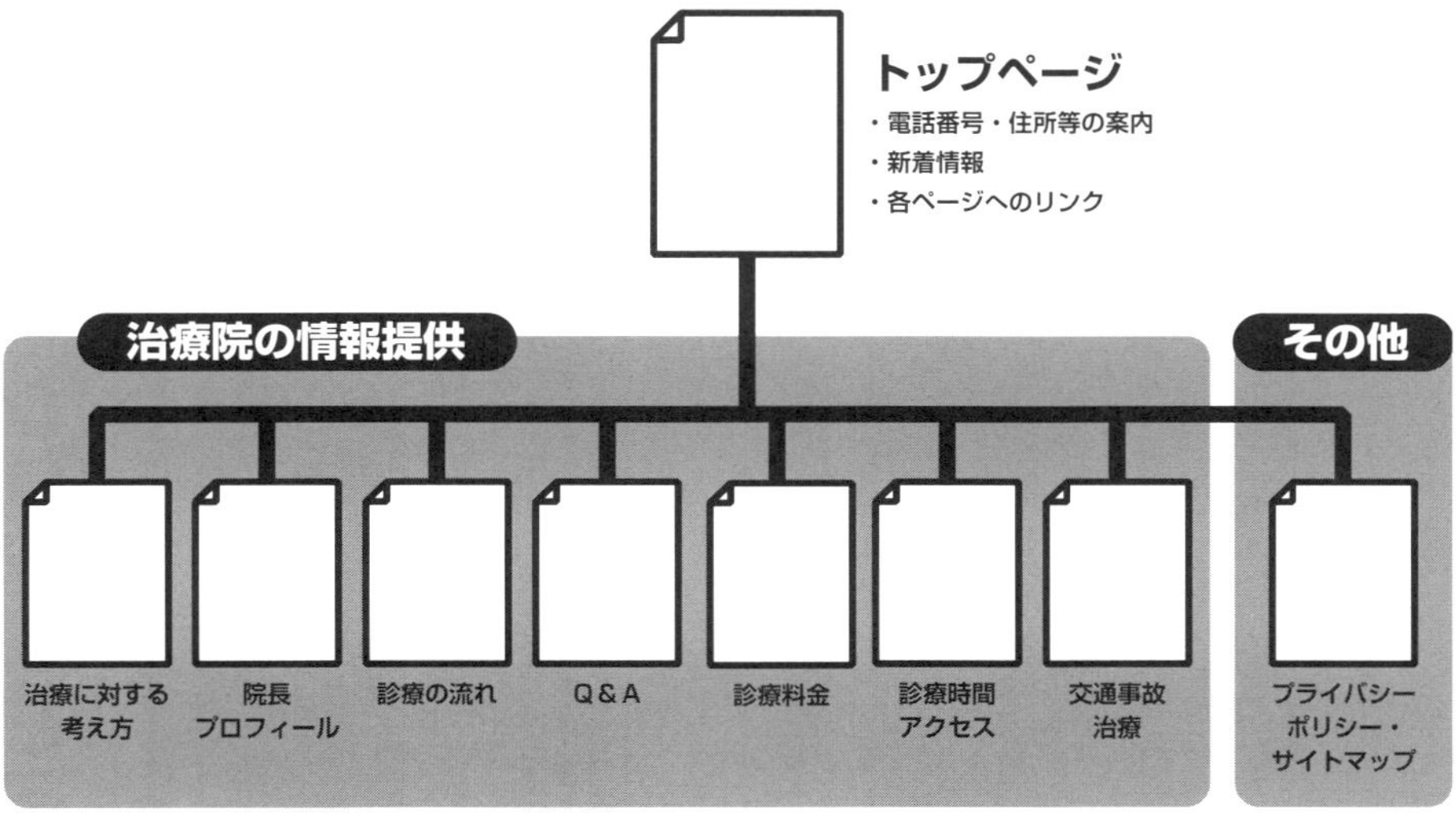

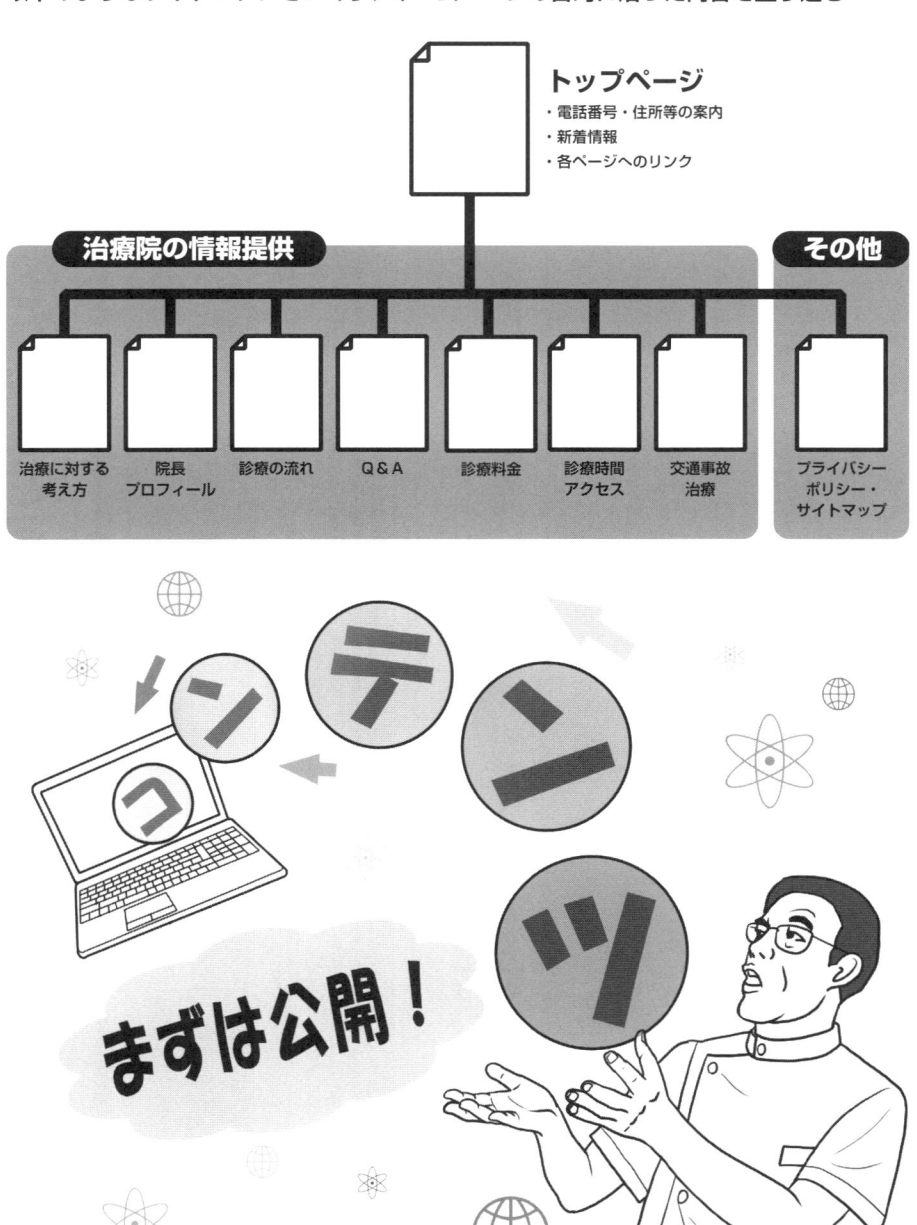

25 ホームページ制作会社の選び方のポイント

●治療院専門の業者を選ぶ

ホームページを作成するのは、ホームページビルダー等を使って自力でできないこともないですが、HTMLの知識だけでなく、SEO対策（検索結果で上位に表示させるようにすること。27項参照）に関する知識も必要です。そのために労力を使うより、ホームページ制作は専門家に任せるのが得策です。

できれば、治療院のことをよくわかっているホームページ制作会社を選ぶことをお勧めします。治療院のホームページは専門知識が必要な場合もありますし、治療院として掲載すべき内容についてアドバイスをしてくれることもあります。

私もこれまで数多くのホームページ制作に携わりましたが、デザインをゼロから考えるのは至難の業です。治療院専門のホームページ制作会社なら、ひな形から選べることも多くあるので、簡便にできます。どうしてもデザインを独自のものにしたい場合は、参考になるサイトをいくつか選んでおくことです。

●こんな制作会社を選びたい

「3年以上の長期契約のしばりのある制作会社」や、ホームページの更新を行なわず、「自力で簡単に更新できる」と勧める会社は警戒してください。

ホームページは作成した時点がスタートで、そこから育てていくべきものだし、インターネットは急速に変化しているからです。

ちなみに、私のコンサルティング先のホームページ制作と更新のほぼすべてをお願いしている、盟友とも言える制作会社がありますが、即時対応と様々な情報を提供してくれるお陰で随分助かっています。みなさんも随時修正の依頼ができ、情報も提供してくれるような関係がつくれそうな制作業者を探してみてください。

最後に制作費用の目安ですが、初期費用は、25万～40万円。ドメイン・サーバー料は、月額1万円までで治療院のホームページの制作と運用はできると思います。また、更新時の料金（1ページ全面修正で1万円程度が目安）を確認しておいてください。

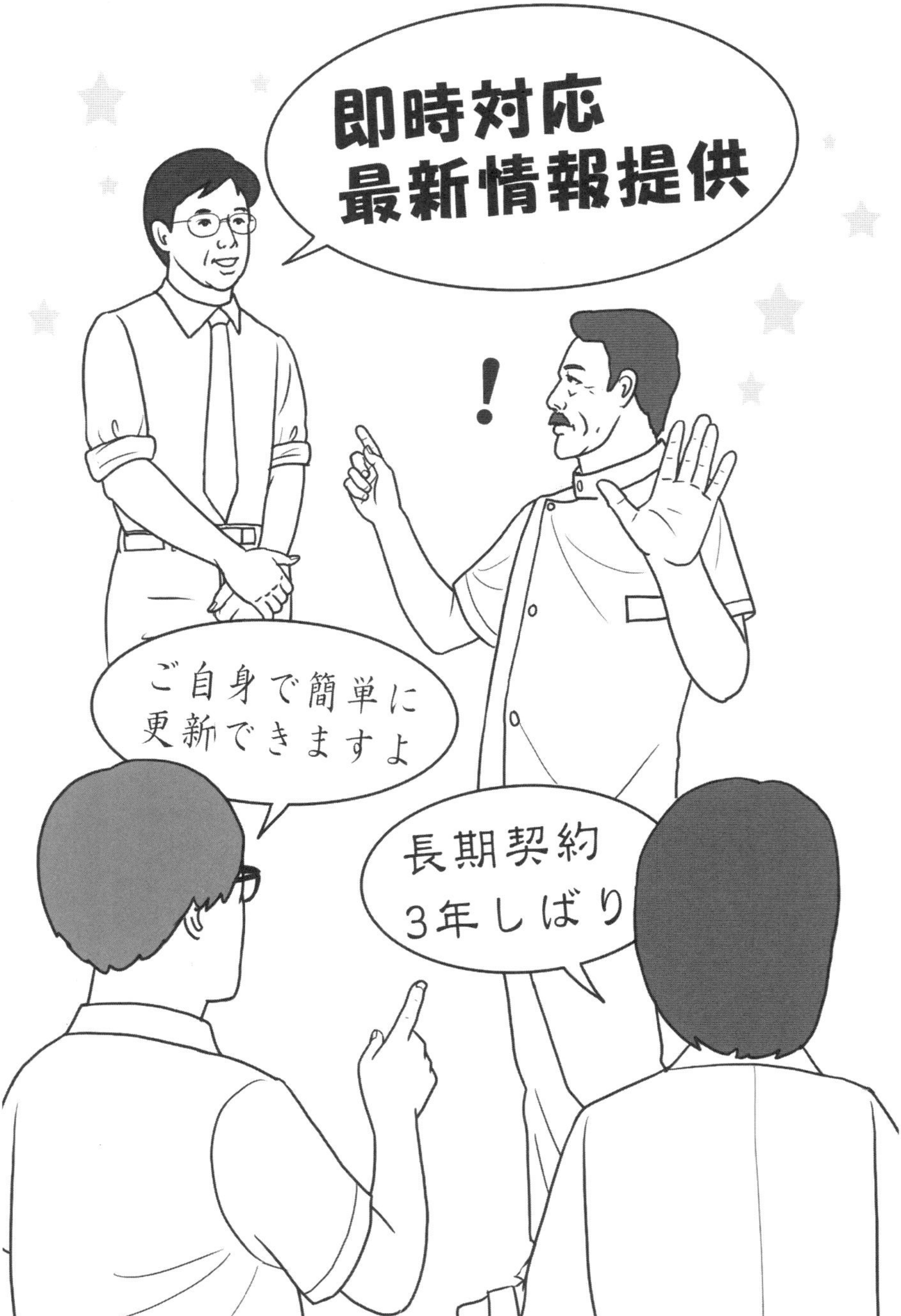
即時対応
最新情報提供
!
ご自身で簡単に
更新できますよ
長期契約
3年しばり

26 ドメイン・サーバーの基本とホームページ更新の目安

●ドメイン・サーバーの基礎知識

ホームページを開設するに当たって必要なのは、ドメインとサーバーです。ドメインとは、「住所名」です。「www.r358.com」といった名前自体を指します。この名前を保持（役所が書類上で住所登記するのと似ています）するのに費用が発生します。

サーバーとは、「www.r358.com のデータが実際にある場所」です。ホームページのデータは、サーバー管理会社内のハードディスクの中に保存されていて、それが公開されているのですが、そのサーバー管理会社への賃貸料（大家さんへの家賃支払いと似ています）がかかると考えるといいでしょう。これらの費用をホームページ制作会社が管理（不動産仲介会社に似ています）しているので、費用が発生するのです。

●ホームページ更新の目安は？

ホームページはチラシ等の紙媒体と違って、情報を随時変更することが可能です。また紙媒体はスペースの制限がありますが、ホームページはどれほどたくさんの情報でも載せることができます。こうしたメリットを最大限に活用するために、ホームページの更新を定期的に行なうことをお勧めします。

トップページに「新着情報」のコーナーを設置して、そこだけは自力で更新できる機能があると便利ですし、ブログやツイッター、フェイスブック等を投稿すると、自動的に更新されるように設定するのもいいことです。

ホームページを見て、新着情報が2ヶ月も前の日付だと、「この院は大丈夫かな？」と思い、来院を見送る人も多いでしょう。毎日3回更新しているコンサルティング先もあります。そこまではしなくても、少なくても1ヶ月に1度は、新着情報だけでも更新しましょう。

また、「患者の声」を随時追加したり、スタッフが変われば、スタッフ紹介を変更することも必要です。ホームページから伝わってくる思いを、見る人（患者）は感じているのです。

実際、ホームページに手間をかけている院は、ホームページからの来院も多いことが統計上も明らかです。

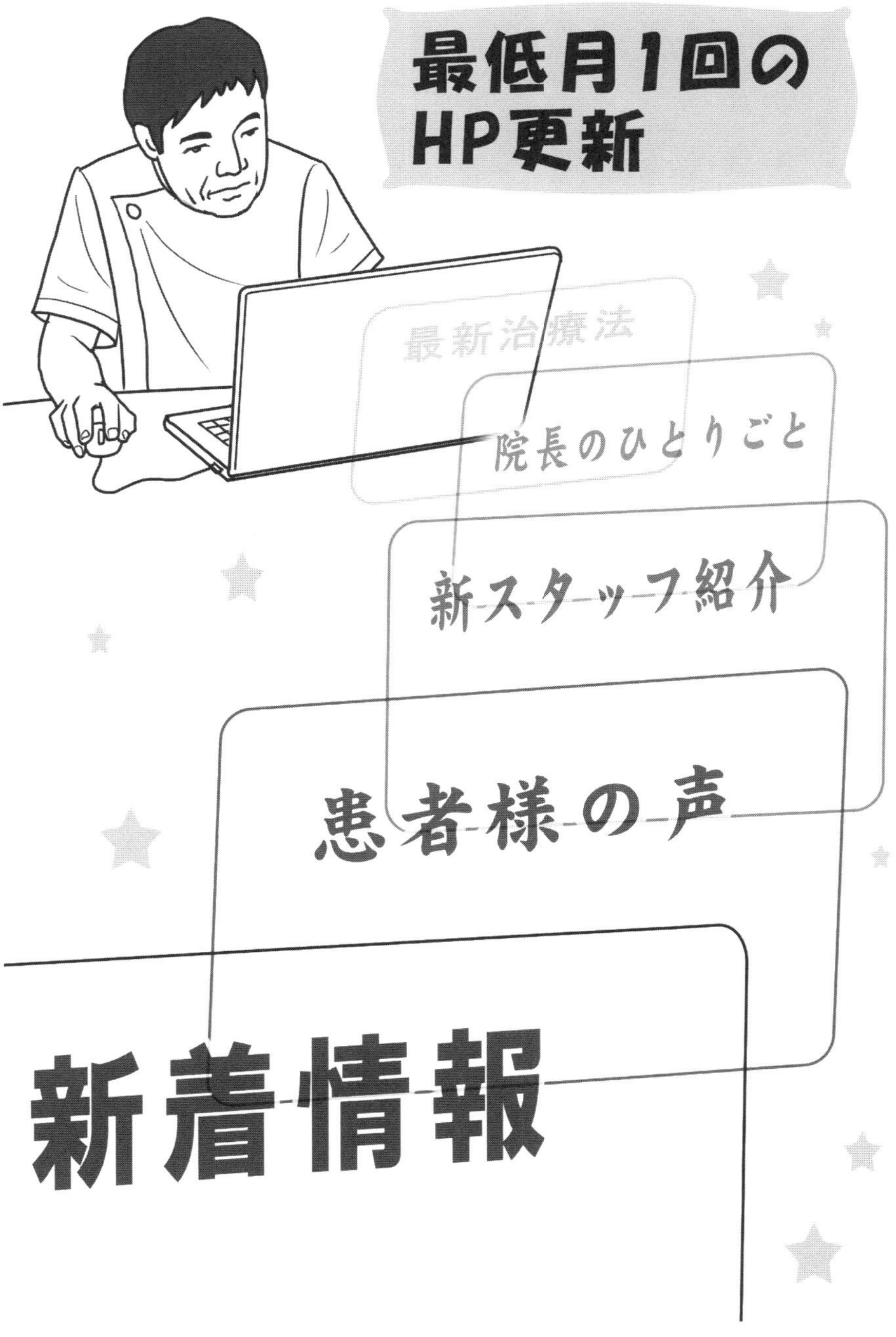
最低月1回の
HP更新
最新治療法
院長のひとりごと
新スタッフ紹介
患者様の声
新着情報

27 SEO対策のポイントとは？

●キーワード検索すると上位に表示される！

SEO対策とは、主にYahoo!とGoogle検索で上位表示させたいキーワードで、自分のホームページを上位に表示させるための対策を言います。

２０１４年現在、Yahoo!の検索エンジンはGoogleの検索エンジンをそのまま採用しているので、どちらも概ね同じ検索結果となります。つまり、Googleの判断基準によって順位が決まっているのです。

しくみとしては、ホームページを評価するための「ロボット」が、定期的に世界中にあるホームページを見て回っています。そしてこのページが何を伝えたいページかを機械的に判定して順位づけをしています。

たとえば、「大阪市　治療院」のキーワードで検索すると、「大阪市　治療院」に関連の深いホームページを、全ホームページリストから評価して、一瞬で並び替えて検索結果として表示します。

当然、競合の多いキーワードは、それぞれのホームページが上位に表示させようと対策を取っているので、それ以上の対策を施さなければ上位にランクされません。

●上位表示のポイント

Googleは公式に、「オリジナルな内容であること」「情報を豊富にすること」「テーマを示す関連性の高いキーワードを適切に含めること」等が、ホームページを上位に表示させるために重要であると伝えています。各ページの「title」とメタタグ内の「descriptions」に、キーワードを含めた文章を適切に記述することも重要としています。

つまり、他のサイトと同じ内容があったり、ページが誰向けなのかが明確でないと、評価が下がることになります。また、関連性があって、Googleに評価されているサイトにリンクされていることも、上位表示のポイントとしています。

以前は、「テクニック」で上位表示することができた時代もありましたが、現在は上位に表示されるホームページは、「患者に対してオリジナルな内容を、マジメに情報提供しているページ」ということです。

SEO対策を取った表示例

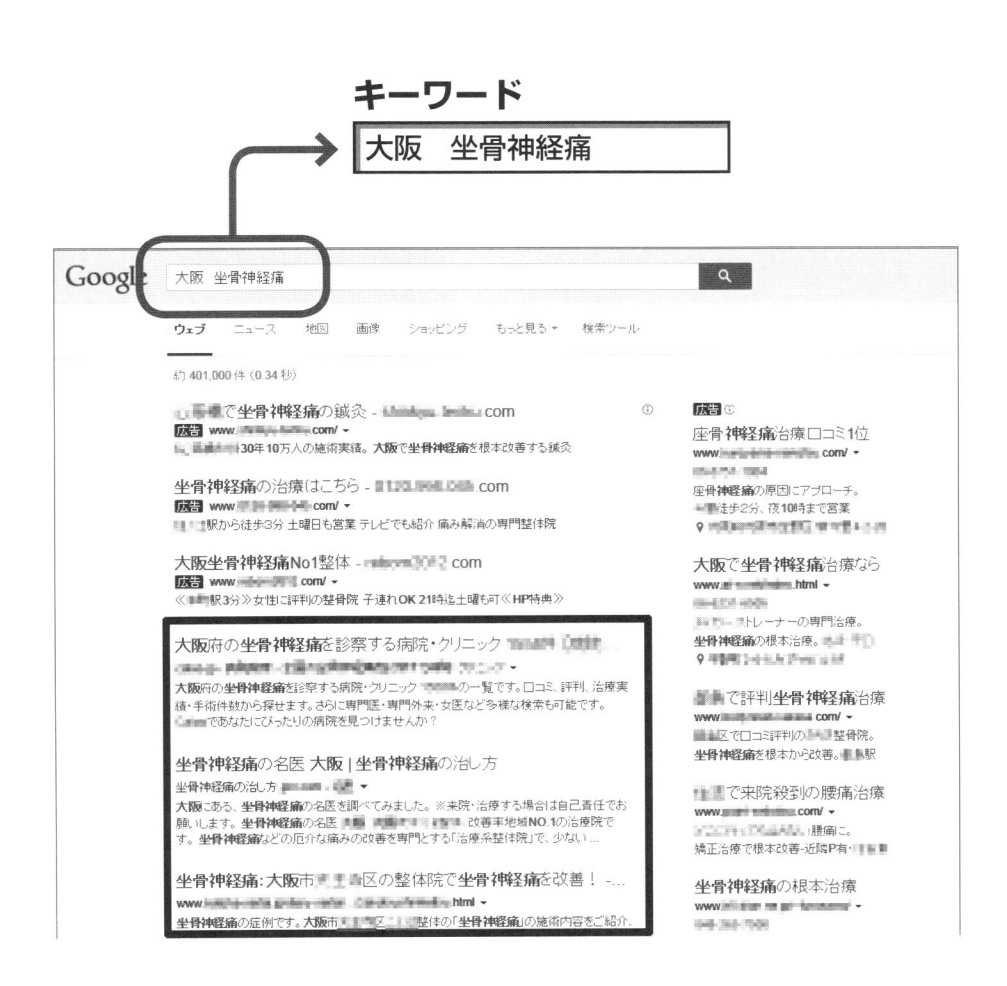

※黒い枠線の部分（ページ下部）が検索エンジンによる表示枠です

28 ＰＰＣ広告は有効か？

クリックされて課金されるシステム

ＰＰＣ広告とはペイパークリック広告と言って、クリックされた回数に応じて、課金される広告システムのことを指します。

２０１３年現在、GoogleとYahoo!が主に同サービスを行なっていますが、Yahoo!は治療院のホームページに対して厳しい掲載基準を設けているので、新規掲載のハードルは非常に高い状態になっています。

しかし、ホームページ公開直後は、検索サイトで上位表示を狙うことはほぼ不可能なので、ＰＰＣ広告を活用するのは有効です。

ＰＰＣ広告の最大のメリットは、広告が表示されただけでは課金されず、文字通りクリックされて初めて課金される点です。しかも、自分が設定したキーワードが検索されたときだけ広告が表示されますし、広告を表示させるオプションも数多く用意されています。

来院の意志がある人がクリックする

ポイントは、検索する人が、自分自身の意志で検索をしていることです。仮にある人が、「大阪市　腰痛」と検索したとしたら、この人は、「大阪市で腰痛治療を受けたい」とほぼ思っていると言えるでしょう。

そして検索結果の上部と右側にＰＰＣ広告が表示され、それがクリックされると、ホームページの内容しだいで、高い確率で即来院につながります。この点がＰＰＣ広告の強さです。

デメリットとしては、ある程度の知識が必要で、管理方法がわかりづらい上に、管理機能が頻繁に更新されていて、ＰＣが苦手な人にはむずかしいということが挙げられます。

また、ＰＰＣ広告は入札方式となっていて、「大阪市　腰痛」というキーワードで、上位にしたいと考えている治療院が複数あれば、このキーワードに対して高い金額を出しているほうが、上位になるというしくみ（キーワードのクリック率等によって上下します）が採用されているので、人気のキーワードは、１クリックの単価が高くなってしまうことが挙げられます。

PPC広告の例

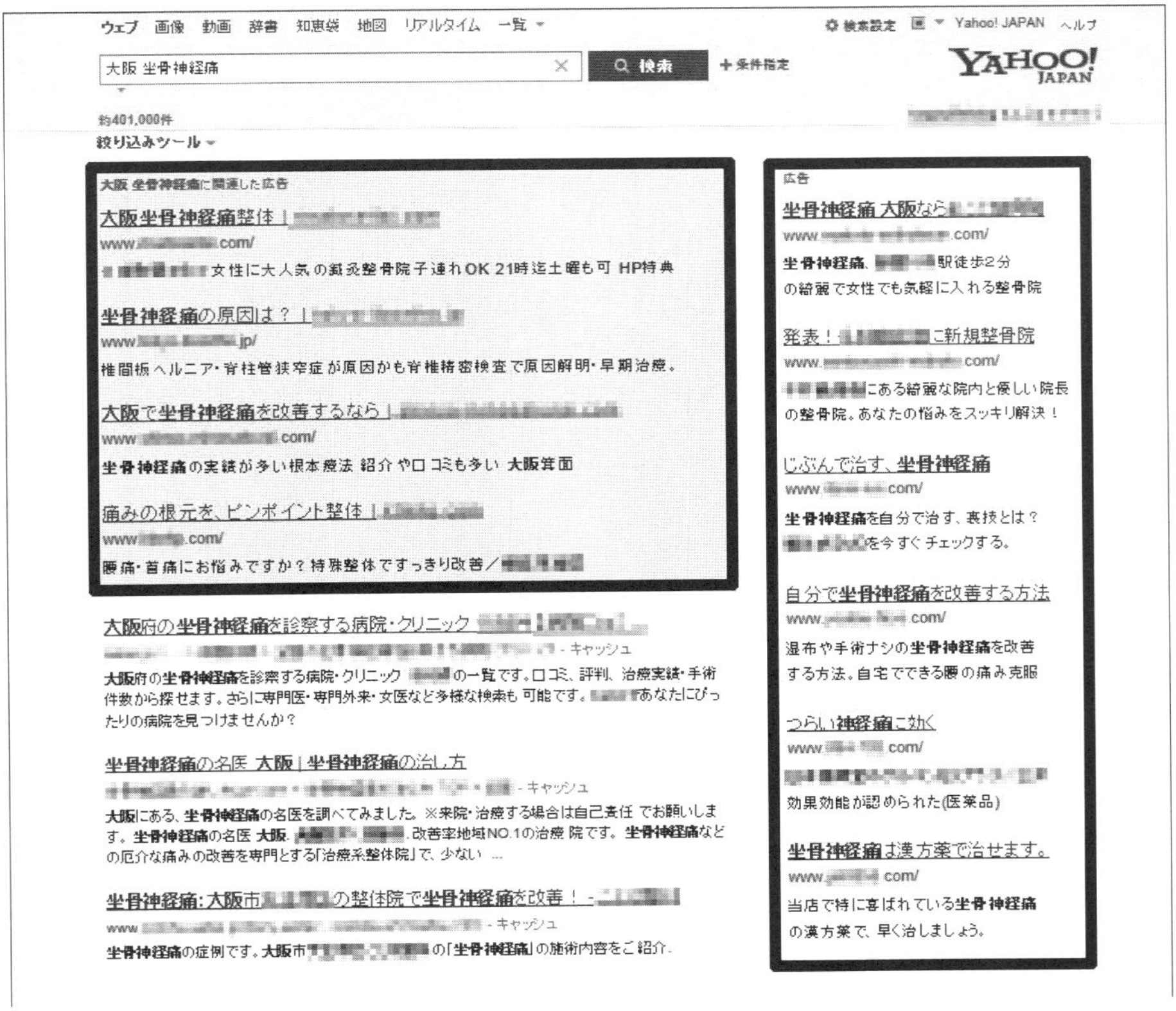

※黒い枠線の部分（ページ上部３つ・ページ右側）がＰＰＣ広告枠です

29 インターネットの世界の急速な変化に対応するには

●時代の最先端をフォローする

今やスマートフォンやタブレットが主流になり、「インターネットを持ち運ぶ」時代になりました。通信速度が急速に速くなり、動画の再生ですらどこでもできます。私が大学生だった頃には、「デスクトップＰＣでＤＯＳプロンプトにコマンドを打ち、フロッピーディスクを使っていた」と言っても、今の20代の人には意味すらわからないでしょう。

とくにこの数年の通信環境の発達はすさまじいですし、これからもさらに発展していくことは間違いありません。私はインターネット上のマーケティングに力を入れてきたほうだと思っていますが、数年前に提案した手法が、今ではまったく通用しないこともザラにあります。コンサルティング先に迷惑をかけてしまったこともありますが、最善の対応をすることでしか乗り越えることはできないので、インターネットに明るいブレーンと協力しながら、情報収集と実践を進め続けています。

とにかく今のインターネット環境についての情報を得て把握し、仮説を立てた上で実践することでしか、いい結果を出すことはできません。

●情報収集と実践の成果

ブログ、ツイッター、フェイスブックは基本的に無料で登録・運用できるので、費用的な問題はありませんが、ＳＥＯ対策とＰＰＣ広告は費用が発生しますし、キーワードしだいではかなりの高額になることもあります。

また、スマートフォン向けのホームページにするなど、新しい媒体向けに情報発信の方法を変更したほうが、反応がよくなることもあります。

私のコンサルティング先の中には、先駆者的にチャレンジしているクライアントがいるので、様々な試みを行なうことできます。その結果、治療院業界の中でかなり先を行くことができた例がたくさんあります。

たとえばＰＰＣ広告では、治療院業界ではほとんど誰もやっていなかった時代に実行することで、低コストで数多くの新患を獲得しました。これも情報収集と実践の賜物だと考えています。

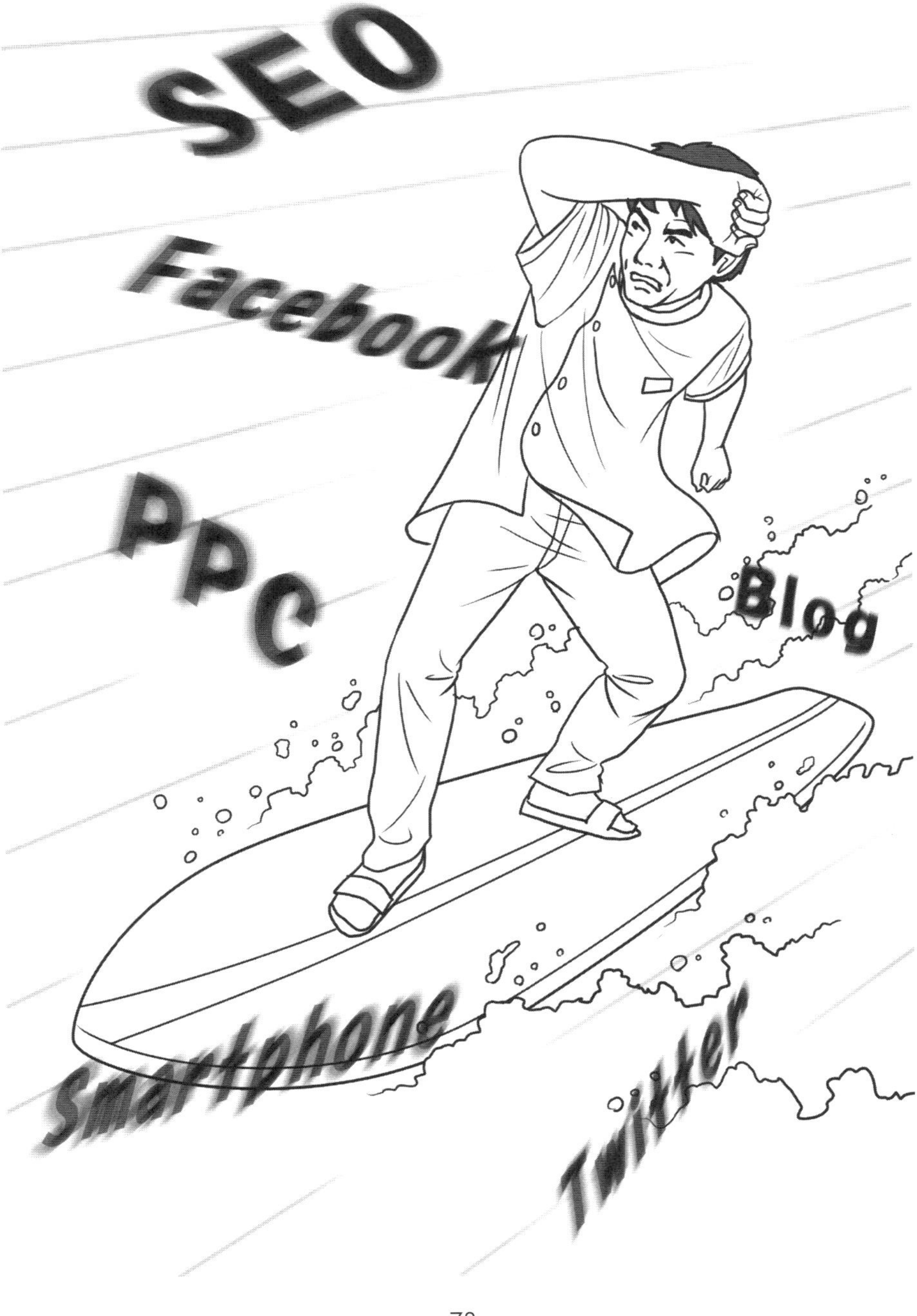
SEO
Facebook
PPC
Blog
Smartphone
Twitter

30 インターネットの活用事例

●月間来院数１７０人の実績

私のコンサルティング先では、各院が集患に様々な取り組みをしています。埼玉県にある「おおしま整体院」では、インターネット集患に早くから力を入れていて、月間来院数は１００～１７０人ほどあります。この数字は、私のコンサルティング先でも群を抜いています。「おおしま整体院」では、ホームページの更新、症状別の情報サイトの構築、そしてブログやフェイスブック等での情報発信を積極的に行ない、ＰＰＣ広告も活用しています。

当然ながら、インターネットからの集患数は、かけた労力と投資に比例します。また、同商圏内にインターネット対策を強化している競合院があるかどうかによっても集患数は違ってきます。

治療院探しの多くがインターネット検索で行なわれている現代では、インターネットを活用できている院が、多くの新規患者を獲得できているのは事実です。これからも、この流れは変わらないでしょう。

●来院動機となる情報の提供

インターネット上にある、どの情報がきっかけで来院したかは、人それぞれです。ですから、「自院の治療内容」「身体についてのコラム」「プライベートなこと」「混雑状況」「患者の声」等、ひとつでも多くの情報を提供することがポイントとなります。つまり、これまでの実績、院長の人柄、得意な治療等から、患者が自分自身の望む身体の状態になることが期待できそうか、そして信頼ができそうかを、判断しているのです。

こうしたことから、施術風景や治療の考え方などを動画でYouTubeにアップして、ホームページで表示したり、ツイッターやフェイスブックで頻回更新を行なったり、ブログを定期的に更新するといった情報提供を続けている院は、確実に来院につながっています。

今でも「インターネットはよくわからないから」と敬遠している院も多いようですが、インターネット上で質の高い情報を提供し続けることが、多くの新規患者を獲得できる最高の手段であると私は考えています。

集患を考えたホームページの例

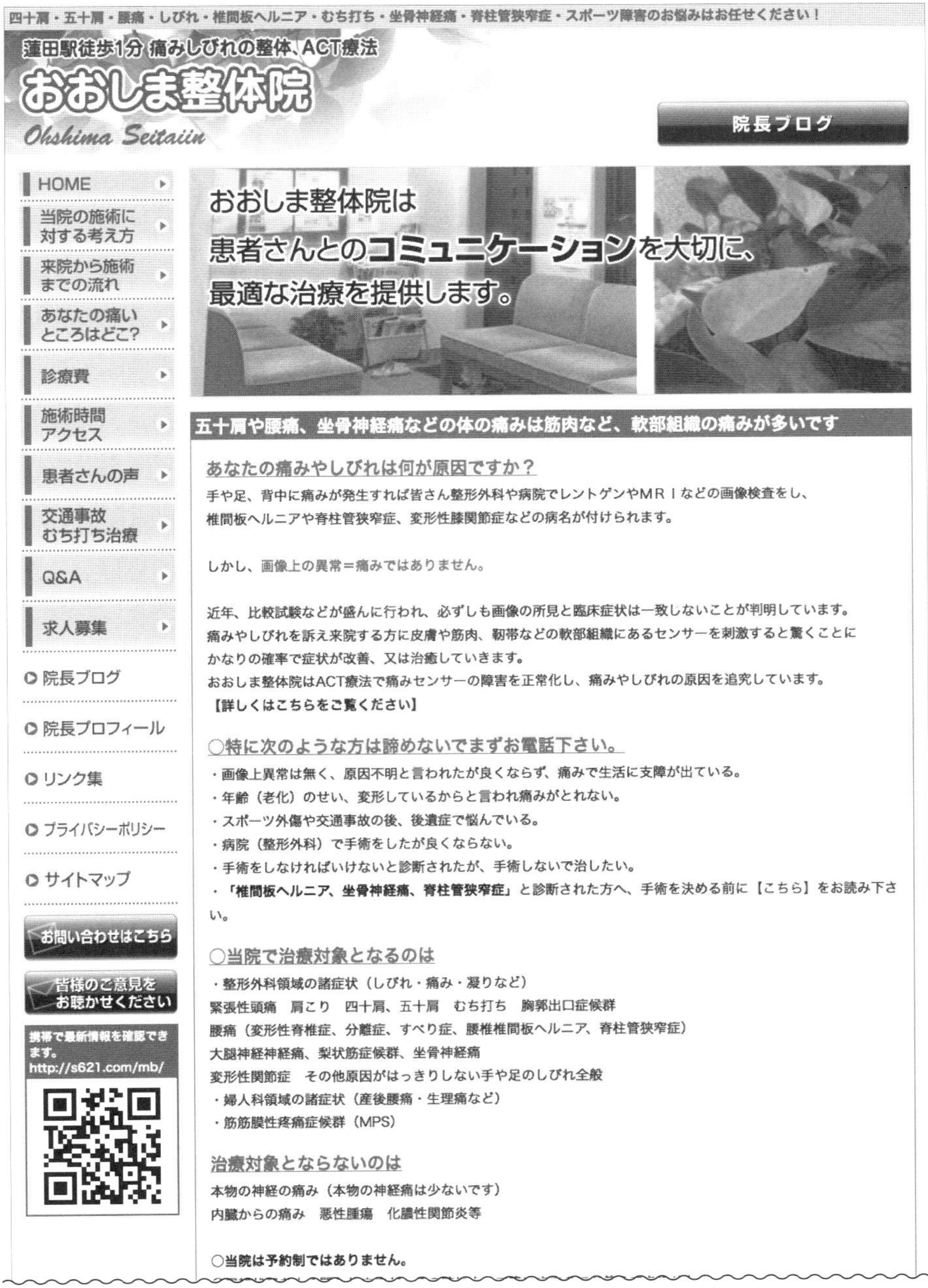
四十肩・五十肩・腰痛・しびれ・椎間板ヘルニア・むち打ち・坐骨神経痛・脊柱管狭窄症・スポーツ障害のお悩みはお任せください！

蓮田駅徒歩1分 痛みしびれの整体、ACT療法

おおしま整体院

Ohshima Seitaiin

院長ブログ

HOME

当院の施術に対する考え方

来院から施術までの流れ

あなたの痛いところはどこ?

診療費

施術時間 アクセス

患者さんの声

交通事故 むち打ち治療

Q&A

求人募集

院長ブログ

院長プロフィール

リンク集

プライバシーポリシー

サイトマップ

お問い合わせはこちら

皆様のご意見をお聴かせください

携帯で最新情報を確認できます。

http://s621.com/mb/

おおしま整体院は

患者さんとのコミュニケーションを大切に、

最適な治療を提供します。

五十肩や腰痛、坐骨神経痛などの体の痛みは筋肉など、軟部組織の痛みが多いです

あなたの痛みやしびれは何が原因ですか？

手や足、背中に痛みが発生すれば皆さん整形外科や病院でレントゲンやＭＲＩなどの画像検査をし、
椎間板ヘルニアや脊柱管狭窄症、変形性膝関節症などの病名が付けられます。

しかし、画像上の異常＝痛みではありません。

近年、比較試験などが盛んに行われ、必ずしも画像の所見と臨床症状は一致しないことが判明しています。
痛みやしびれを訴え来院する方に皮膚や筋肉、靭帯などの軟部組織にあるセンサーを刺激すると驚くことに
かなりの確率で症状が改善、又は治癒していきます。
おおしま整体院はACT療法で痛みセンサーの障害を正常化し、痛みやしびれの原因を追究しています。
【詳しくはこちらをご覧ください】

○特に次のような方は諦めないでまずお電話下さい。

・画像上異常は無く、原因不明と言われたが良くならず、痛みで生活に支障が出ている。
・年齢（老化）のせい、変形しているからと言われ痛みがとれない。
・スポーツ外傷や交通事故の後、後遺症で悩んでいる。
・病院（整形外科）で手術をしたが良くならない。
・手術をしなければいけないと診断されたが、手術しないで治したい。
・**「椎間板ヘルニア、坐骨神経痛、脊柱管狭窄症」**と診断された方へ、手術を決める前に【こちら】をお読み下さい。

○当院で治療対象となるのは

・整形外科領域の諸症状（しびれ・痛み・凝りなど）
緊張性頭痛　肩こり　四十肩、五十肩　むち打ち　胸郭出口症候群
腰痛（変形性脊椎症、分離症、すべり症、腰椎椎間板ヘルニア、脊柱管狭窄症）
大腿神経神経痛、梨状筋症候群、坐骨神経痛
変形性関節症　その他原因がはっきりしない手や足のしびれ全般
・婦人科領域の諸症状（産後腰痛・生理痛など）
・筋筋膜性疼痛症候群（MPS）

治療対象とならないのは

本物の神経の痛み（本物の神経痛は少ないです）
内臓からの痛み　悪性腫瘍　化膿性関節炎等

○当院は予約制ではありません。

4章

さらにさらに新患数を1.7倍にするチラシのつくり方

31 まず商圏特性を知ろう

●患者はどこから通院してくるか

自院の「商圏」を把握することは、経営効率を考える上で非常に重要です。「商圏」とは簡単に言うと、「自院に来院できる患者がいるエリア」です。

新規に来院するにも再来するにも、自宅または職場から通いやすい場所に治療院があることが重要ですから、商圏から外れた場所で集患することに力を入れるのは非効率的です。

たとえば、遠方の患者で、通院初期は週に2~3回の来院が必要でも、その頻度での来院がむずかしい場合は、継続来院ができないだけでなく、院への満足度が下がることになります。これでは、費用をかけて商圏外の患者を集めたにもかかわらず、再来もしないし満足もしないという結果になってしまいます。

ここでは、商圏を設定する上でのポイントを解説しましょう。

①商圏地域の街としての特性……商圏を設定する場合、街の特性は大きく影響します。人口が増加し世帯数が伸びている街であれば、これからさらに患者数を増やすことが可能であり、有望な地域と言えます。しかし、人口が減少している地域では、患者数を増やしていくことはむずかしいでしょう。また、都心部と地方都市でも商圏範囲は大きく違うことが、理論的にも、そして長年のコンサルティング経験からもわかっています。

②地理的要因……山や大きな河川、幹線道路、あるいは行政区画等によって、人の動きは交通的、心理的に分断されます。地理的要因は、商圏確定のためには欠かせない要素となります。

③現状の患者分布……現状の患者分布分析は、院の集患力を測る上で重要な要素です。具体的には住宅地図を使って、一定期間内に来院した患者の住所にプロットシールを貼って検証してみることをお勧めします。そうすることで、期間内に来院している患者のエリアを浮き彫りにすることができます。

これに基づいて、チラシやポスティングエリア設定などの販促企画を立案するのがベストです。

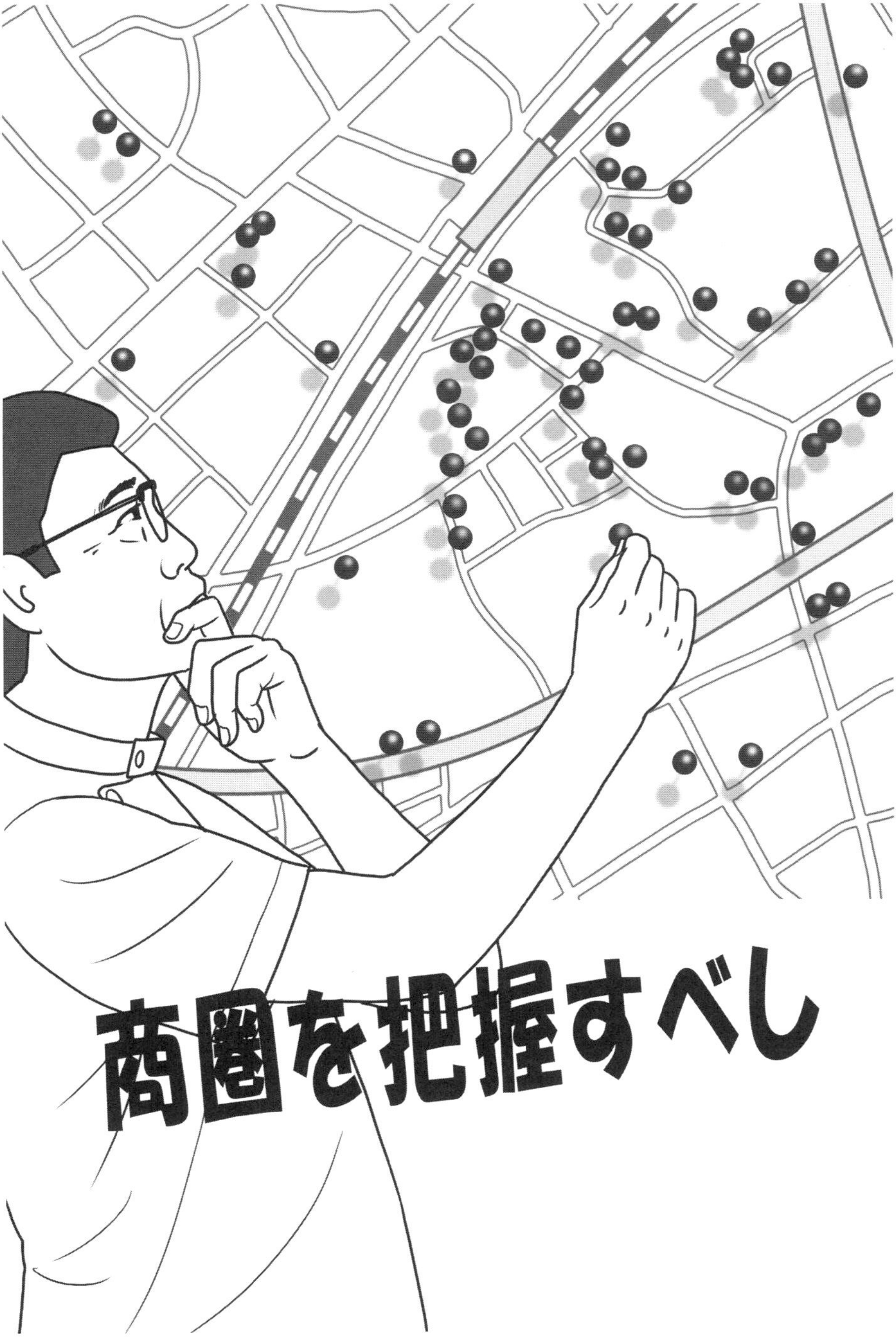

商圏を把握すべし

32 新聞折込みとポスティングの特徴

チラシを作成して配布・告知する方法は、新聞折込みとポスティングとなります。

以下、それぞれの特徴について見てみましょう。

●新聞折込みのメリット・デメリット

新聞折込みは、人手をかけずにスピーディーかつ広範囲にチラシを撒けることが最大のメリットです。また、「新聞に折り込まれている」ことによる安心感・信頼感があるメリットもあります。

デメリットとしては、最近、とくに若年層は新聞を取らない人が増えており、地域の住民にくまなくチラシを見てもらう、というわけにはいかなくなったことが挙げられます。

●ポスティングの流れ

ポスティングは、各家庭の郵便ポストにチラシを入れていきます。

専門業者に頼まなくても、院長・スタッフのアイドルタイムや開院時間外を利用することも可能なので、新患獲得を促す目的をスタッフに伝えて、計画的に行なうといいでしょう。

以下、ポスティングの流れについて解説します。

住宅地図の取得……住宅の1軒1軒が掲載されている住宅地図を入手しましょう。

むずかしい場合は、グーグルマップを貼り合わせて作成することも可能です。

住宅地図への落とし込み……①来患のあった患者の家を住宅地図にプロットします（直近の半年分位を抽出）。この分析により、多くの患者に来院してもらっている地域を対象エリアとして設定します。

②対象エリアを細かく住宅地図と刷り合わせ、より詳細なポスティング実施計画を立てます。

③住宅地図で重複、漏れのないように約30軒前後でブロック分けをし、エリアごとに番号をつけ、誰がいつ、どのエリアを訪問するかまで落とし込みます。

また、地域によってはポスティングを専門に行なう業者もあります。新聞折込みよりも単価は高いですが、地域にくまなくチラシを配るには最適です。

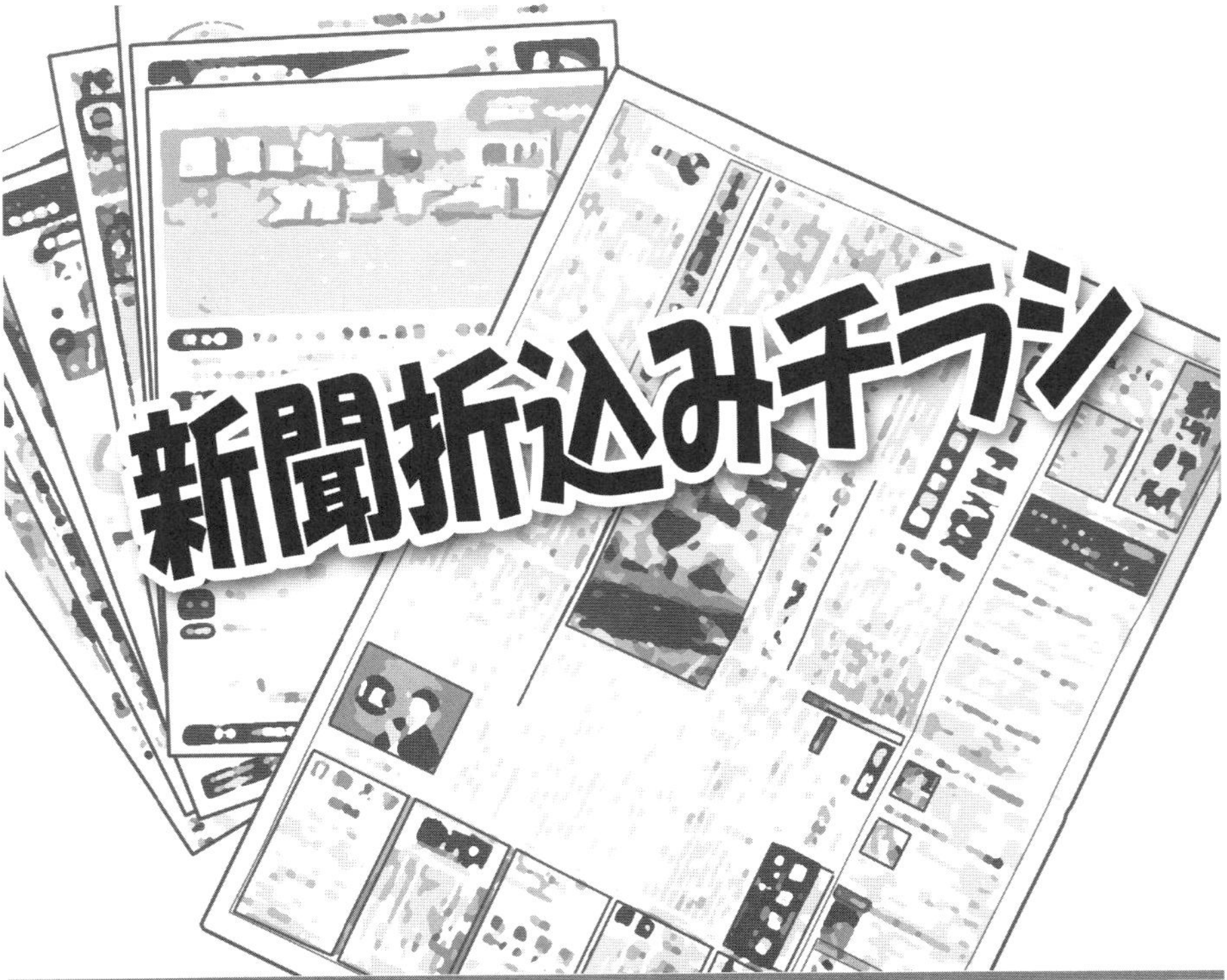
新聞折込みチラシ

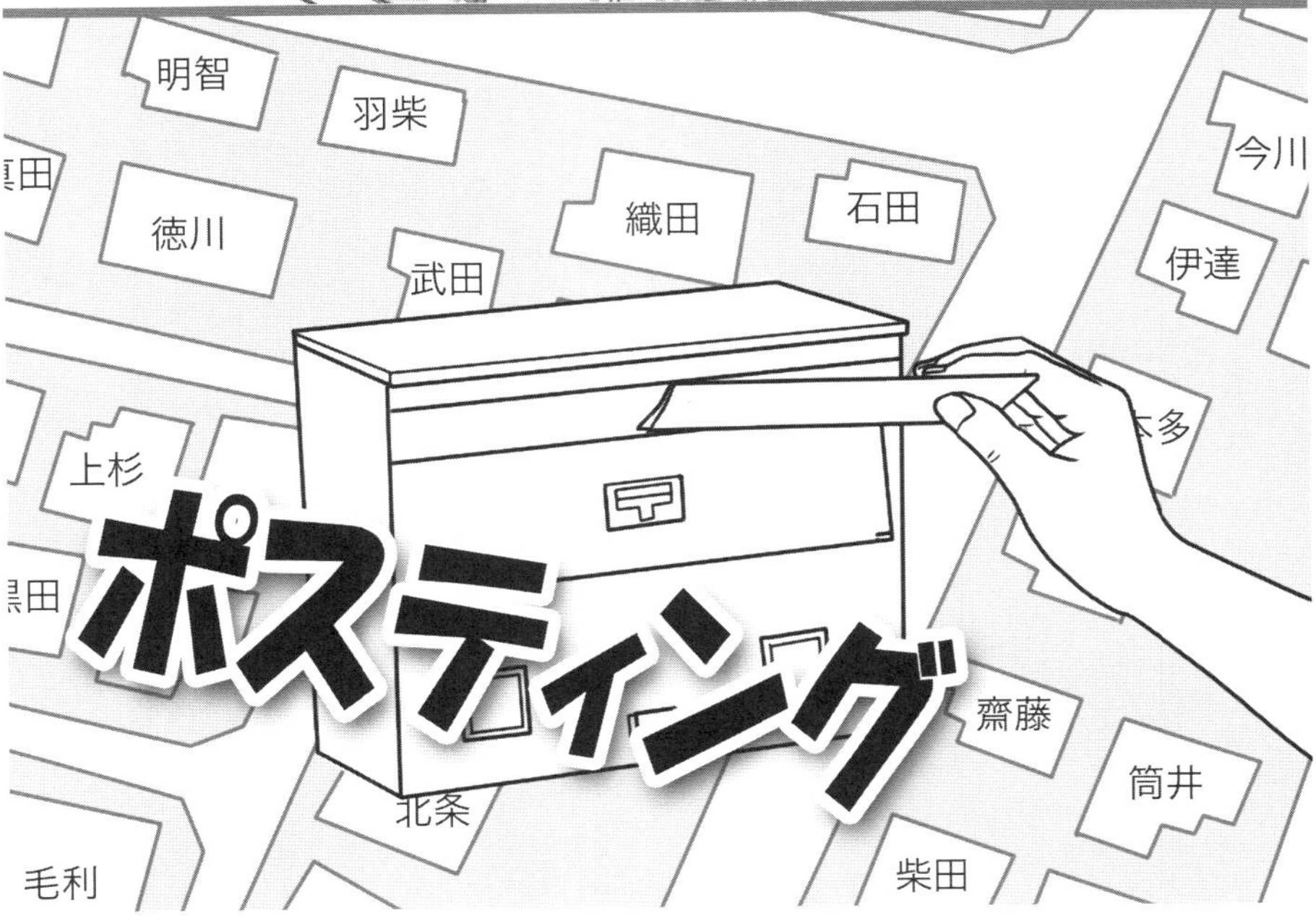
ポスティング
明智
羽柴
今川
徳川
織田
石田
武田
伊達
上杉
齋藤
筒井
北条
柴田
毛利

33 チラシ投入までのスケジュールを立てよう

●チラシ投入までの2ヶ月間

チラシの作成は、開院の約2ヶ月前から始めることが理想です。とくに新規開院の場合は、必ず開院日に合わせる必要があります。また、チラシの効果のある春や秋の時期にチラシを投入したい場合も、早めの準備が必要になるので、チラシ投入までのスケジューリングが重要になります。それでは、チラシ投入までの過程を、時系列で追って見てみましょう。

まず、チラシの内容を決めます。治療院のチラシは、広告規制があるので、その範囲内で最大限に集患できる内容を考えます。その内容については36・37項でくわしく解説します。内容が決まったら、方眼紙に原稿（ラフ）を書いてみます（左ページ参照）。チラシ投入の1ヶ月前までには原稿を完成させましょう。

併せて、チラシ作成に入る前に印刷会社を選ばなくてはなりません。インターネットで安く印刷が注文できる時代になりましたが、その際には、チラシの紙の厚さや質、印刷についての基本的な知識、そしてデータとアップロード等のインターネットの知識、さらに印刷データの作成も必要になります。印刷についての知識がある人にアドバイスをもらうか、近隣の印刷会社数社から相見積もりを取って選ぶことをお勧めします。

●チラシの配布から検証まで

印刷会社に依頼すると、原稿提出後1週間程度で校正刷りが出るので、文字の間違いやレイアウト、カラーのチェックなどを行ないます。とくに院名や住所、電話番号の間違いは致命的なので、細かいチェックが必要です。

そして、チラシの配布部数を決めます。新聞折込みの場合は、新聞広告の折込会社から部数表と配布エリア表を、ポスティング業者の場合は、エリアごとの部数表をもらいます。

最後に、チラシを投入した後には、必ずチラシからの来院数を検証してください。反響は、季節や月初・月中・月末や曜日等によって変わるので、いろいろ試してみることも必要です。これらのデータは、今後のチラシ販促のときの重要な指標になります。

チラシのラフ原稿の例

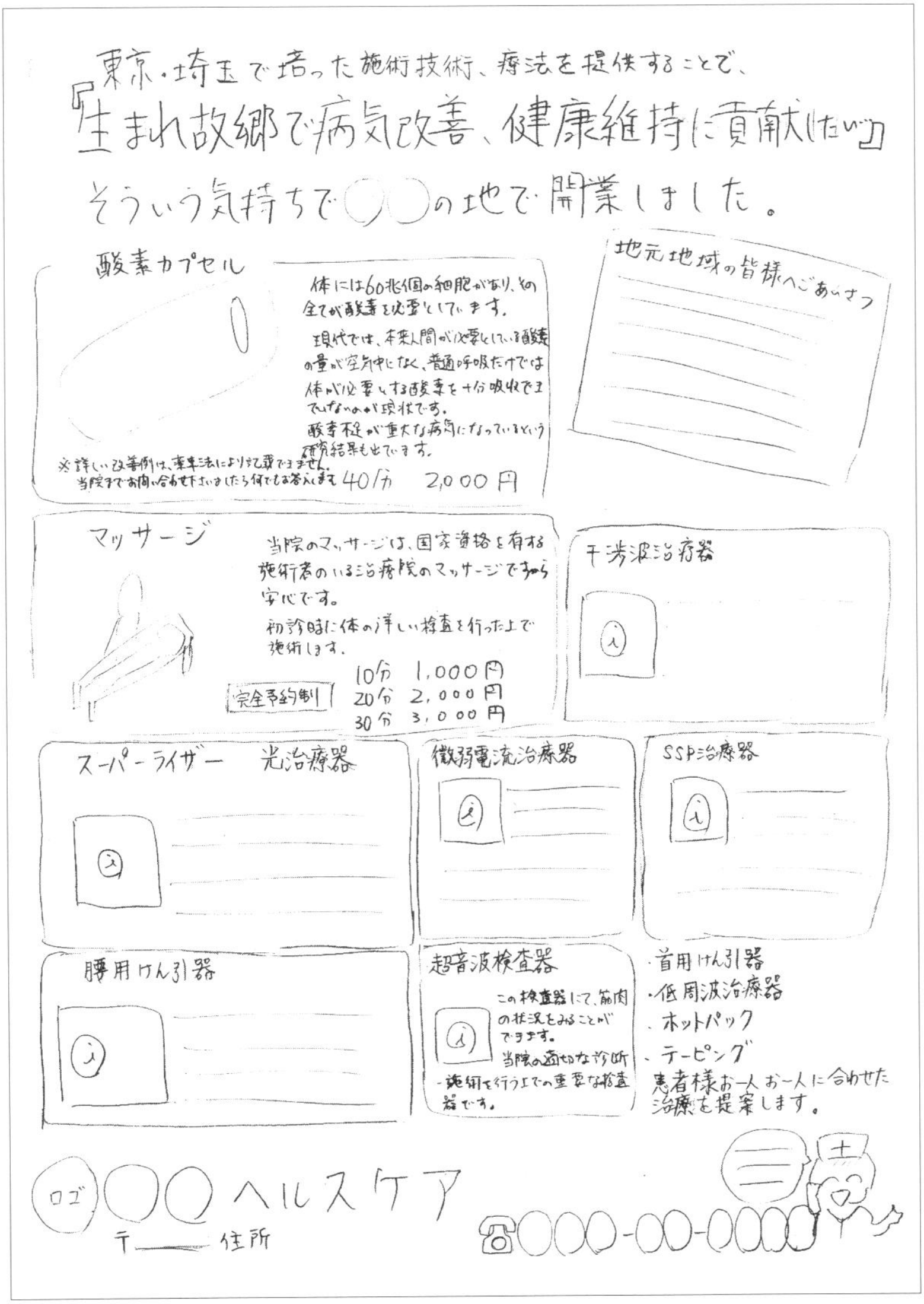
東京・埼玉で培った施術技術、療法を提供することで、

『生まれ故郷で病気改善、健康維持に貢献したい』

そういう気持ちで◯◯の地で開業しました。

酸素カプセル
体には60兆個の細胞があり、その全てが酸素を必要としています。

現代では、本来人間が必要としている酸素の量が空気中になく、普通呼吸だけでは体が必要とする酸素を十分吸収できていないのが現状です。

酸素不足が重大な病気になっているという研究結果も出ています。
※詳しい改善例は、薬事法により記載できません。
当院までお問い合わせ下さいましたら何でもお答えします
40分 2,000円
地元地域の皆様へごあいさつ
マッサージ
当院のマッサージは、国家資格を有する施術者のいる治療院のマッサージですから安心です。
初診時に体の詳しい検査を行った上で施術します。
完全予約制
10分 1,000円
20分 2,000円
30分 3,000円
干渉波治療器
スーパーライザー 光治療器
微弱電流治療器
SSP治療器
腰用けん引器
超音波検査器
この検査器にて、筋肉の状況をみることができます。
当院の適切な診断・施術を行う上での重要な検査器です。
・首用けん引器
・低周波治療器
・ホットパック
・テーピング
患者様お一人お一人に合わせた治療を提案します。
ロゴ
◯◯ヘルスケア
〒 住所

34 当たるチラシをつくるポイント①

●効率的なチラシづくりの手順

私はこれまで、数千種類ものチラシを作成してきました。今では手早く、効果のあるチラシづくりができると思っていますが、チラシを初めてつくったときは、「何から手をつけたらいいのだろうか？」と途方に暮れたことを思い出します。

ここでは、どのようにしたら、「効率的」に「速く」、「当たる」チラシをつくることができるかについて、解説しましょう。

①チラシに盛り込みたいことを箇条書きにする……まずチラシにどのようなことを盛り込むかを、あらかじめ箇条書きにします（36・37項参照）。

ここでのポイントは、チラシのスペースなど考えず、チラシに盛り込みたいことを、とにかく列挙することが大切です。

②箇条書きしたことの内容の優先順位を決める……盛り込みたいことを列挙したら、次はその中で、チラシで一番アピールしたいことから優先順位を決めます。もし両面印刷にするなら、表面に優先順位の高い内容を配置することなどを決定します。

優先順位を決めたら、チラシに掲載したい文言（キャッチコピー）を考えましょう。

③優先順位に基づき、レイアウトを決める……優先順位とキャッチコピーを決めたら、チラシのレイアウトを決めます。方眼紙を用意して、優先順位の中で上位に入っている内容をまずピックアップして、何をどこに配置するか、大まかに決めていきます（83ページの例を参照）。

最後にレイアウトの配置の優先順位について触れておきます。チラシを見る場合、目の流れは普通、「Z型」に動くので、最初に目に入る左上①と、一番最後に見ることで印象に残りやすい右下④が、一等地ということになります。そして二等地が、右上②、三等地が左下③ということになります。

このようなことを考慮に入れた上でレイアウトしていくと、より当たるチラシになります。

チラシのレイアウトの優先順位

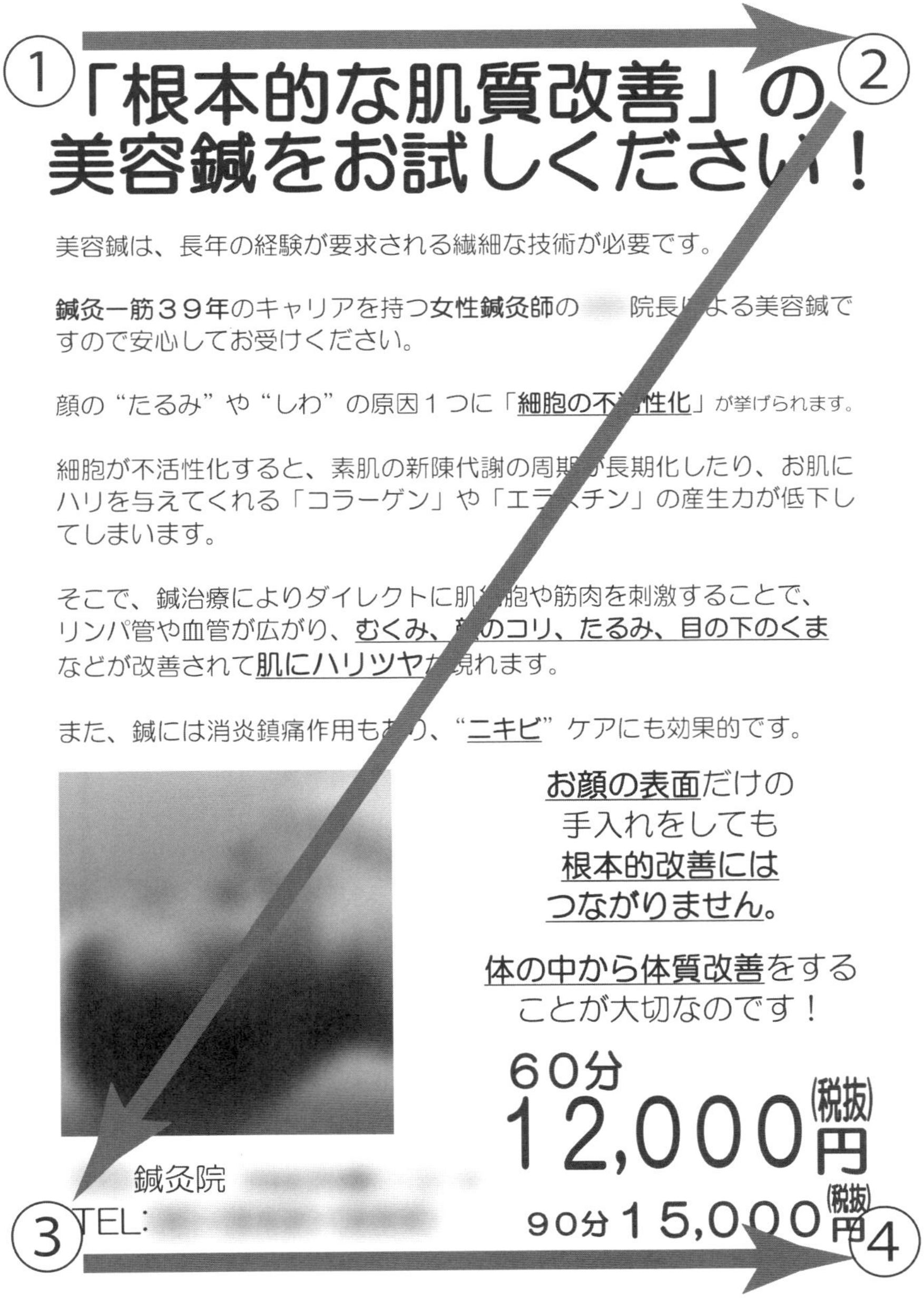
①
②
「根本的な肌質改善」の
美容鍼をお試しください！
美容鍼は、長年の経験が要求される繊細な技術が必要です。
鍼灸一筋３９年のキャリアを持つ女性鍼灸師の　院長による美容鍼ですので安心してお受けください。
顔の“たるみ”や“しわ”の原因１つに「細胞の不活性化」が挙げられます。
細胞が不活性化すると、素肌の新陳代謝の周期が長期化したり、お肌にハリを与えてくれる「コラーゲン」や「エラスチン」の産生力が低下してしまいます。
そこで、鍼治療によりダイレクトに肌細胞や筋肉を刺激することで、リンパ管や血管が広がり、むくみ、顔のコリ、たるみ、目の下のくまなどが改善されて肌にハリツヤが現れます。
また、鍼には消炎鎮痛作用もあり、“ニキビ”ケアにも効果的です。
お顔の表面だけの
手入れをしても
根本的改善には
つながりません。
体の中から体質改善をする
ことが大切なのです！
60分
12,000円(税抜)
鍼灸院
TEL:
90分 15,000円(税抜)
③
④

35 当たるチラシをつくるポイント②

チラシに盛り込みたい内容やレイアウトが決まったら、後は、「どのような色使いをするか」「大きさ」「紙質」の検討が必要になります。

ここでは、そうした点について検討してみましょう。

●チラシの色使いについて……色使いはチラシのイメージづくりにとても重要な要素です。同じ内容の原稿でも、色が違うと、まったく違う印象になるものです。

また経験上、寒色（青、水色といった氷や水などを連想させる、冷たさを感じさせる色）より、暖色（赤、オレンジ、黄系統の太陽や火を連想させる、温かさを感じさせる色）のほうが反響率は高いようです。

とくに新聞折込みを行なう場合は、様々なチラシが同時に入っているので、目立つ色を使うことにより、目に留まらせることが重要です。なるべく明るい雰囲気のチラシになるように心がけましょう。

●チラシの用紙サイズについて……チラシのサイズは様々ですが、治療院のチラシは、Ａ４とＢ４がメインになります。Ａ４とＢ４ではどちらが反響が大きいかと言えば、当然Ｂ４のほうがワイドなので、理論上、反響率も高いはずですが、これまでの経験と統計上では大きな差はありませんでした。

Ａ４のほうが印刷費も折込費もやや安くなるので、予算を抑えたい場合は、Ａ４をお勧めしています。

回数を重視する場合は、Ｂ５サイズでもいいのですが、掲載できる情報量が少なくなる、というデメリットがあります。

●チラシの紙質について……チラシの紙質も様々です。新聞に折り込まれているチラシを見るとわかります。

では治療院のチラシは、どんな紙がベストかと言うと、「コート紙」です。コート紙は、表面がつるつるしていて、光に当てると光が反射する素材の紙です。

治療院のチラシは、清潔感があることが求められますし、コート紙であれば、高級感を演出することもできます。紙の厚さは60kg（原紙１０００枚の重さ）程度あれば十分です。印刷業者に「60kg程度」と伝えれば大丈夫です。

チラシの用紙サイズ

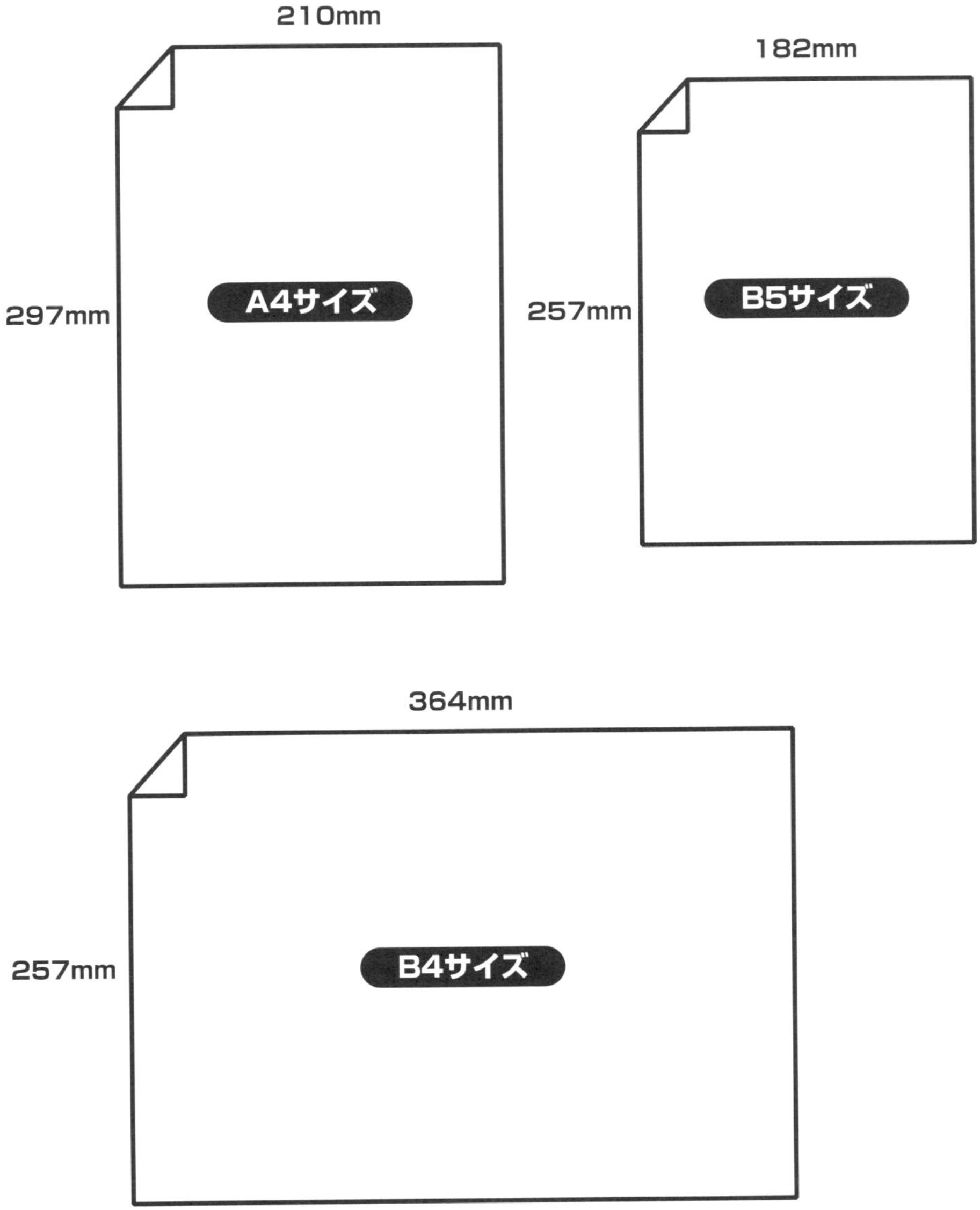
210mm
297mm
A4サイズ
182mm
257mm
B5サイズ
364mm
257mm
B4サイズ

36 当たるチラシの条件と内容①

●「この治療院で診てもらいたい」と思わせる

チラシの目的は、チラシを見た人に、「行ってみようかな？　電話で詳細を聞いてみようかな？」と思ってもらうことです。ですからチラシでは、わが治療院のよさを最大限に表現することが重要になります。

私がこれまでチラシを作成してきて感じるのは、治療院のチラシづくりで最も重視しなければならないことは、「この人に任せたい」「この人なら何とかしてくれるかも」と思わせることです。

チラシを見た人が、「この治療院で一度診てもらおう」と感じる何かがなければ、実際に来院するという行動には移りません。そこを表現するには、以下のようなポイントを押さえることが大事です。

①自分は治療の対象になるのか？……チラシに関心を持つ人は、「今、自分自身が抱えている症状を治したい」と思っていますから、ズバリその症状を治療してもらえる院を探しています。たとえば五十肩で悩んでいたら、チラシの院が五十肩を適切に治療してくれるかどうか、不安なものです。ですから、左ページのイラスト例のように、治療ができる内容が列挙されていれば、「私の症状はここで治療してくれるんだ！」と思ってもらえます。

②実績はあるのか？……実績を示すのに最も効果を発揮するのが、「患者の声」を掲載することです。

以下は実例です。

「貴院に来たときは、『本当によくなるのだろうか？』と不安な思いで一杯でした。首だけでなく、腰痛で立っても座っても、寝ても痛みに悩まされていましたが、来院してから確実に改善しており、感謝の言葉しかありません。自宅から貴院までは少し遠いのですが、近場の治療院に行って再度おかしくなるのも嫌ですし、遠距離でも来たいと思います。K・M様」

こういった患者の体験に基づいた声を、チラシを見た人に伝えることができます。「患者の声」は、3例以上掲載し、可能であれば、顔写真と実名を掲載できれば完璧です。患者から定期的に生の声をもらえるように、院に感想を書く用紙を準備しておくことをお勧めします。

チラシのイラスト例

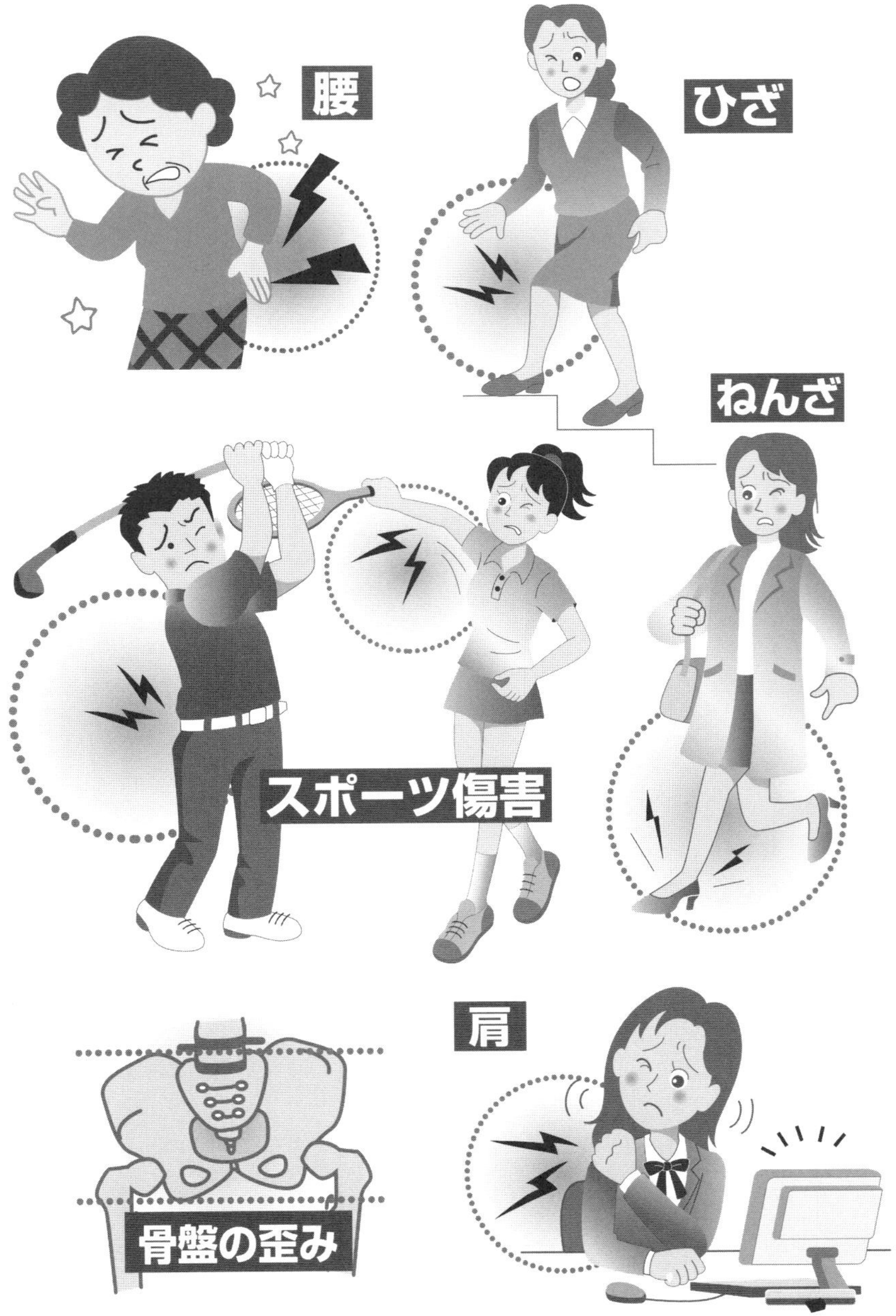

37 当たるチラシの条件と内容②

③どのような治療を行なうのだろう？……最近では、患者も知識と治療経験が豊富な人が多くなりました。重症な人はとくに、どんな治療をしているのかを理解した上で治療を受けたいと思っています。

ですから、どのような治療方法で治療を行なっているかを明示することが重要になります。専門用語を使い過ぎず、わかりやすい言葉で説明しましょう。

④どんな人が治療するのだろう？……「どんな人が治療するのか？」ということは、院選びの大きな判断材料になるので、院長、スタッフの顔を掲載しましょう。

イラストでも写真でもいいのですが、笑顔のものを掲載することがポイントです。また院長のプロフィールとして経歴（これまで治療してきた実績の数字を出すのも効果的）や、診療への思いを掲載することで、治療技術に対する信頼につながります。こうした情報を載せることで、顔の見える治療院という安心感が表現できます。

⑤料金表示……料金は必ず表示します。初診料（検査料）と治療費を分けて表示すると、見る人にとってわかりやすいものになります。また整骨院は、「健康保険取扱い」の表示をします。

⑥開院時間・休診日の明示……治療院は、曜日によって変則的な開院時間になっている院が多いので、曜日別の一覧表にするとわかりやすくなります。

⑦地図の表示……治療院にとって、地図は非常に重要です。「チラシを手に、いざ治療院に行こうと思って歩き始めたのはいいが、途中でわからなくなって帰ってしまった」という声を実際に耳にします。また、地図に掲載する店は、「さん」づけすることをお勧めします。

以上、当たるチラシにするための具体的な方法と内容について記しました。あとは実際にチラシをつくるだけです。

実際にチラシをつくってみると、様々な問題点が出てきて戸惑うこともあるかと思いますが、何回かチラシを作成するうちに、コツがつかめてきます。内容の改善・改良を重ねていくことで、より反響率の高いチラシになっていくはずです。

チラシの内容例

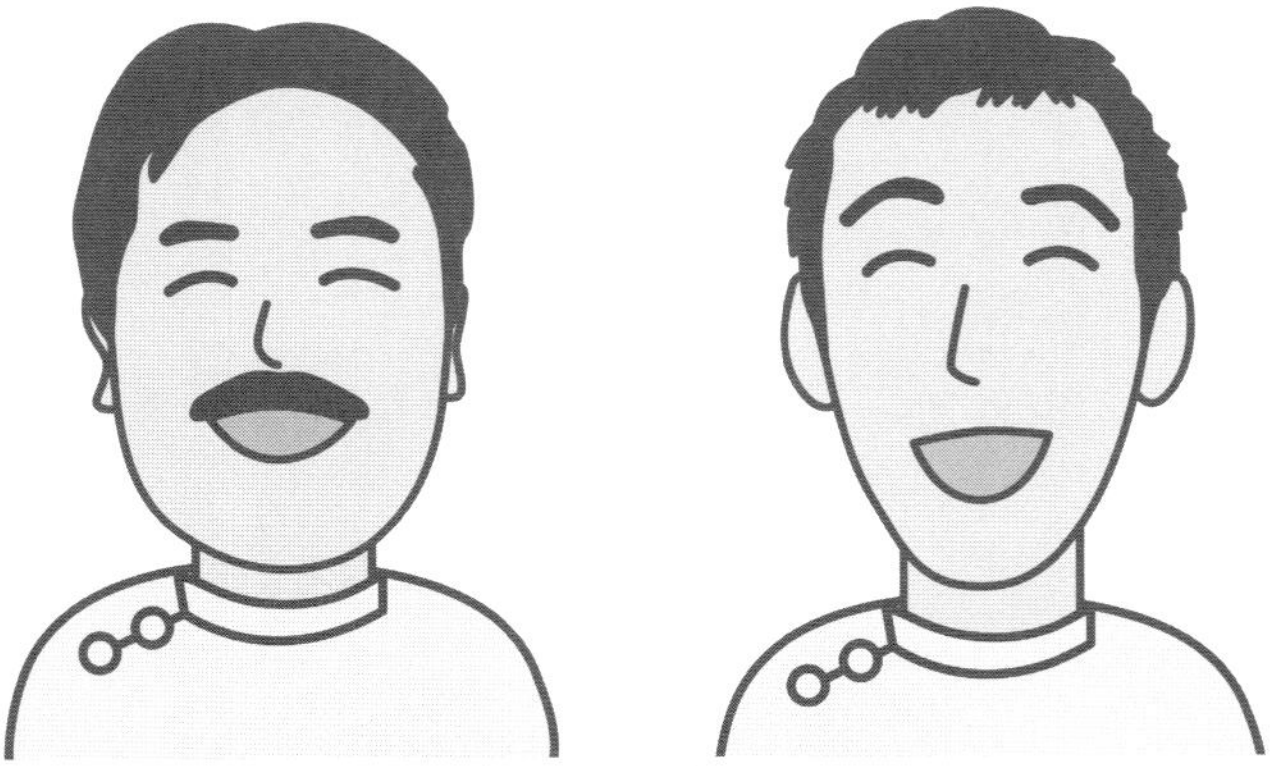

▲ 院長・スタッフの写真やイラスト

受付時間		月	火	水	木	金	土	日・祝
午前	8:30～12:00	○	○	×	○	○	○	○
午後	12:30～15:00	自費	×		自費(予約制)			
	15:00～20:00	○			○	○	○	○
	20:00～21:00	自費			自費(予約制)			

▲ 一覧表になっている開院時間の表示

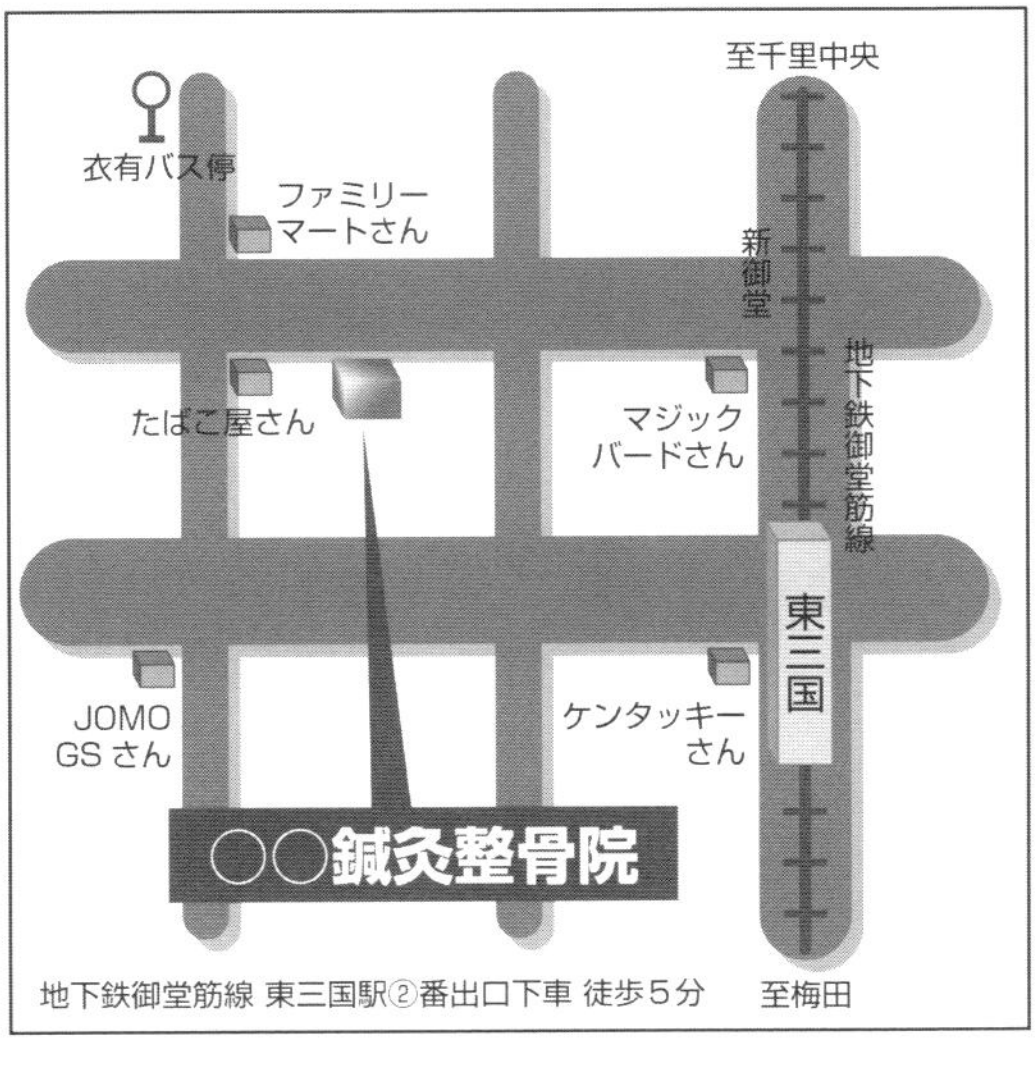

◀ 治療院の案内地図

38 当たったチラシ事例の紹介

私は、これまでに数千のチラシを作成してきました。長年にわたってチラシをつくってきたので、正直、「外した」チラシもあります。

チラシは、様々なことを盛り込み過ぎて、患者に伝えたいことがブレていると、まず当たりません。そのような失敗と成功を重ねてきた私のチラシづくりの歴史の中で、最近、当たった事例を紹介しましょう。

●青森で開業した治療院の例

２０１３年10月に、青森県で開業した治療院のプレオープンチラシとして、２万７０００部の新聞折込みをしたところ、２日間で42人の来院がありました。１／６４０の反響です。またオープン後の11月、２万４０００部の新聞折込みでは34人、１／７００の反響となりました。

Ａ４サイズのコート紙で、表面カラー・裏面１色黒刷り。表面には症状イラスト、地図や診療時間等の基本情報を掲載し、裏面には治療内容と院長プロフィールを掲載しました。

●〝商品力〟をアピール

大阪府吹田市で開業した治療院のプレオープンチラシとして１万９０００部の新聞折込みをしたところ、２日間で71人、１／２６８の反響がありました。

Ｂ４サイズのコート紙で、表面カラー・裏面１色黒刷り。反響がよかった要因としては、院長のキャリアが長く、治療技術の信頼度が高いことが、チラシで伝えられたことが挙げられます。やはり商品力（治療技術力）が大事だということを、身をもって体験した事例でした。

●１年間定期的に新聞折込み

栃木県では、開業３ヶ月後から１年間、10万部の新聞折込みを一定のエリアで計画的に行ない、１５５人の来院がありました。トータルで見ると、１／６４５の反響率です。

この定期的なチラシ戦略によって患者数が安定し、同時にホームページ集患が増えたこともあり、その後は一切、新聞折込みをする必要がなくなりました。チラシの威力を改めて実感した事例でした。

院長のキャリアを紹介したチラシ（裏面）

○○整体院　院長○○○○からのごあいさつ

当院では、特殊**関節調整法**による、「痛み」と「しびれ」の治療をメインとしています。

◎骨盤・関節調整で体の痛み・しびれ・コリを解消！

人間の体には２００以上の関節があります。それらが円滑に動く（内部の２～３ミリ程度ですが）ことによって、日常生活を快適におくることができます。ですが、１つの関節の動きが悪くなるとお互いに連鎖反応を起こし関節同士の動きが悪くなり、体にひずみが生じてきます。

特に体の中心軸である骨盤の関節の動きが悪くなると体の周囲にいろいろな症状がでることが最近の医学でわかってきました。

「なかなか痛み・しびれ・コリがとれない！」という時は、骨の変形・筋肉・神経など、その部分に直接原因があるわけではなく、骨盤からくる症状も大きく関与しているということがあります。

当院では症状が出ている部分だけでなく、体全体の関節のバランスをみて治療にあたっています。よく関節の調整・矯正というと「ポキパキ！」というイメージがありますが、当院は、ソフトに触れられている感じしかしない非常に安全性の高い治療法です。

また骨盤・関節の治療だけではなく、その他、**干渉波治療器、低周波治療器、赤外線治療器**等の機器を導入し、症状に応じてマッサージ療法もとりいれ体の内部・外部と、トータル的に治療にあたっています。**※詳しくはホームページをご覧ください！**

【院長プロフィール】

小学校から高校まで一貫して柔道に勤しみ、柔道２段となる。柔道をしていて、よくけがをすることがあり、整骨院に通っていたところ、整形外科や病院などのようにただ単に薬を出されるのではなく、手技で治療して行くというのに憧れ、「自分もこういう先生になろう」と決意。整骨院に５年間勤務した後、外傷を中心としたケガの診療経験を数多く積むことが重要だと考え、整形外科に勤務。様々な勉強会やセミナーを受講し様々な手技を経験した中から関節運動学的アプローチをより深く学ぶ事になる。H○年○月に「○○整体院」を開業。現在に至る。

○○整体院
院長○○○○

5章

患者が納得してリピートする方法

39 患者を固定化するために

●定期的な通院で身体のバランスを保つ

初診で来院してくれた患者に継続的に通院してもらうことは、患者にとっても院としても重要なことです。

患者の症状や健康状態は人それぞれで、1回の治療で改善する急性のものもあれば、数回の通院で改善する軽度の症状もあります。しかし、症状が重い場合は、定期的な継続来院が必要となります。

この項のタイトルの「患者を固定化」という表現は、「経営のために不必要な来院を促している」と見る人もいるかもしれません。また中には、「私は治療技術に自信があるから、多くても数回の治療で十分。継続的な通院は必要ない」と言う人もいるかもしれません。

ですが、人間の身体には常に様々な負荷がかかっているので、そのバランスは何らかの加減で崩れることもあります。そこで、継続的な施術によって症状が悪くならない身体づくり、そしてさらによいパフォーマンスを出せる身体づくりの提案をすべきだと思います。

私自身も、数多くある出張の移動による肉体疲労と、仕事による精神的ストレスを、ときに自覚することがありますが、定期的に治療院に通っているお陰で、健康な状態を保つことができています。

●継続的な健康を提供する重要な役割

治療院の役目は、少なくとも、「患者がどのレベルまでを治療院に期待しているのか」を把握して、「どのレベルまで期待していいのか」をしっかり伝える必要があると思います。患者との信頼関係を築いて、身体と心の「かかりつけ治療院」になることが理想です。

初診のきっかけは、何らかの強い動機があるはずです。そこでまず、しっかり治療の結果を出して自院を信頼してもらい、身体の専門家としてのアドバイスをしながら、身体をメンテナンスして、「患者に継続的な健康を提供する」という考え方は重要だと思います。

誰しも、肉体的にも精神的にも健康であり続けることが、豊かな人生につながります。治療家は多くの人に健康を提供する、世の中に必要で重要な役割を担っていると私は確信しています。

かかりつけ治療院
定期的
メンテナンス
情報
アドバイス
信頼

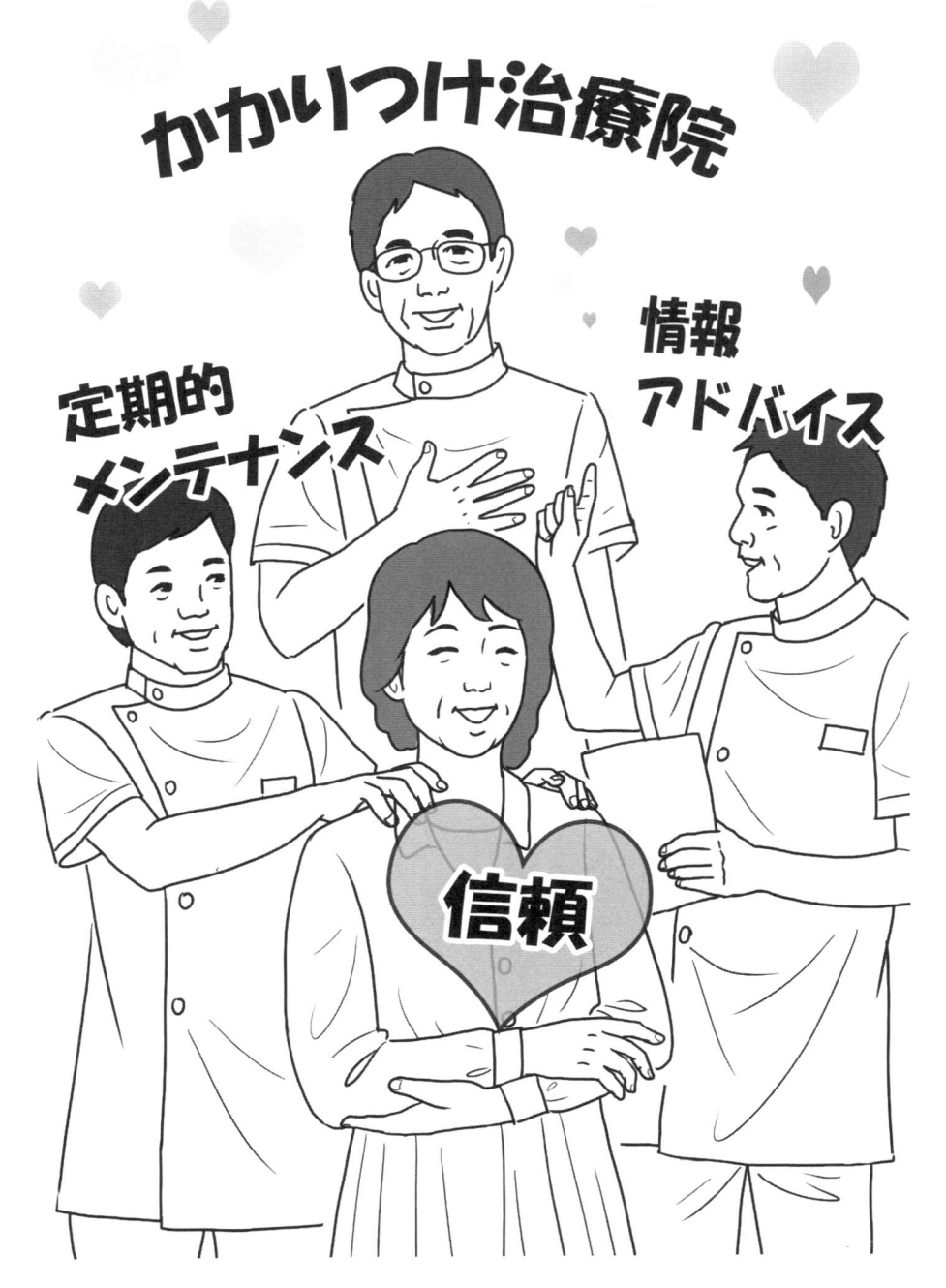

40 患者は4段階に分かれる

●患者との4段階の関係

1回しか来院していない患者と、継続的に通院している患者では、院に対する思いが当然ながら違います。左図のように患者と院との関係は4段階に分けられます。

まず、「一般患者」です。初診や来院が数回程度の患者です。初診なら自分に合っているかどうかを見極めている段階です。数年で数回以下の来院の場合は、「不満足だった」「治療後、調子がいい状態が続いている」「予約をキャンセルした等で行きづらくなっている」「他院が気に入った」「遠くに引っ越した」という状態です。

割合としては全体の70%程度で、最も人数が多く、再来への掘り起こしに力を入れ過ぎても、非効率な層と言えます。

●「3回安定、10回固定の法則」とは

次の段階は、「知人患者」です。知人と言うと、一般的には顔見知りですから、院長、スタッフと患者がお互いに顔と名前を覚えていて、院を信頼してもらっている状態です。初診からの来院が3～5回程度、痛みが出たらヒョコッと来院する患者といった層です。

さらに院長、スタッフとの接触頻度、親密度が高くなると「友人患者」となります。友人患者の定義は、趣味、嗜好などを知っている関係です。初診からの来院が10回以上で、院の通院方針に従って定期的に通院してくれる固定患者層です。

まだその上があり、それが「信者患者」です。信者患者とは、院に対して絶対的な信頼を抱き、長年にわたって定期的に通院して、他の患者を数多く紹介してくれる、院にとって重要な患者です。この層の患者がたくさんいれば、院の患者数はかなり安定しているはずです。

固定患者とは、友人患者以上を指しますが、固定患者化する際のひとつの目安として、「3回安定、10回固定の法則」という考え方があります。

一度来院した患者が3回来てくれれば、比較的安定した患者となり、10回を超えれば、固定化します。ですから、「10回来院してもらうにはどうすればいいか」の対策を考えることが重要なのです。

患者分類ピラミッド

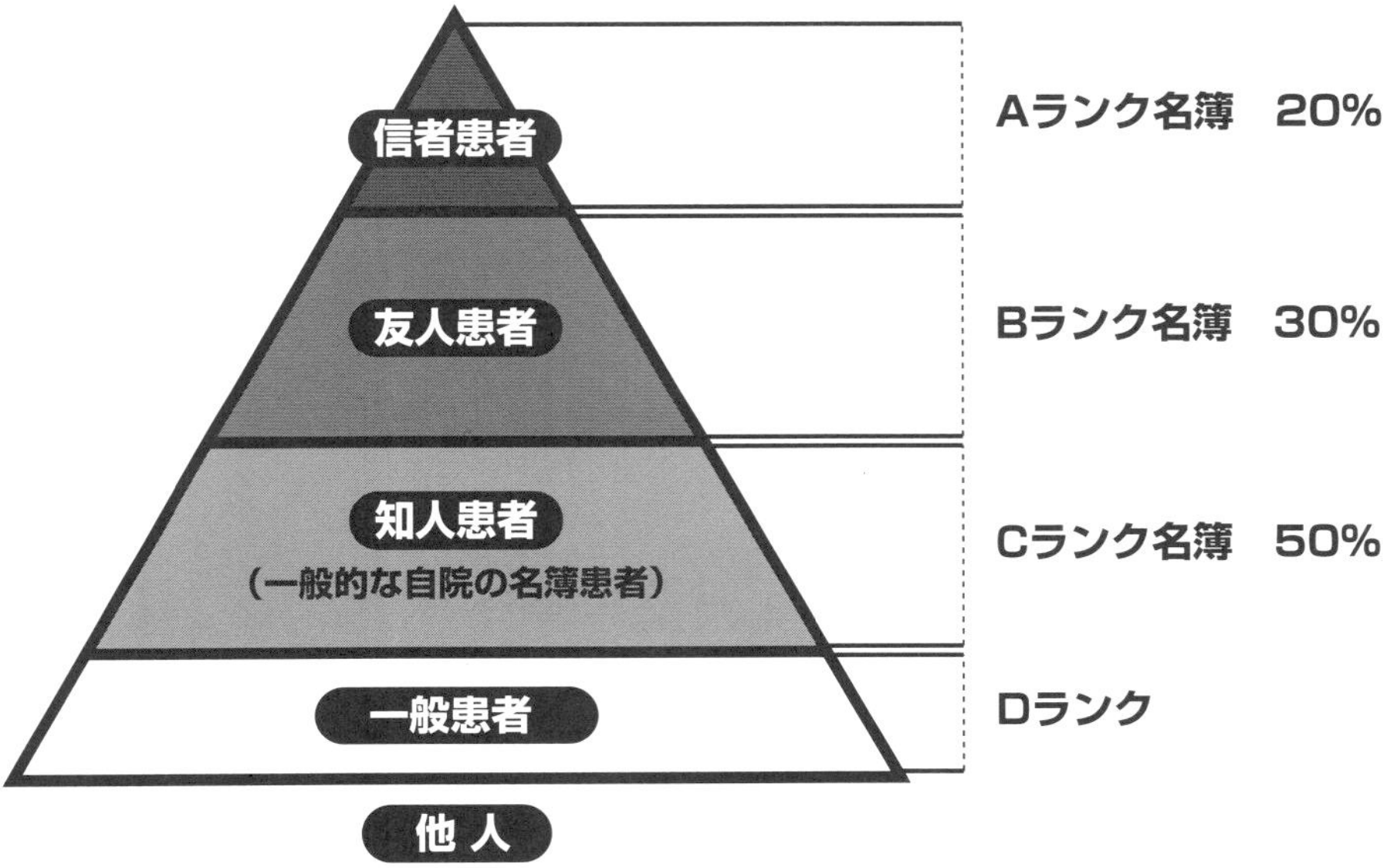
信者患者
Aランク名簿　20%
友人患者
Bランク名簿　30%
知人患者
（一般的な自院の名簿患者）
Cランク名簿　50%
一般患者
Dランク
他 人

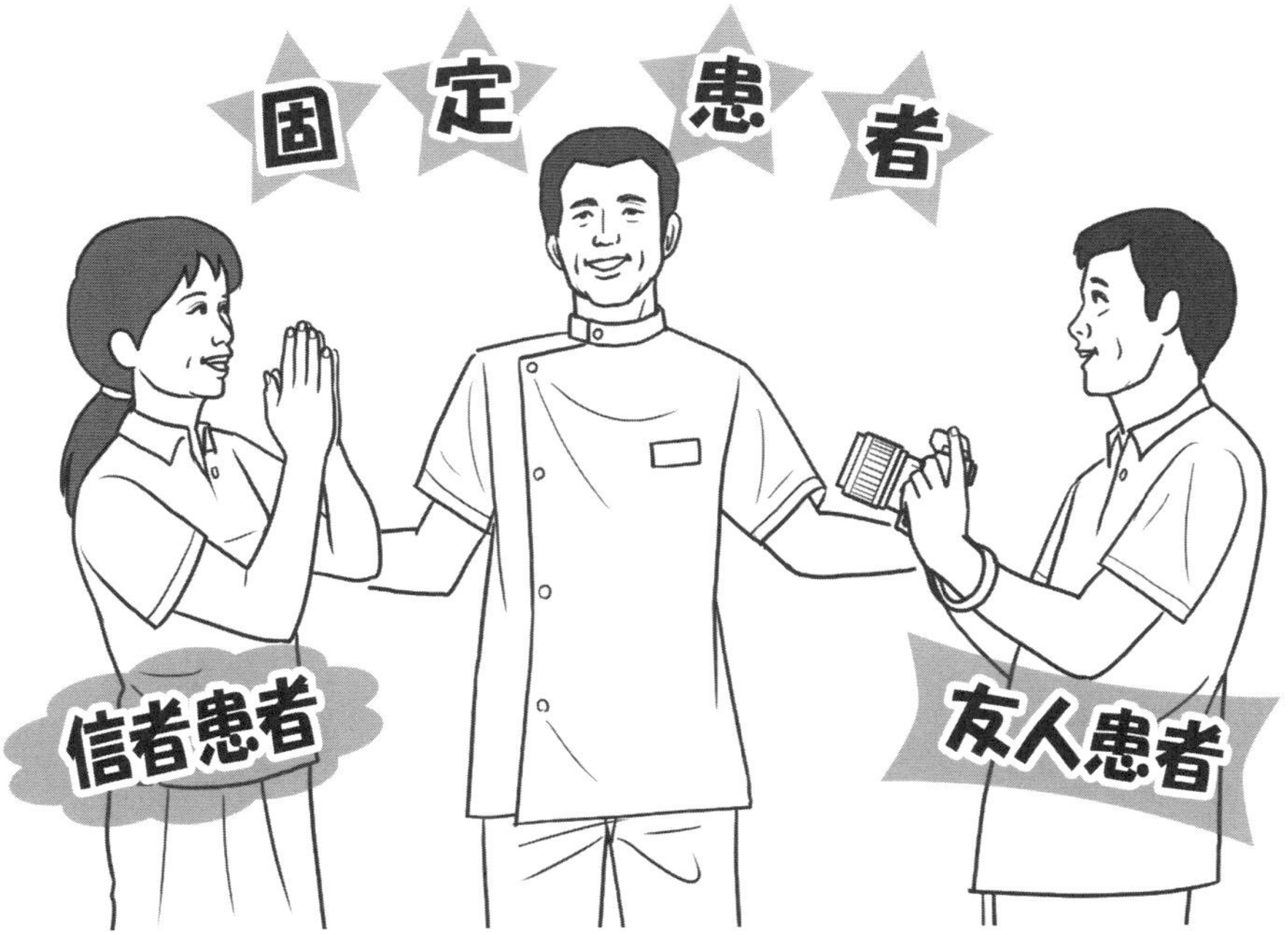
固定患者
信者患者
友人患者

41 問診に力を入れて信頼を得よう

●問診が患者に信頼感を与える

問診は治療にとって最も重要なプロセスです。患者が訴える症状に対して、的確に診断できるかどうかで治療はほぼ決まる、と言っても過言ではありません。

患者がどのような症状で悩んでいるのか、どうしてほしいのかを把握した上で、治療内容に対して納得してもらうことが不可欠です。

そして、「この人だったら信頼して治療を受けてみよう！」と思ってもらえるかどうかがポイントです。逆に、問診で患者に受け入れてもらえなければ、治療はうまくいきません。

●問診を的確に行なう問診票の工夫ポイント

ところで、初診の際に、問診に入る前に記入してもらうのが問診票です。問診票は、患者が来院した動機を記入してもらうことを目的にしています。施術する上で、病歴の記載や現在の通院状況等の情報は不可欠なので、患者が記入しやすいように工夫することが重要です。

患者の情報を最大限に入手する方法は、選択制を多用して、簡単に記入できる「イメージ」を患者に与えることです。空欄の自由記入のオープン質問が多いと、いざ「今書いてください」と言われても、すぐに回答が出てこないことが多いものです。実際、選択制のほうが、問診の時間を短縮することができます。

また、問診票に人体図は必須です。人体図に○をつけて症状を記入してもらう方式だと、患者にとって記入しやすく、問診も的確にできます。

何をきっかけにして来院したかも記入してもらいましょう。来院のきっかけ分析で、集患の現状を知ることができますし、今後の集患戦略の指標になります。紹介の場合は、紹介者に配慮することも不可欠なので、これについては後ほどくわしく触れます。

問診時には、治療前後の違いを視覚的に患者に理解してもらうなど、各院それぞれで様々な検査手法を採用しているでしょう。自院の治療方法に合った検査手法をしっかり確立できている院ほど、リピート率は高くなっています。

人体図を入れた問診票

問　診　票

平成　　年　　月　　日 現在　　　　カルテ No.

フリガナ
お名前　　　　生年月日 M・T・S・H　　年　　月　　日（　　才）　男・女

〒
ご住所　　　　TEL.　　（　　）

●今お悩みの症状をお選びください。（複数回答可）

□腰痛　□肩痛　□肩関節痛　□股関節痛　□ひざ関節痛
□冷え性　□生理痛　□背中痛　□スポーツ傷害　□神経痛
□骨折　□脱臼　□その他（　　　　）

●いつから痛みますか。

今日・昨日・おととい・１週間前ごろ・２週間前ごろ
３週間前ごろ・１ヶ月前ごろ・それ以前から

●原因と思われるのは何だと思われますか？（複数回答可）

□立ち上がったとき　□重い物を持ったとき　□寝ているとき
□腕をあげたとき　□腰をおろしたとき　□階段を昇り降りしたとき
□運動していたとき（スポーツ名：　　　　）
□その他（　　　　）

●（女性の方のみ）妊娠されていますか？　はい　・　いいえ

●痛むところに○印をお付けください。

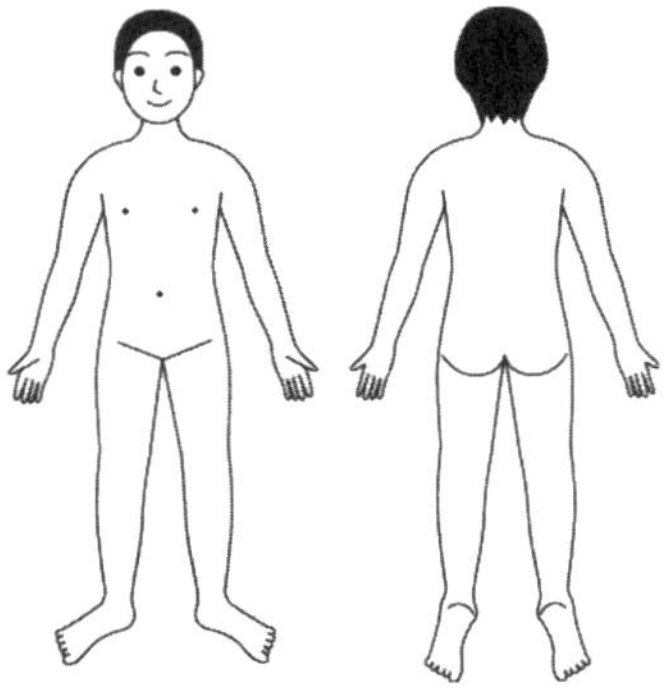

●今回の痛みで他院を受診されていますか？
はい　・　いいえ

⇒「はい」の方は、どちらに受診されていますか？
（医療機関名：　　　　）

●現在お飲みになっているお薬はありますか？
あり　・　なし

⇒「あり」の方は、どのような薬ですか？
（　　　　）

●過去に手術の経験はありますか？
あり　・　なし

●来院のきっかけを下記からお選びください。（複数回答可）

□ご紹介で（　　　　様）
□ホームページを見て　□チラシを見て　□タウンページを見て　□評判を聞いて
□看板を見て　□その他（　　　　）

42 「治療計画書」を活用しよう

治療計画書の内容

治療院経営にとって重要なことのひとつは、新規患者に次回の来院を促し、再来につなげることです。

口頭で次回の来院を促すことを実践している院は多いと思いますが、目で見る情報と耳で聞く情報では、雲泥の差があります。とくに年配の方は、聞いたことはすぐに忘れがちです。

そこで、私が院経営のサポートとして実行している中で、最もローコストかつ効果が高いリピート手法が、「治療計画書」の活用です。

治療計画書とは、文字通り今後の治療計画を文書化したものです。具体的な内容は、①次回の来院日、②来院頻度の目安、③日常生活での注意点、④運動する上で注意すること、⑤その他一般的な注意事項、⑥治療期間の目安、です。

初診日に施した治療以外に勧めたい治療があれば、それも記入します。治療計画書の記入は、慣れてくれば1分もかかりません。

治療計画書のメリット

治療計画書は、日常の生活の中で注意すべきことなど、一般的な健康に関することを記載することと、治療期間と目安のみを記入する点がポイントです。

病名や負傷部位などを記入すると、他の病院や整形外科などで、万一患者が見せてしまった場合、後で問題になる場合がありますが、生活上の一般的な注意点の記述だけにしておくと、予防的な内容なので問題になることはありません。

治療計画書をつくることの、自院にとってのメリットは、①書類を作成してもらうことで来院を患者に確定させ、再来率のアップにつながる、②文書として持って帰ってもらうことで、再来院に対する強制力が増す、③患者が最も気にすることのひとつである、治療の目安期間を示すことで信頼感が増す、④この治療計画書が患者の知人などの話のネタとして口コミで伝わり、新患の獲得が狙える（院内パンフレットやチラシなどを添えて渡す）、といったことがあります。

治療計画書の例

本日はご来院いただきありがとうございました。

治 療 計 画 書

平成　　年　　月　　日

様

1　次回の来院日は　　　月　　　日です。

2　来院の目安は　　よくなるまで毎日
週　　回　　　月　　　回

3　日常生活で注意していただくこと
入浴　　制限なし　　（　　　　　　　）
飲酒　　制限なし　　（　　　　　　　）

4　運動する上で注意していただくこと
中止　（　　　　　　　）
制限　（　　　　　　　）
制限なし

5　その他一般的に注意していただくこと
◇ 同じ姿勢をとりすぎないでください（ドライブ、デスクワーク等）
◇ 立ったり座ったりの繰り返しの動作は控えてください
◇ 重いものを持ったり、運んだりの動作は控えてください
◇ 冷やさないようにしてください
◇ １時間に５分くらいは休みを！
◇ 思い出したらストレッチをゆっくりしてください

6　治療の目安は
だいたい（　　　　　　　）くらいかかります。

※ 計画的に治療いたしますので、ご安心ください。また指示に従っていただいて早くなおるようにお互いがんばりましょう。

○ ○ 治 療 院
院長 ○○ ○○

〒000-0000 大阪市北区中崎西○－○－○
TEL：(00)0000－0000

43 新規患者に「初診来院ハガキ」を出そう

●ＤＭのたしかな効用

来院した患者にダイレクトメール（以下、ＤＭ）を送ることで再来を促すことができます。ここでは、とくにＤＭハガキの活用ポイントについて書いていきましょう。

①名簿について……ＤＭを送付するには、送付先名簿が必要です。一般の多くの会社は、この名簿の入手に大変苦労しています。会員カードを作成したり、アンケートを実施して景品などの送り先として住所・氏名を記入してもらったりしています。

名簿業者から名簿を購入するところも多く、大変な労力と資金を使って名簿を入手しているのです。

しかし、整骨院で言えば、保険請求の制度があるため、本人の氏名、年齢、住所、生年月日は容易に入手できます。他業界から見ると、至れり尽くせりの名簿がつくれると言っても過言ではないでしょう。

この精度の高い名簿をより効果的に使い、再来、紹介につなげていこうということです。

②「初診来院ハガキ」のポイント……俗にサンキューレターと言われているもので、作成のポイントとしては、

○治療後の経過について、気遣いのひと言を記す
○治療内容のコメントと早く治すための注意点を書く
○接遇の際の、患者との会話の内容に触れる
○再来のお誘い、お勧め治療の提案などに触れる
○健康な生活を送れるように「共に」努力しましょうとひと言入れる

このような内容を盛り込んで、「手書き」で、一日も早く健康を回復するために、「共に」努力する気持ちを親しみを込めて書けば、その気持ちは必ず患者に伝わるはずです。

業界の常識では、お礼状を出すということに抵抗を感じる人も多いと思いますが、私のつき合いのある治療院では、患者から「お礼状のお礼」の手紙をもらっている治療院が数多くあります。

患者のリピート化・固定化に効果がありますし、何より患者と心からのつき合いをするためにも、「初診来院ハガキ」は必ず実践してほしいものです。

初診来院ハガキの例

　　　　　　　　　　様

先日は、数々の治療院の中から当○○治療院をお選びいただきありがとうございます。その後のご様子はいかがでしょうか？

もし、何か症状や治療内容などでお気づきの点等ございましたらすぐお電話いただくか、次回ご来院の際にお知らせください。お体には、くれぐれもご自愛くださいませ。

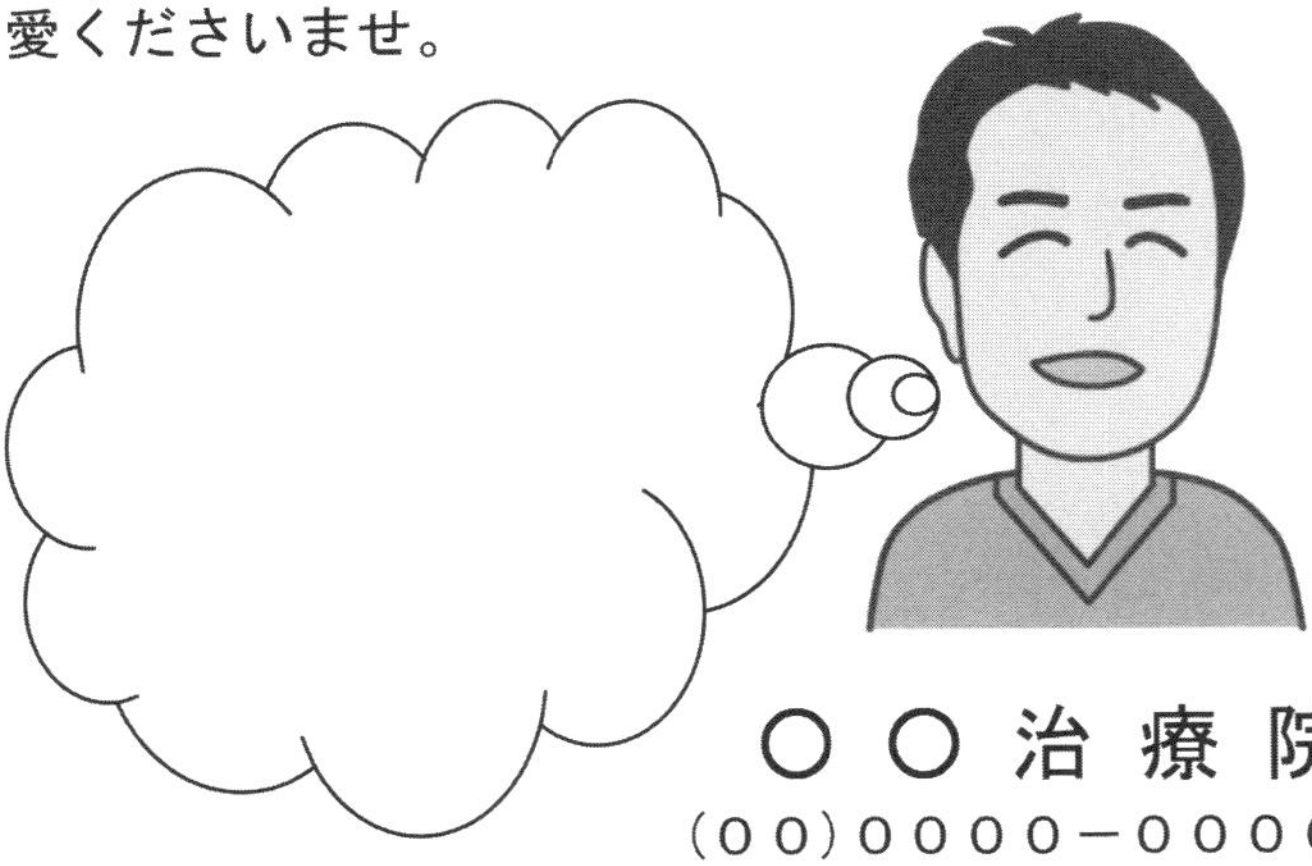

○○治療院

(00)0000−0000

〒000-0000　大阪市北区中崎西○−○−○

44 「1ヶ月以内の再来院」を促すフォローを入れよう

●再来院促進のための具体策

治療院経営で重要なことは、患者にリピートしてもらい、固定化することです。そこで再来院促進の具体的な方法を挙げてみたいと思います。

①前項で紹介した「初診来院ハガキ」を出す、②初診時に口頭で次回の来院を促し、日時を予約して帰ってもらう。あるいは「治療計画書」を渡す、③（後で紹介する）「ニュースレター」などを発行する、④電話で再来院を促す、⑤「初診日からもうすぐ1ヶ月がたつ」旨のハガキを出す。

この中で、「電話で再来院を促す」ことには抵抗を感じる人も多いと思いますが、私のつき合い先の治療院では、治療を担当したスタッフが、すべての新患に電話をしている院もあります。「○○さん、2週間たちましたが、あれから体調はいかがですか？　心配になって電話しました」という感じで、「心から患者を気遣った」電話をすることがポイントです。

「初診日からもうすぐ1ヶ月がたつ」旨のハガキを出すのは、とくに整骨院をはじめとして、初診料を1ヶ月ごとに徴収している院は、ハガキの中に「初診日から1ヶ月たつと新たに初診料が発生する」ことを書くことで、再来率を上げています。

●2回目来院率を上げる重要性

治療院でとくに大事なのは、2回目来院率を上げることに注力することです。これまで私のコンサルティング先で取ってきた統計でわかったことは、2回目来院率が90％以上の院は、すべて繁盛していることです。初診患者に、いかに2回目に来院してもらうかについて、真剣に取り組む必要があります。

初診で来院してくれた患者が、2回目に来院しないのは、特別な事情がない限り、「院に対する不満足感」の現われです。「クレームの20％は直接言ってくるが、残りの80％は、言わないけれど2度と行かない」と言います。この80％を「潜在クレーム」と言います。

治療院は、「潜在クレーム」をなくす経営努力が必要だということを理解しておかなければなりません。

再来院を促すハガキの例

いつでもお気軽にご来院ください！

＿＿＿＿＿＿＿＿＿＿＿＿様

しばらくお顔を拝見しておりませんが、お体の調子はいかがでしょうか？

健康には適度な運動、睡眠、早期の治療・予防が大切です。

体調に関して不安にお思いでしたらいつでもお気軽にご来院ください。

私たちスタッフ一同、健康づくりのお手伝いをさせていただければと思います。

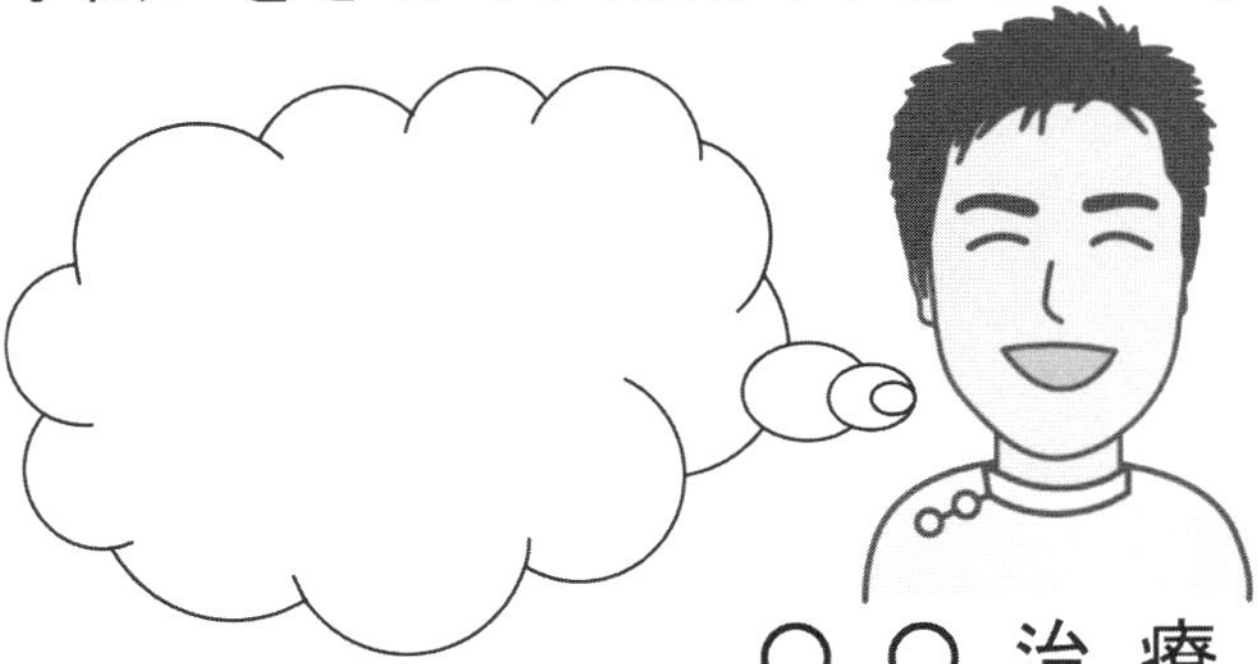

○○治療院

（00）0000－0000

〒000-0000　大阪市北区中崎西○－○－○

45 新規患者の紹介者にお礼のハガキを出そう

●ローコストで新規患者を増やす

多くの治療院で、新規患者の来院のきっかけは、紹介が中心だと思います。紹介をしてくれる患者の存在は本当にありがたいものです。なぜなら、自ら新しい患者を獲得するためには、ホームページ制作やSEO対策、チラシや看板といった販促コストがかかりますが、紹介はコストが「ゼロ」だからです。

そこで、こうした患者の方を大事にするには、患者のランクづけをし、「差別」するのではなく、「区別」することが必要です。「差別」とは、たとえば〝紹介しないAさん〟は治療時間を短くするが、〝紹介してくれるBさん〟には治療時間を長くしてあげるなど、明らかな差をつけることです。「区別」とは、たとえば〝紹介してくれるBさん〟には、優先的に健康情報を提供するなど、「院への貢献度」に応じた形で待遇を変えることです。

「紹介」は、最もローコストで患者数を増やし、売上げを伸ばしてくれる重要な要素だということを、十分に理解してください。しかも、紹介してくれる人というのは、決まっているのです。私のコンサルティング先のどの治療院で調べても、紹介してくれる人は全患者の中の数％です。みなさんの院でもそのようになるはずです。

●紹介への感謝と治療経過をハガキで

私はコンサルティング先で、紹介してくれた患者の方には、感謝の意を表わすために、必ずお礼のハガキを出すようにアドバイスしています。内容のポイントは、紹介してもらった患者は、「必ず誠意をもって治療をする」ことを盛り込むことです。

また、治療が終了したときも、そのことを紹介者に伝えるハガキを送ると、さらにいいでしょう。

「治療の完了は、紹介者の来院時に伝えればいいのではないでしょうか？」という質問を受けたことがありますが、いつ来院するかわかりませんし、確実に伝えるには、ハガキを送るルールを決めておくのがベストです。

紹介した患者の方は、紹介したことに対して不安を抱いているので、経過の報告を受けることで、安心して今後も他の人を紹介してくれるでしょう。

紹介者へのお礼のハガキの例

ご紹介ありがとうございました

＿＿＿＿＿＿＿＿様

このたび患者＿＿＿＿＿＿＿＿様を当院にご紹介いただきましてありがとうございました。

＿＿＿＿＿＿＿＿様が一日も早く健康体を取り戻せますよう、施術に全力を尽くさせていただきます。

簡単ではございますがお礼を兼ねてご報告させていただきます。

＿＿＿＿＿＿＿＿＿＿＿＿

＿＿＿＿＿＿＿＿＿＿＿＿

＿＿＿＿＿＿＿＿＿＿＿＿

＿＿＿＿＿＿＿＿＿＿＿＿

＿＿＿＿＿＿＿＿＿＿＿＿

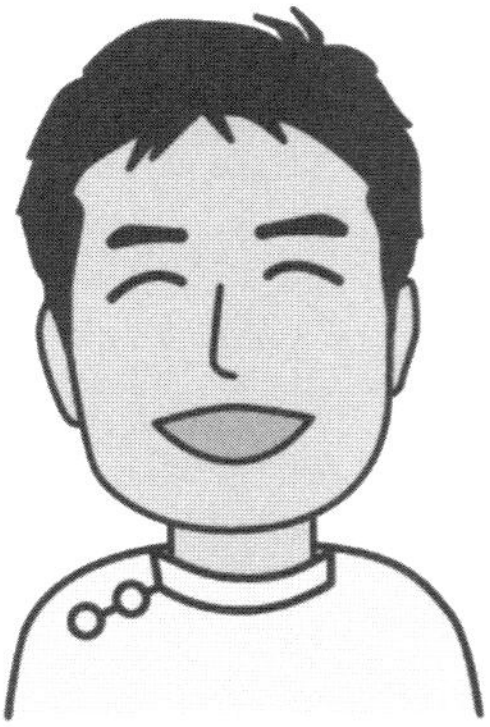

○○治療院

(00)0000−0000

〒000-0000　大阪市北区中崎西○−○−○

46 「年賀状・暑中見舞い」を最大限に活用しよう

●何のための年賀状なのか

年賀状、暑中見舞いを、定例のご挨拶程度の意味で送っている人も多いのではないでしょうか。

私のコンサルティング先でも、年中行事のように年賀状を送っていたので、院長に、「その年賀状を送る目的は何ですか?」と質問しました。

答えは、「ご挨拶として送っています。できれば思い出して来院してもらえれば、という感じです」ということでした。

さらに、これまで年賀状を出して、どれくらい反応があったかを尋ねたところ、常連の患者の何人かが、「年賀状ありがとう」と言ってくれる程度で、長く来院のない患者の再来はゼロに等しいとのことです。

デザインの選定、宛名の抽出と印刷の労力、そして印刷・ハガキのコストをかけて「反応なし」では、せっかくの苦労と費用が、何ともったいないことでしょう。

●企画ものの年賀状で来院を促す

そこで、「長く来院のない患者さんに再来してほしいのなら、それなりのことをしませんか?」ということで提案しているのが左ページのサンプルです。

「福袋って?」という反応が返ってきそうですが、２００５年に出版した私の前著でも紹介していますし、今でも提案しているロングラン企画です。

年賀状は送られてくる枚数が多いですから、スルーされてしまいやすく、インパクトがある程度強くないと来院につながりません。

このような年賀状の活用によって、一般的に年始は、年またぎで患者数が減る傾向にある中、「年明け初日から長く来院のなかった患者も含めて、たくさんの患者に来院してもらっている」という報告があります。

もちろんコンサルティング先の要望に応じて、この事例以外の年賀状の企画も提案しています。

年初から勢いをつけて、その後も順調に患者数を伸ばすためにも、来院につながる年賀状は必須アイテムです。

また、暑中見舞いも、お盆明けの来院数を維持する目的で活用することをお勧めしています。

福袋プレゼントの年賀状例

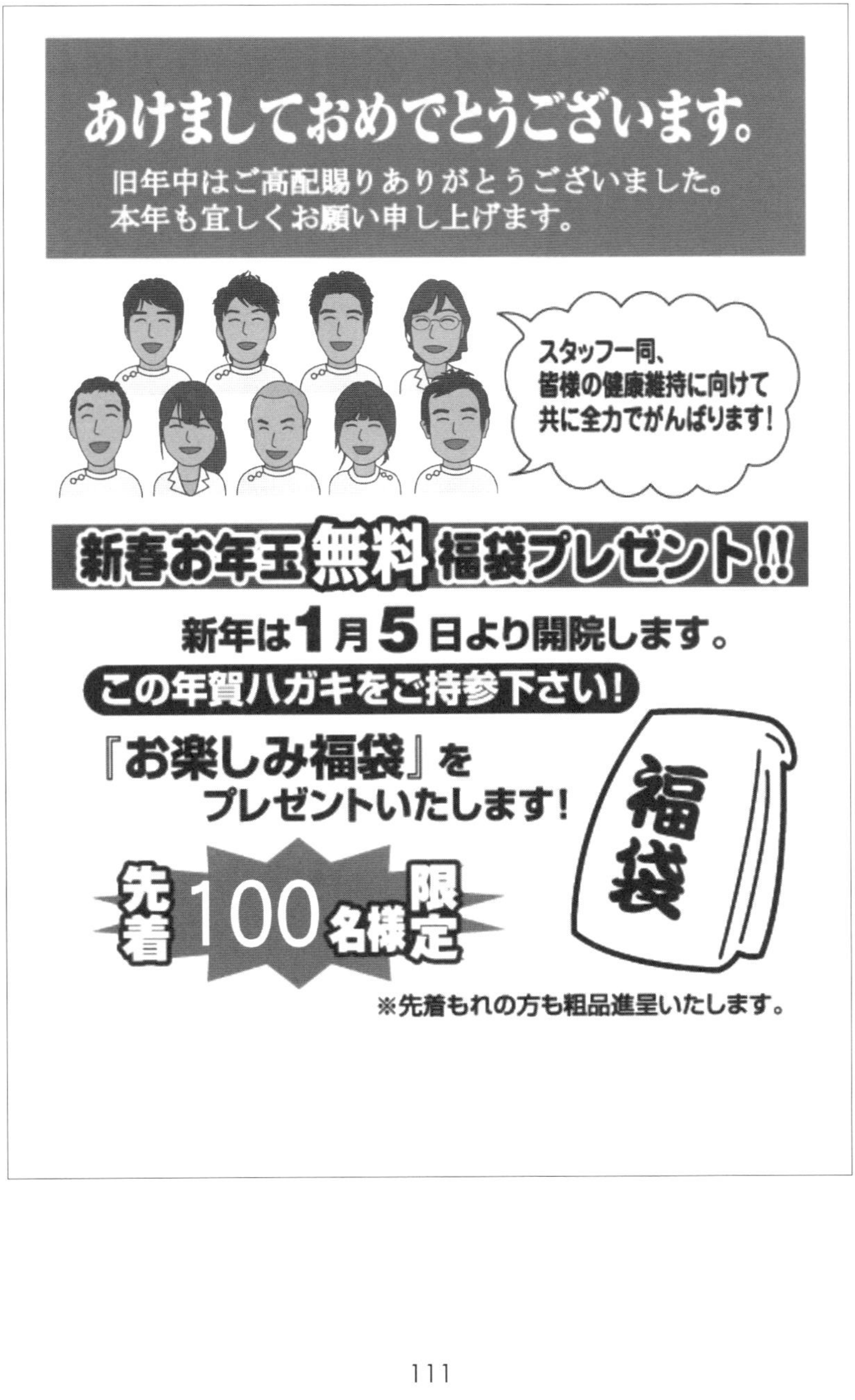
あけましておめでとうございます。
旧年中はご高配賜りありがとうございました。
本年も宜しくお願い申し上げます。
スタッフ一同、
皆様の健康維持に向けて
共に全力でがんばります!
新春お年玉無料福袋プレゼント!!
新年は1月5日より開院します。
この年賀ハガキをご持参下さい!
『お楽しみ福袋』を
プレゼントいたします!
先着100名様限定
福袋
※先着もれの方も粗品進呈いたします。

47 健康情報の提供をしよう

まずは「治療メニュー」から

治療院業界は、「健康ビジネス」です。しかし、健康に関する情報は溢れており、「どの情報が正しいのかわからない」という状況になっています。

そこで、みなさんの院から、「健康アドバイザー」として常に健康に関する情報提供を行なうことで、患者の固定化や紹介につなげることができます。

具体的には、「ニュースレター」の発行や待合室に設置する「院案内ブック」などが挙げられます。「院案内ブック」には、院長・スタッフのプロフィール、自院の治療方法や特徴、患者の声などを掲載します。

「ニュースレター」や「院案内ブック」を独自に制作するのはむずかしいと言う人でしたら、手始めに制作したいのが、「治療メニュー」です。左ページにＷｏｒｄで簡単に作成できる事例を載せておきます。

「治療メニュー」を作成したら、「院案内ブック」に挑戦しましょう。プロフィールには、治療家になったきっかけや経歴、治療に対する思いをまとめるといいでしょう。また、治療方法をやや詳細にかつ患者にわかりやすく表現できればベストです。スタッフのことと治療内容については患者も知りたいことですし、「患者の声」は定期的に収集しておくことをお勧めします。

情報の質と量に来院数は比例する

「ニュースレター」の作成は代行業者もありますから、そうした業者を活用してもいいですし、独自に作成するなら、Ａ4両面印刷で、年4回の発行でもいいかと思います。私が代表理事を務めている、（社）交通事故医療情報協会でも、会員の患者向けにニュースレター（116ページに掲載）を発行していますが、交通事故治療に関しての専門家のアドバイスも掲載して、読者の方から好評をいただいています。

また、治療院からの健康に関する情報提供を、ブログ、フェイスブック、ツイッターで行なっている院も多くなっています。情報提供の労力はかなりかかりますが、その質と量が高ければ高いほど、来院数が多いのは、私のコンサルティング先の統計からも明らかです。

簡単にできる「治療メニュー」の例

治 療 メ ニ ュ ー

問診診察料(初回のみ)　・・・　2,000円

【強い痛み】
鍼灸治療(60分程度)　・・・　4,500円
（背筋調整も行います）
お一人お一人に最適な療法を念入りに選択し、
完全オーダーメイドの治療を行います。

【ひどい痛み】
鍼灸治療　＋　・・・　10,000円
レイキ療法(すべてで90分程度)
鍼灸治療と背筋調整に加えて、
レイキヒーリングを行います。

【我慢できない痛み】
鍼灸治療　・・・　15,000円
びわ葉温灸治療　＋
レイキ療法　(すべてで120分程度)
痛みを伴う治療となりますが、
「今すぐ痛みを取りたい」方にお勧めです。

※事前予約が必要です。

48 患者と親睦を図るイベントを開催しよう

●患者を固定化する恒例イベント

患者の固定化を考えていく中で、最も効果的なのが、「クローズされたイベント」です。「クローズされたイベント」というのは、一部の上得意患者、つまりＶＩＰの人にしか教えない、閉ざされたイベントを指します。どのようなイベントがあるかというと……。

①健康旅行ツアー（温泉など）……コンサルティング先でも実施している院が多いのですが、毎年恒例イベントとして固定化に効果があります。手間はかかりますが、バスを借り切って温泉地に行ったり、新鮮な魚を食べたりすることで、患者と親睦を深めることができます。

②クリスマスパーティー・七夕会など……クリスマスや七夕などの季節ごとに開催するイベントです。院内で簡単な食事と飲み物を用意する院もありますし、患者の経営する飲食店で行なっている院もあります。

③お花見会などのミニイベント……お花見会を患者と行なっている院も多くあります。日時と場所だけ告知して、食べ物や飲み物は各自持参してもらうなど、気軽に参加できるようにすることがコツです。

④開院○周年創業祭……クリスマスパーティーと内容は同じですが、長く院を続けていられるのも、固定患者のお陰であることが大きいので、その感謝の意を伝えて参加してもらうといいでしょう。患者に、「私がこの院を育てたのよ！」と思ってもらうことも大事です。

⑤新治療機器のお披露目体験会……新しい治療機器を導入しても、とくにイベントを行なわない院が多いようです。しかし、新しい治療機器を入れたら、ＶＩＰ患者に体験してもらい、率直な感想を聞いてください。いろいろなヒントをもらえるはずです。

このように、ＶＩＰ患者と親密な関わりを持つことで、さらなる固定化と紹介につなげていくことができます。

ただ、注意しなければならないのは、親密になりすぎると個人的な問題が出てくることがあるので、「つかず離れずの関係」を保つことです。そういった意味でも、固定イベントは年2回くらいを目途に、不定期イベントは年数回程度行なうことがポイントになります。

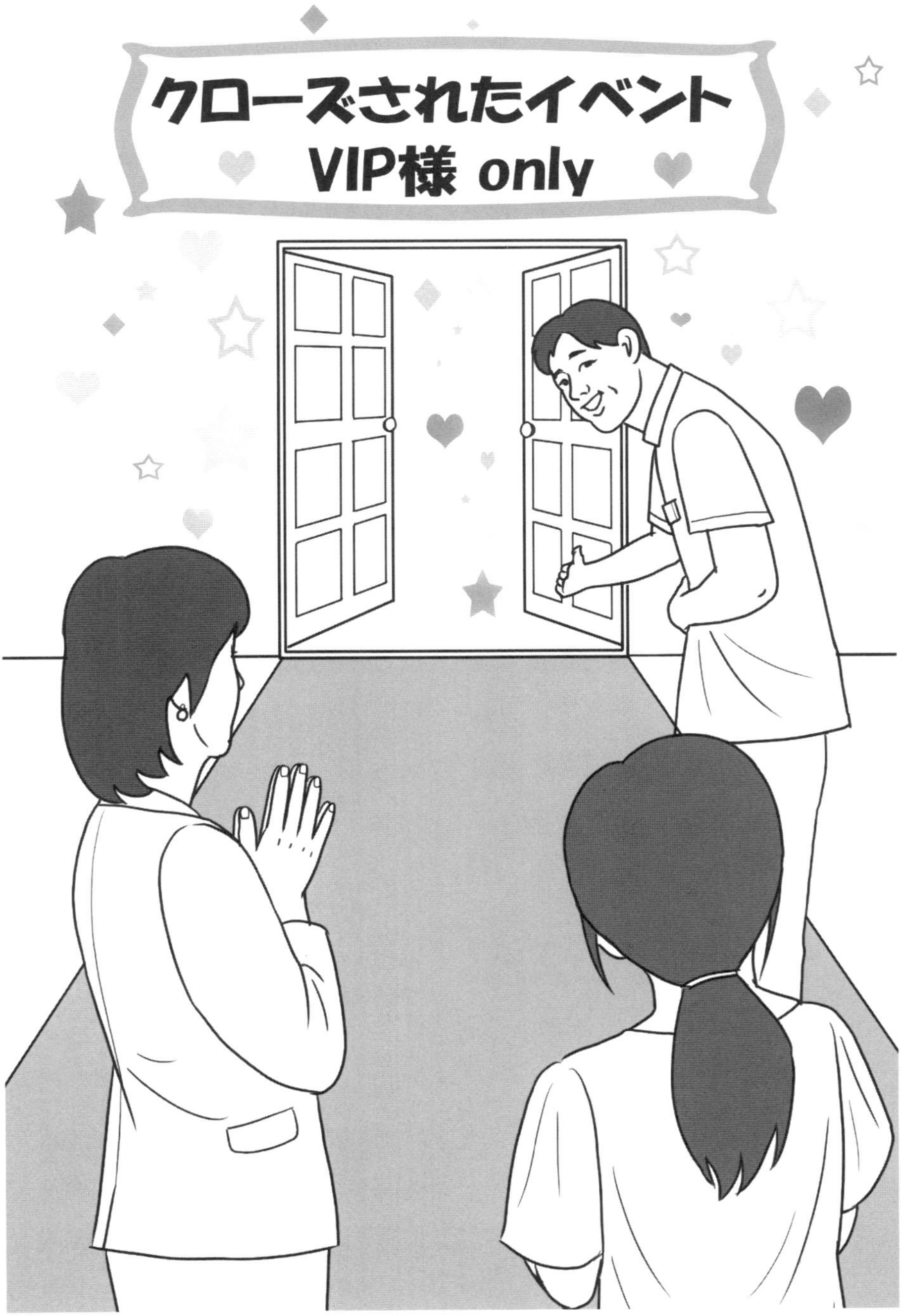
クローズされたイベント
VIP様 only

交通事故医療情報協会のニュースレター（裏面）

JTC順骨グルッポが季節ごとにお届けするニュースレター【2014年4月発行】

行政書士 福間 佐綱 と 弁護士 牧 尚人の

交通事故相談室

vol.2 牧　尚人

大阪で弁護士をしている牧尚人です。

不景気のせいか、最近は、交通事故の**加害者が自賠責保険にしか入っておらず、任意保険に入っていない案件のご相談をよく受けます。**

この場合、被害者としては、どうすればよいのかについて考えてみましょう。

①修理費等について

強制保険と呼ばれる自賠責保険は、治療費等の人身の損害のみをカバーしており、車の修理費等の物的損害はカバーされていません。したがって、被害者としては、加害者に直接請求をするか、ご自身が加入している保険の車両保険を利用するしかありません。車両保険を利用する場合は、等級が下がり保険料が高くなるおそれがある点に注意が必要です。

②自賠責保険に対する被害者請求

被害者は、加害者が加入している自賠責保険会社に対し、直接賠償金の支払いを請求できます。これを被害者請求といいます。

注意が必要なのは、自賠責保険においては、傷害の場合、保険金額の上限が120万円となっている点です（120万円を超える部分をカバーするのが、任意保険です）。したがって、被害者請求によって、必ずしも満足いく金額が得られるとは限りません。治療や施術が長引きそうな場合で、限度額を超えそうな場合には、診療額等を低く抑えるために健康保険を使うことをお勧めします。

なお、病院から「交通事故の場合は健康保険が使えません」などと言われるかもしれませんが、そんなことはありません。健康保険を使うかどうかは、被害者の自由です。

③自賠責保険の限度額を超える部分について

人身傷害補償保険等に加入されている場合は、ご自身の保険会社から保険金を支払ってもらえる場合があります。加入されている保険会社にご確認ください。

また、通勤途中の事故の場合等では、労災保険を利用することが考えられます。

もちろん、加害者本人に対して、直接請求することもできます。この場合、加害者が任意に支払ってくれない場合は、民事訴訟等の法的手続を検討しなければなりません。弁護士に相談されることをお勧めいたします。

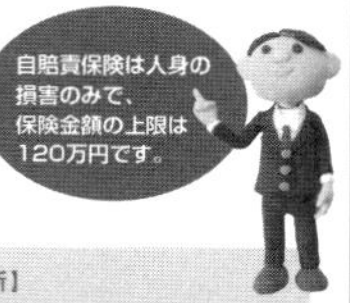

自賠責保険は人身の損害のみで、保険金額の上限は120万円です。

Profile 牧　尚人【牧法律会計事務所】

【専門分野】 交通事故に関わる障害認定・後遺障害などの法律相談、訴訟対応 等
【著書】 「弁護士イチオシ！困ったときのネット検索」出版社 三省堂
発行年月日2011年(平成23年)5月
著書 弁護士 牧 尚人(共著)
【資格・所属会】神戸大学 法学部卒・関西学院大学 法科大学院 卒業

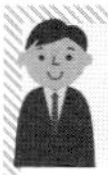

イキイキ若々しく生きるための人間関係が上手くいく心理コミュニケーション

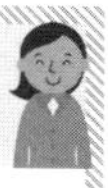

春を迎え、新生活に入られた方も多いことかと思います。新しい環境や新しい人との付き合い、楽しいこともあればストレスもあるかもしれません。はじめてのことや新しいことをはじめる時は、大きなエネルギーがかかるものです。今回は、辛いこと、嫌なことがあった場合にも、そのストレスを次のエネルギーや幸せの種に変えてしまう方法を考えます。

1. 良い・悪いの判断

仕事でミスをした、誰かとケンカをした、生活をしていると様々な「好ましくない」状況はどこかで起こってくるかもしれません。しかし、そんな時にこそ、一度立ち止まって深呼吸し、こう考えてみましょう。「この出来事が起こったことで、自分にとって何が学べるのか？」「この出来事を乗り越えたら、どんな自分になれるんだろうか？」出来事の良し悪しは、「自分が気持ちでどう捉えるか」によって変わります。

2. 考え方のフレームを変える

「その人に解決できない問題はその人に降りかからない」と言われています。起こった出来事そのものに、良い・悪いというどちらか一方の絶対的な意味はないものです。そこで、もし自分に悪いことが起こったと感じてしまったら、その出来事のプラスの意味づけを考える習慣をつけてみましょう。心にプラスの気持ちを与えることで、自然と良いと思える出来事がやってきます。笑顔の角に福来たると言いますが、昔の人は皆このことを心得ていたのかもしれません。

お料理レシピ

パラパラチャーハン

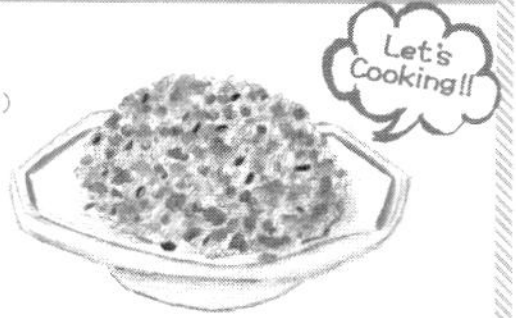

Let's Cooking!!

材料（2人分）

◯ご飯…330ｇ（温めておく）
　※お茶碗に軽く3杯弱
◯卵…2個
●豚バラ…60ｇ
●長ねぎ…1/4本
●しいたけ…2枚
◯サラダ油…大さじ1
◯ゼラチン…大さじ1
★鶏ガラスープのもと…大さじ1　★オイスターソース…大さじ1
★塩…適量　★こしょう…適量　★しょうゆ…適量

ゼラチンで簡単、お手軽プロの味！

作り方

❶ ●の食材をみじん切りにする。卵を溶きほぐしておく。
❷ サラダ油を熱したフライパンに卵を流しいれ、炒り卵を作り取り出す。
❸ みじん切りにした材料を炒めて取り出す。
❹ ご飯をフライパンに広げ、ゼラチンを全体にふりかけて炒める。
　※ご飯にゼラチンを均一に混ぜることがパラパラになる秘訣。
❺ ❷❸を入れて混ぜ、★を入れて調味し、サッと炒めたら完成。

1point アドバイス　ひと手間でさらにパラパラ！
米1合にゼラチン大さじ1を混ぜて炊いたご飯を使うと、さらにパラパラになります。具材や味付けはお好みで。(^_^)

当院は交通事故治療が得意な治療院の検査機関、(社)交通事故医療情報協会の認定院です。

6章

あなたの接遇、本当に大丈夫ですか？

49 患者の身体だけでなく心も癒したい

●治療院の門をくぐるだけで元気になる！

患者は、治療院に身体の不調を訴えて来院します。専門家のみなさんには釈迦に説法ですが、患者の身体が悪くなった原因としては、精神的なストレスによることもあると言われます。

私のコンサルティング先でも、「この治療院に来るだけで身体が楽になるよ」と評判の院があります。

中には、「挨拶もないし、癒しとはほど遠い雰囲気なのに、流行っている治療院もある」という事例を知っている人もいるでしょうし、たしかにそういう院もあるでしょう。

しかし、患者は誰しも、元気で笑顔のスタッフが迎えてくれ、院長が優しく接してくれる、活気のある院に行きたいと思うものです。実際、患者に「心で元気になってもらう」ことで、「身体も頑張って治すように努力しよう」と思ってもらうことも重要でしょう。

これは言わずもがなですが、いくら患者への対応がよくても治療技術が乏しければ、治りも悪く流行らない治療院になりますので、「技術力がなくても、対応さえよければ大丈夫」ということでは決してありません。

●患者の名前を呼ぶことで心を伝える

また患者には、名前を呼んで挨拶をするように心がけましょう。人は自分の名前を呼んでくれるだけでも嬉しいものです。

私のコンサルティング先の中で、名前呼びを徹底している繁盛院があるのですが、ここでは初診で来院した患者が、2回目に来院してドアから入ってきたときには、必ず「太田さん、こんにちは！」と名前を呼んで、目を見て挨拶をするルールにしています。患者は一様に驚きますし、「私のことを知ってくれている、大切に思ってくれている」という思いになってくれることで、患者との良好な関係を築いています。

元気な挨拶、笑顔、そして言葉遣いについては、しっかりとしたルールづくりが必要です。マニュアルをつくり、定期的にロールプレイング（スタッフ同士で行なう実戦形式での練習）を実施する必要があります。

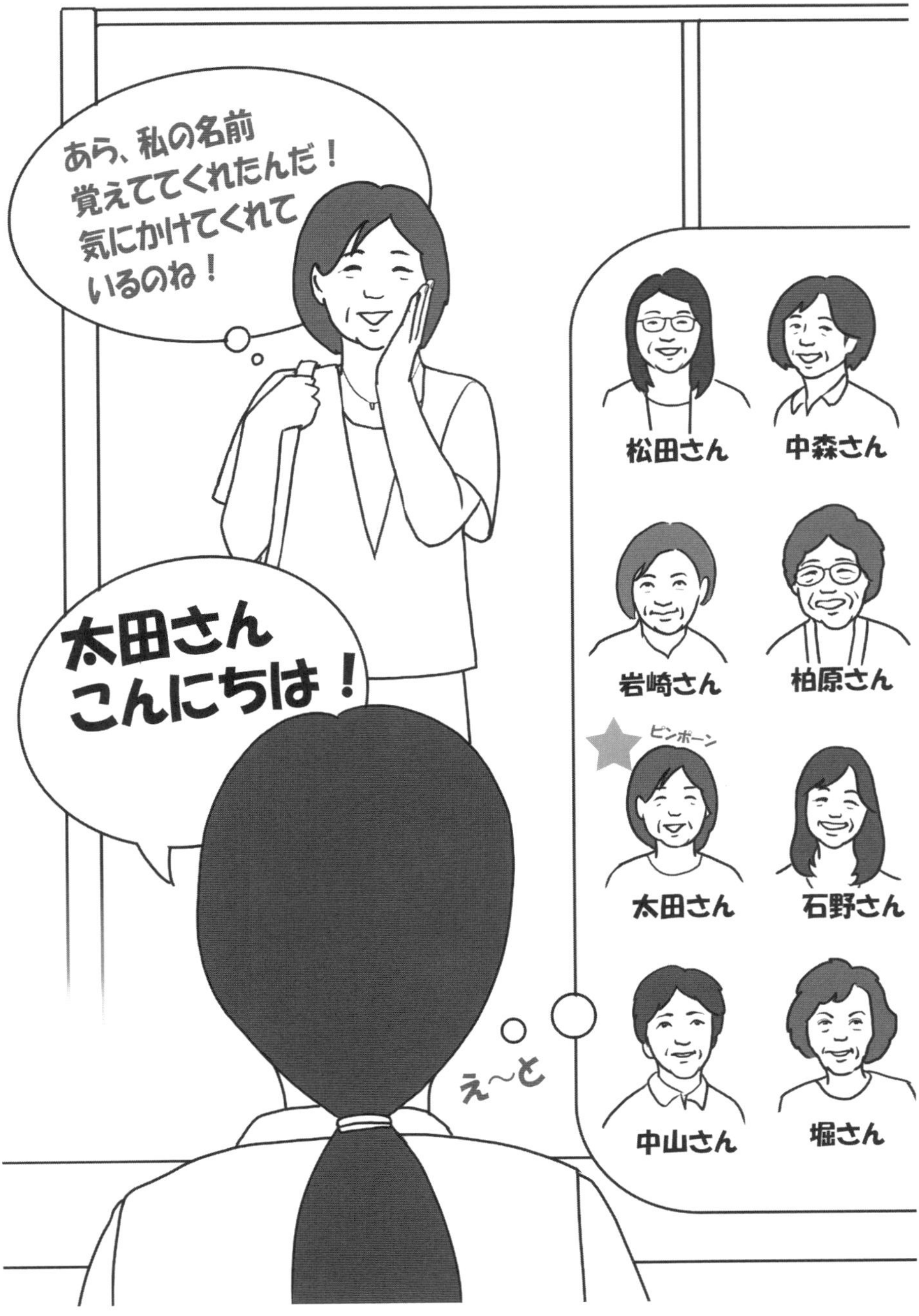
あら、私の名前
覚えててくれたんだ！
気にかけてくれて
いるのね！
太田さん
こんにちは！
え〜と
松田さん
中森さん
岩崎さん
柏原さん
ピンポーン
太田さん
石野さん
中山さん
堀さん

50 接遇の基本を押さえよう

●接遇の仕方で治療技術まで判断される

患者をうまく接遇するために、大事なことはただひとつ、「患者への思いやり」です。当然ながら、院長だけが患者を思いやれてもだめで、スタッフ全員ができていなければ、できていないのと同じです。ですから、院としてのルールづくり、マニュアル化が不可欠なのです。

ポイントは、社会人として最低限必要な、躾・マナーの基本をしっかり押さえることです。

最近では飲食店や美容室など、世の中全体の接客レベルがどんどん上がっていますから、患者の求めるレベルも確実に上がっています。しかし技術研修はしても、接遇研修はほとんど行なわない治療院が多いのです。

これは非常に大きな問題です。朝礼時でのチェックや定期的な接遇研修を行なうことをお勧めします。

人材教育の中での躾・マナーの基本項目を以下に挙げますので、参考にしてください。

①身だしなみ……髪に寝ぐせがついている、白衣が汚れていたりシワになっている、無精ヒゲが生えている、ツメが伸びているなど、患者が不快に思うような服装や見た目になっていないかどうかを、毎日チェックする必要があります。

②言葉遣い……治療院は年配の人が多く来院しますから、ときに言葉のジェネレーションギャップが起きます。まず丁寧語と敬語、そしては謙譲語は全スタッフがマスターしておく必要があります。

③態度・しぐさ……スタッフ同士で私語をする、院内で腕組みをする、保険証などを渡すときに片手で渡す、などは言語道断です。

書類は患者の目を見ながら、両手でお渡しするなどの行動原則づくりや、笑顔でキビキビした行動を心がけるなどの態度教育は絶対に必要です。

心理学者として有名なマレービアンの実験によると、人は、「顔の表情などの外見……55%」「声のトーン……38%」「言葉の内容……7%」で判断するとのことです。

要するに、躾・マナーの基本ができていないと、治療技術を含めてすべてが疑われるということなのです。

接遇用語の基本

接遇用語	使うタイミング＆ポイント
こんにちは	☆**ご来院時** →明るく、元気よく！ ☆**患者さんとすれ違うとき** →優しく、さりげなく
はい、かしこまりました	☆**患者さんから何か頼まれたとき** →素早く
申し訳ございません	☆**患者さんの要望に応えられなかったとき** ☆**お待たせしたとき** ☆**ご迷惑をかけたとき** →気持ちを込めて
恐れ入りますが	☆**患者さんにお願いをしたとき** →気持ちを込めて、心からお願いするように
少々お待ちください	☆**患者さんのそばを離れるとき** ☆**患者さんを待たせるとき** ☆**他の患者さんから呼ばれたとき** →素早く、ていねいに
大変お待たせいたしました	☆**お待たせしたとき** →申し訳ないという気持ちを込めて
失礼します	☆**患者さんと壁などの間を通るとき** ☆**身体に触れるとき** →ていねいに ☆**カーテンの中に入るとき** →カーテンはゆっくり開ける
おだいじに	☆**患者さんが治療院を出られるとき** →目を見てはっきりと →（可能な限り）患者さんの正面に向いて

51 「気配り」のできる人間性を養おう

●患者は何を求めているか

私はコンサルティングをする際、診療時間中に待合室や治療室にいて、院長やスタッフの会話や動きを観察したり、実際に治療を受けたりすることが多いのですが、そのとき、「患者の立場に立った会話や患者に合わせた会話」ができているかどうかを注意して見ています。

これがしっかりできる人は、「気配り」ができる人ですが、残念ながら中には、すぐに注意したくなるほど、とんでもない会話をしている人もいます。

「気配り」ができているかどうかは、たとえば患者から、「日常生活で何に一番気をつけたらいいですか?」と質問されたとき、どう答えるかでわかります。患者が、「何を求めているか」を考えて答えているかどうかです。

これは、治療に関する専門知識があるかないかの問題ではありません。施術後に、「数日は激しい運動は控えてください」と言って終わりという人がいます。「なぜそうしなければならないか」の説明や解説がなければ、患者は納得しません。当然ですが、患者にとってみれば自分の身体のことですから真剣です。患者は、「今どこがどの程度悪くて、どのような治療をしたら何日で治るのか」が知りたいのです。

●信頼は気配りから生まれる

「気配り」の多くはマニュアルでカバーできますが、「気持ちのいい対応をしてくれる治療院だね」と言われるレベルに達するには、相当の努力が必要です。とくに、若いスタッフを抱えている治療院は、マニュアルにはないレベルの「気配り」を実践させるまでには、必要性をくり返し伝えるとともに、ハイレベルな対応をしている治療院や飲食店で現場を見せる必要があるでしょう。

「気配り」は人間性に通じます。患者を不快にさせないこと、そして患者を喜ばせることを、自分の喜びにできる人。このような気配りのできる人が、人間性の高い人だと評価されます。

患者からの安心と信頼は、気配りの積み重ねの結果です。技術力が高いからだけでなく、「この人を信用してみよう」と思ってもらえることが重要なのです。

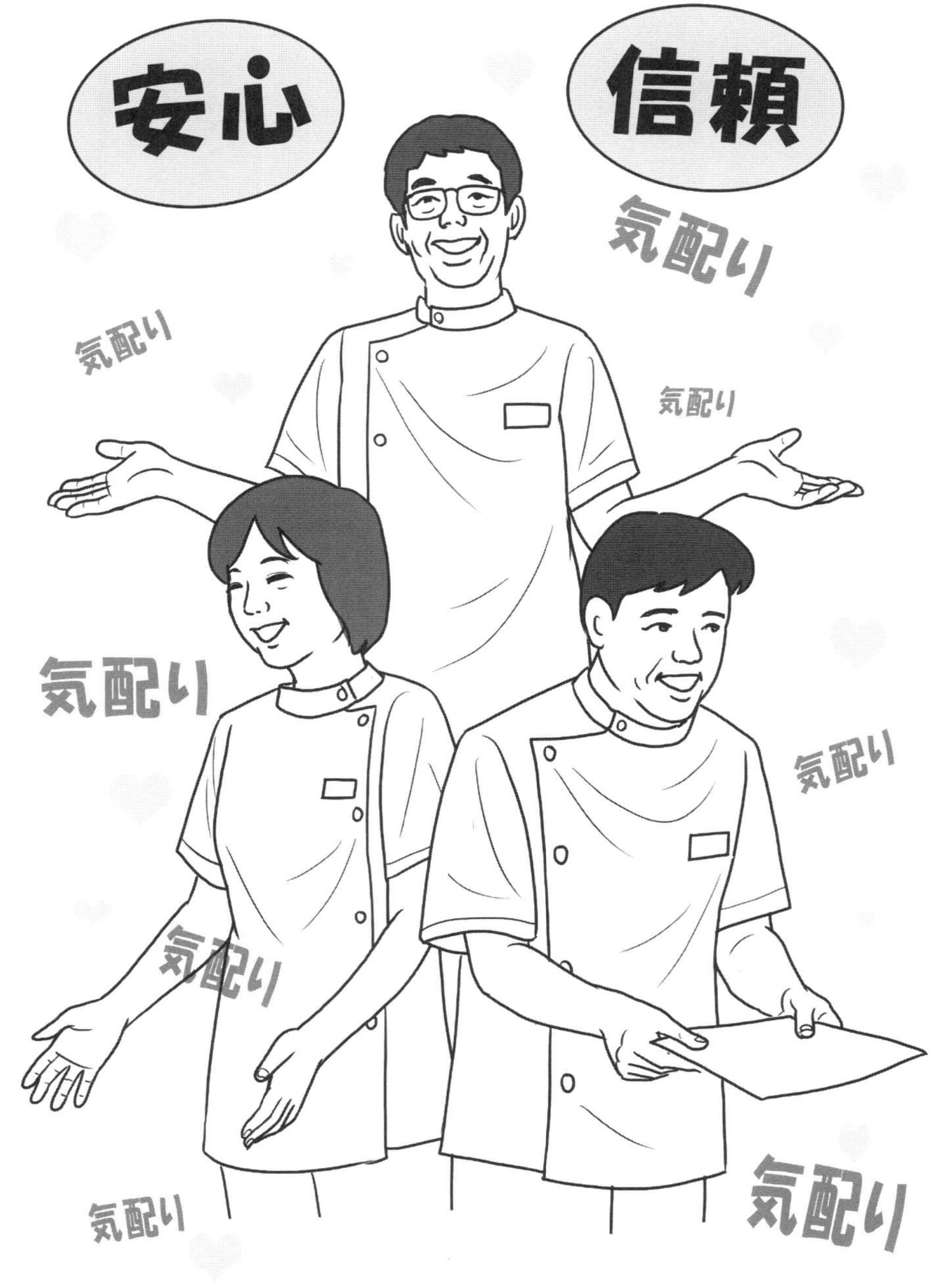
安心
信頼
気配り
気配り
気配り
気配り
気配り
気配り
気配り
気配り

52 元気な接遇を心がけよう

●元気な声掛けで元気を振りまく

治療院には、身体に不安を持つ〝元気ではない〟患者が来院します。そこで、笑顔で元気な挨拶とキビキビとした行動で、「元気のお裾分け」をしましょう。

以下に挙げるようなことを心がけた接遇をすると、治療院に「よい気」が充満してくるはずです。

①笑顔で挨拶をする……「患者を少しでも元気づけたい」という気持ちがあれば、自然と笑顔が出てくるものです。もちろん人間ですから、笑顔の気分ではないときもあるでしょうが、患者を見かけたときは、必ず笑顔で挨拶するように、日々意識してクセをつけるようにしたいものです。

また、受付や担当スタッフが最初に患者に声掛けをしたら、スタッフ全員が続いて、受付のほうに声掛けをする、「やまびこ掛け声」も効果的です。この「やまびこ掛け声」を徹底することにより、院内に爽やかで元気な雰囲気が醸し出されます。

②キビキビとした行動をする……誰でもキビキビとした動きをする人を見るのは気持ちのいいものです。そうしたスタッフを見ると、「この院は対応も迅速だし、治療もしっかりやってくれそうだ」と感じる患者が多いでしょう。治療院では、「常に患者に見られている」という意識を持って、劇場の舞台俳優のように行動することが重要です。

③治療の説明を大きな声でする……とくに治療効果のあった患者には、「○○さん、すごくよくなりましたね！3日間でこんなに膝が曲がるようになりましたよ！」と、他の患者にも聞こえるように話すと、非常に効果があります。

また、問診で治療方法の説明をするときも、「△△さんのしびれが強く出ている原因は、仙腸関節のズレなんですよ。なぜなら……」と大きな声で説明しましょう。長く通院している患者も、おさらいとして聞き耳を立てて聞いていています。このような専門的な説明をすると、「やっぱり先生って、すごいな！」と改めて思ってもらえる機会になります。

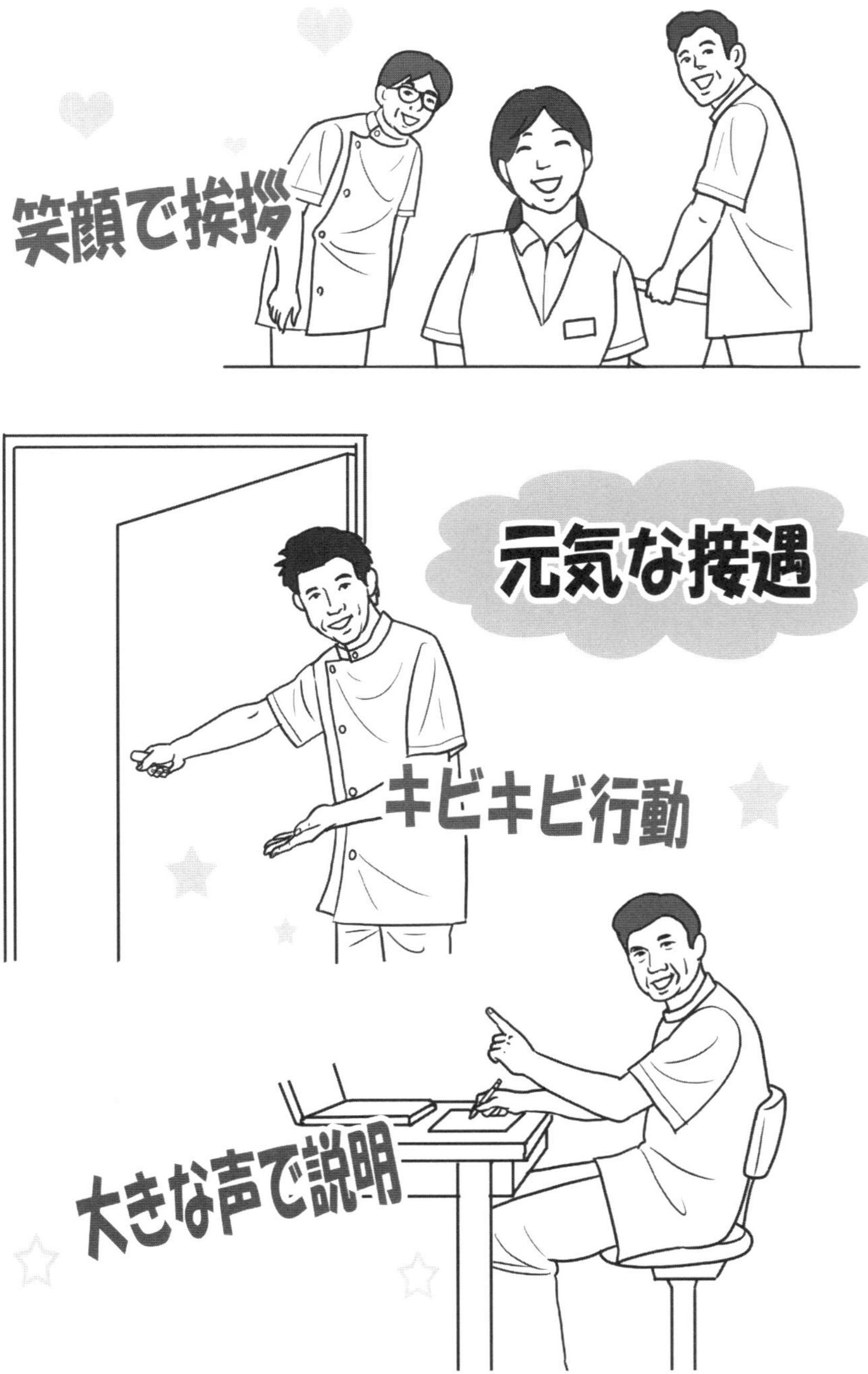
笑顔で挨拶
元気な接遇
キビキビ行動
大きな声で説明

53 「声掛け」でオープンな雰囲気をつくろう

●まず、声掛けでコミュニケーションを図る

治療院の目的は、患者の症状の改善です。しかし、患者の症状は、前回来院時と今回来院時では違う場合があります。ですから、患者が望む症状の改善を目指すためにも、「声掛け」で患者とコミュニケーションを図る必要があります。

体調や症状などについて何でも言ってもらえる雰囲気をつくることで、患者が今悩んでいる症状をより具体的に知ることができる可能性が高まります。「声掛け」によるコミュニケーションをしっかり図ることは、患者からの満足度を上げることにつながるのです。

ところが、長く来院している患者に対しては、とかく馴れ合いになってしまい、緊張感が薄くなりがちです。しかし、患者からしてみれば、毎回毎回時間をつくって来院し、お金を払っているのです。

来院歴の長い患者は、「私の多くを知ってもらっているし、特別な対応をしてもらっている」と思っていることが多いものですが、ほんの1回の声掛けの不手際によって来院しなくなることもあるのです。

●無言のクレームが一番怖い

電気治療では、治療器具を患者の地肌に直接つけますが、洋服や下着をめくるときには、「器具をつけさせていただきます。お召し物を上げてもよろしいですか？」などの声掛けを必ず行ないます。しかし、いつものことだからと、この声掛けをしなかったことで、患者が怒ってしまった事例は数多くあります。

そのときに怒るのであれば逆にいいほうで、直接怒らない人は、「次は絶対に来ない」と、内心で決めているものです。この無言のクレームが、実は一番怖いのです。「相手の気持ちがわからない人に親身な治療ができるか疑問だ」と思われても仕方ないでしょう。

また、言葉遣いには注意したいものです。稀に、常に馴れ馴れしく声掛けをしている治療スタッフを見かけることがあります。基本的な礼儀をわきまえた上でならいいのですが、基本ができていない人が馴れ馴れしい口調で話しているのは見苦しいものです。

接遇の基本

医療人としての心構えをしっかりと自覚すること
➡医療人とは、医療に携わり、最も大切な患者の身体を預かる者

☆常に患者の立場になって物事を考える
☆患者の苦痛の第２の理解者となり、「何とかしてあげたい」と心の底から思うこと
☆人間性を向上させることが最も大切である

接遇の基本は【笑顔】と【挨拶】

笑顔

☆笑顔は安心感、信頼感、親近感を抱かせる力を持っている
☆笑顔はいつでも人に贈ることのできる贈り物
☆笑顔は自分のため、患者のため、そして仕事をしやすくするためであることを
忘れないようにすること

挨拶

☆笑顔での視覚的な贈り物の次は、耳への贈り物である“挨拶”
☆明るく気持ちのいい挨拶は、相手に元気と活気を伝える
☆挨拶の少しの工夫で、相手に与える効果は違ってくるもの

・明るく、大きく、優しい声で
・言葉をはっきり、口を開けて
・目を見て笑顔を添えて
・いつでも、どこでも、誰にでも
・常に先に自分から進んで
・ひと言添えて。挨拶だけではひと言で終わってしまうが、もうひと言プラスする
ことで会話が始まる**➡ここから人間関係が始まる**
・常に相手に合わせて工夫を**➡「音調」**
・声を掛けるときに一瞬「明るく、楽しく、優しく、強く」と思うだけで挨拶が変わる

54 話題づくりでコミュニケーションを図ろう①

患者とのコミュニケーションを円滑にするためには、話のきっかけとしての話題づくりが必要です。話題づくりのためのキーワードとして、「木戸に立ちかけさし衣食住」というのがあるのをご存知でしょうか。

患者との会話のきっかけとして、以下のような内容の話は受けがいいので、ぜひ活用してください。

キ……気候・天気・季節の話題：顔を合わせたときの声掛けと同じような感じで持ち出します。話題の基本とも言えます。「今日も暖かいですね。花見が待ち遠しいですね」など。

ド……道楽・趣味の話題：道楽や趣味は、その人が打ち込んでいることなので、うんちくとか自慢話を聞き出すようにすると喜ばれます。「テニスをされているんですね！　昔、国体選手だったと聞いていますが、本当ですか」など。

ニ……ニュースの話題：ニュースは、明るいトピックスを選んで話すのが望ましいでしょう。「○○さんが毎年楽しみにされている、東京ミッドタウンのイルミネーションが始まったみたいですね！」など。

タ……旅・レジャー・故郷の話題：旅行は感動を体験しに行くのですから、その感動を思い出してもらうと盛り上がります。「今年、ヨーロッパに行かれたんですよね。どこが一番よかったですか？」など。

チ……知人・友人の話題：知り合いの人の話題は、とくに共通の知り合いであれば、さらに親近感が増します。「紹介していただいた○○さんが来られて、膝の調子がすごくよくなったと喜んでくださいました」など。

カ……家庭・家族・子供・孫の話題：家族の話題は、最も身近なので一番喜んでもらえます。「お孫さんがお生まれになったんですか！　おめでとうございます。写真を見せてもらえますか？」など。

ケ……健康・スポーツの話題：健康の話は、治療に関わることなので治療家なら問題ない……と安易に考えるのは間違いです。健康に関する情報が溢れている昨今は、日頃から気をつけてほしい、生活上の注意点なども、「納得性のある説明をする」必要があります。

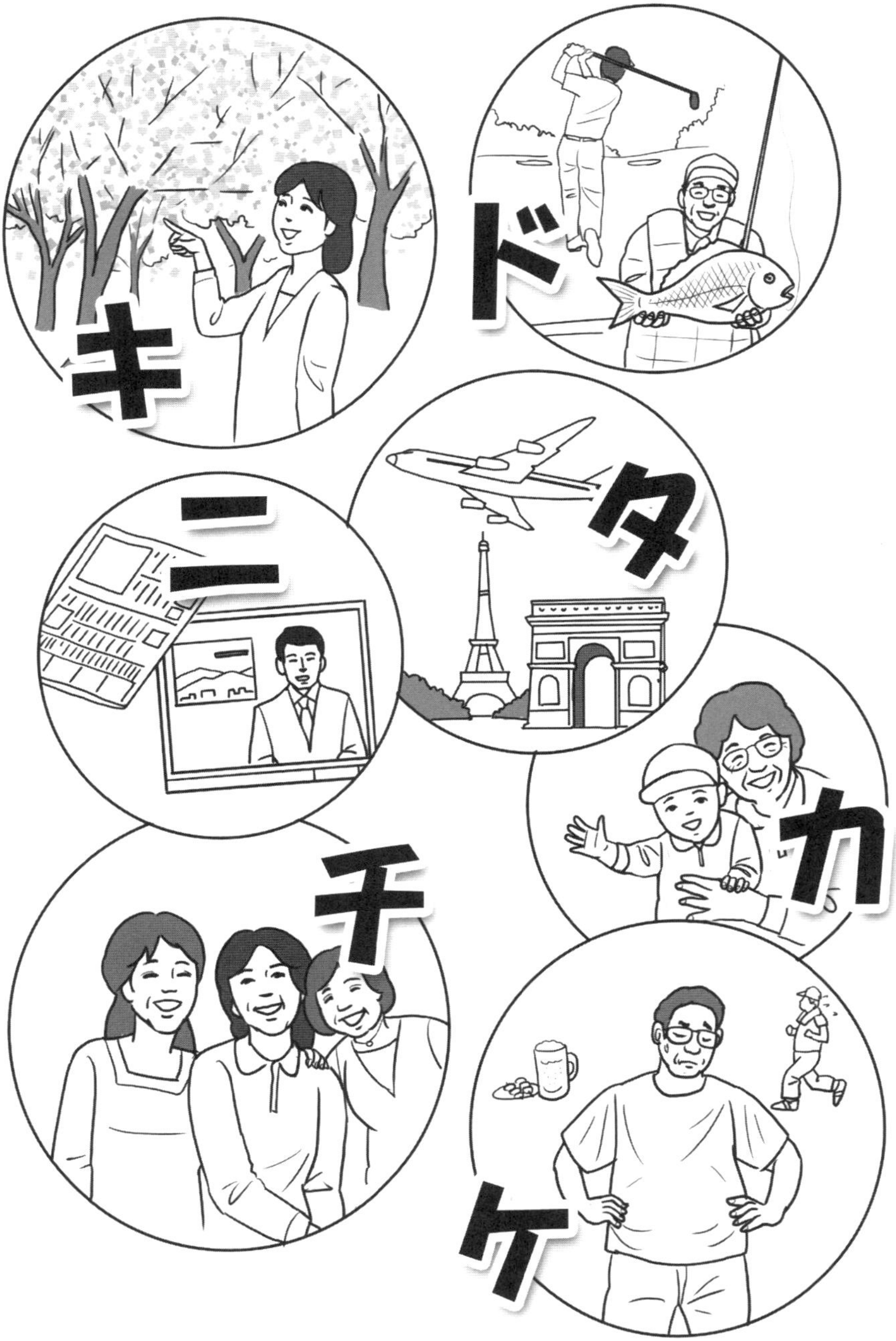
キ
ド
ニ
タ
カ
チ
ケ

55 話題づくりでコミュニケーションを図ろう②

サ……酒の話題：お酒にはいろいろな種類があり、好きな人にとっては話題に事欠きません。「○○さんはオーパス・ワンをよく飲まれるのですか！　私が飲むワインと何が違うのでしょう？」など。

シ……仕事の話題：仕事のグチや成功体験を、心がけて聞くようにすると喜ばれます。「昇進されたのですか、おめでとうございます！　忙しくなりますから、身体のケアも大事ですよ」など。

衣……服やアクセサリーの話題：服やアクセサリーにお金をかけている人も多く、また好みなどの自己主張が一番現われるのも服ですから、注意深く観察して話題にしたいものです。「今日お召しの服、よくお似合いですね。どちらで買われているのですか？」など。

食……食べ物・飲食店などの話題：食べ物には誰でも関心がありますし、健康にも関わることですから、話題にもしやすいものです。毎日の献立やおいしいレストラン情報、そして栄養の摂り方のアドバイスなどが喜ばれます。「近くの○○という和食のお店が、おいしいという噂ですよ」など。

住……住まいの話題：住まいに関することも、日々の生活に密着しているので、絶好の話題です。インテリアやリフォーム、庭の草花、部屋の模様替えの話などがいいでしょう。「最近、家庭菜園をされているそうですね。どのような野菜を育てられているのですか？」など。

ところで、政治や宗教などの話は厳禁です。このような話は、信条によって意見が正反対の場合があるので要注意です。「○○首相は久しぶりに信頼できる人ですね。ただ△△党自体は好きではないんですけどね」などの話をした後、来院が途絶え、おかしいなと思っていたら、実はその患者は、△△党の熱烈な支持者だったことがわかったという話も実際にあります。

話題づくりのためには、ネットや新聞、本を読む等、常に情報のアンテナを張っておく必要があります。そして、様々なところに足を運んで見聞を広めるなど、知識と経験を重ねて、人間の幅を広げることが、多くの人と円滑なコミュニケーションを図るためには必要です。

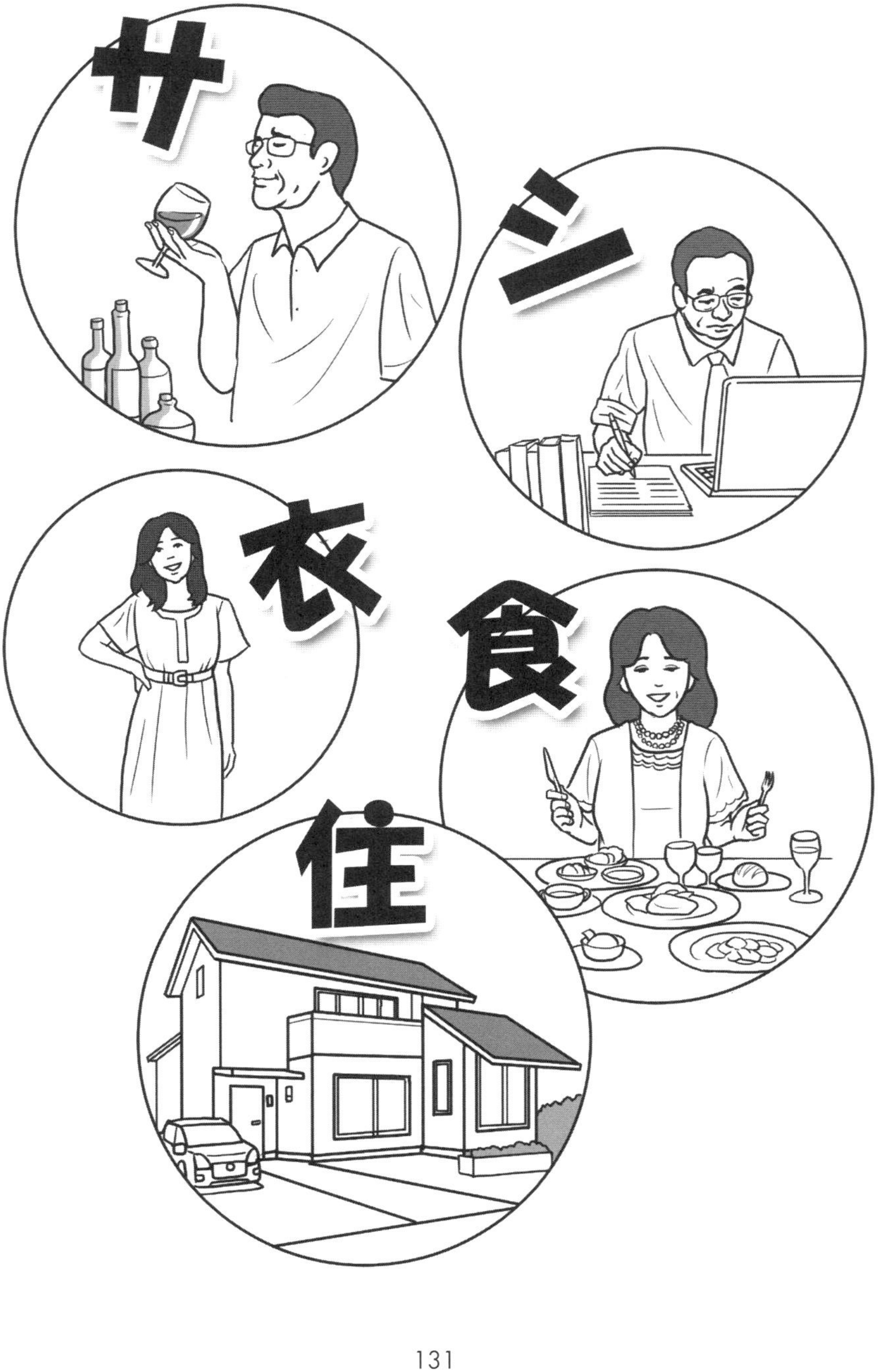
サ
シ
衣
食
住

56 「スペシャルな接客」から学ぶ

●ストレスのない場を提供する

「本当に気持ちのいい対応」とは、「問題が発生しないことだ」ということに、ふと気づいたときがあります。それは世界各国に点在していて、知名度も上がってきた、アマンリゾーツから帰ってきたときのことです。

　実際に体験してみないとわからないと思いますが、アマンリゾーツは、気持ちのいい対応と言うより、ごく自然な対応でした。海外旅行に行くと楽しい反面、慣れない場所で言葉も通じないし、日本に比べて危険が多いことでストレスを感じます。しかし、アマンリゾーツから帰ってきて気づいたことが、「何の問題も発生しなかった」ということです。そこで、「スペシャルな接客」とは、「問題が発生しない」＝「ストレスのない場の提供」ということではないか、と確信したのです。

　ここで言う「何の問題も発生しなかった」とは、単に「トラブルがなかった」というレベルの話ではなく、私が心地よいと思う気遣いの対応、応接といった接客そのものに対して、「私が、何ら問題を感じなかった」というレベルのことなのです。

●「何の問題も感じない」サービス

「スペシャルな接客」を実現している組織が、何に目を向けているかと言うと、「お客様一人一人に興味を持って、全力でおもてなしをしようという『強い意識を持つしくみ』をつくる」ことです。

　このような組織は、とにかく顧客情報を詳細に集めて社員全員で共有し、その情報を活用することで、常に「お客様に喜んでもらうために知恵を絞る」ことが意識づけられています。

　来院してから帰るまで、すべての患者が何の問題も感じないで過ごすことを想像してみてください。

　その状況を味わった患者が、もし、何らかの事情で他の治療院に行ったとしても、その治療院に対してストレスを感じたら、きっとあなたの治療院に戻ってくるはずです。そうなれば、今後は高かろうが遠かろうが、あなたの治療院に通い続けるでしょう。私がアマンリゾーツ以外のホテルにあまり期待しないのと同じように……。

私が滞在したアマンリゾーツ（Aman Resorts）

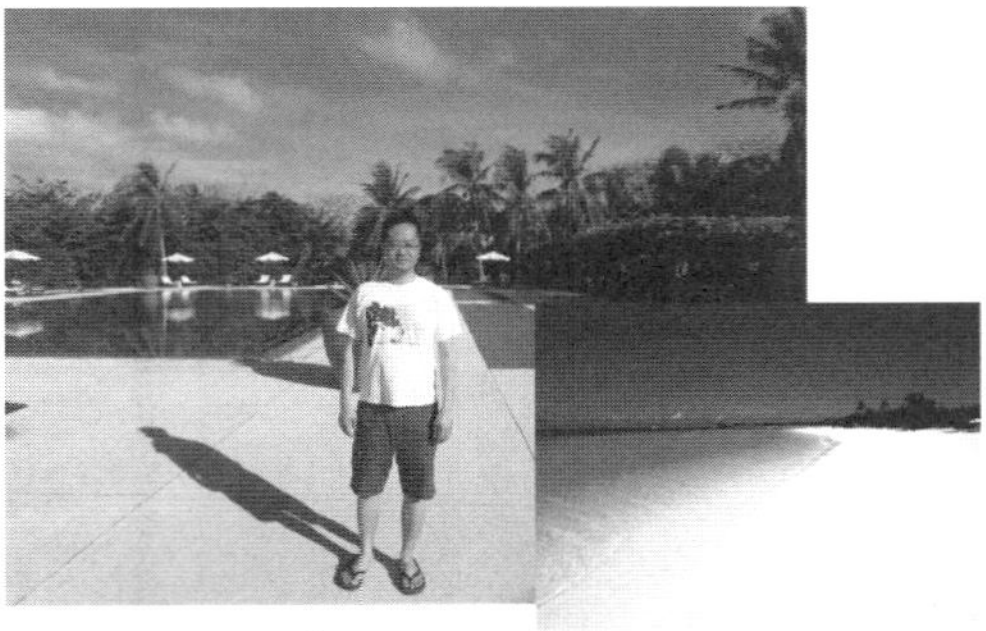

アマンプロ (Amanpulo)

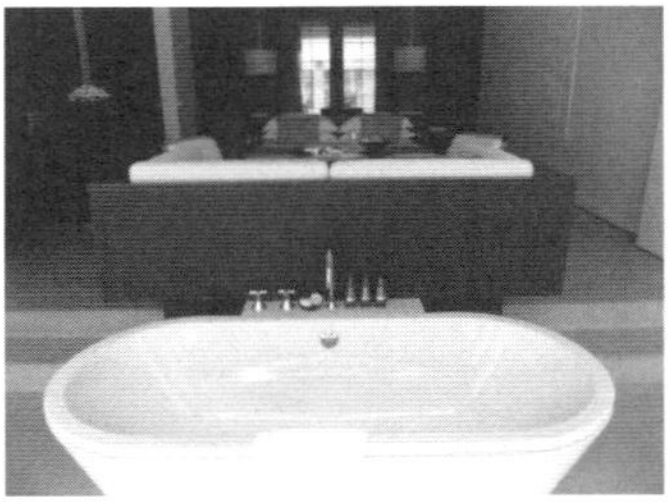

アマンサラ (Amansara)

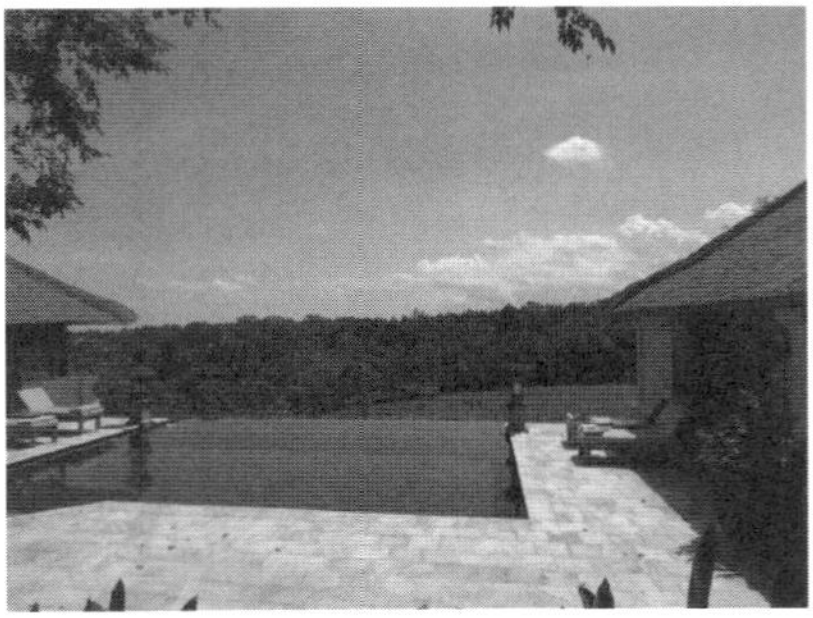

アマンダリ (Amandari)

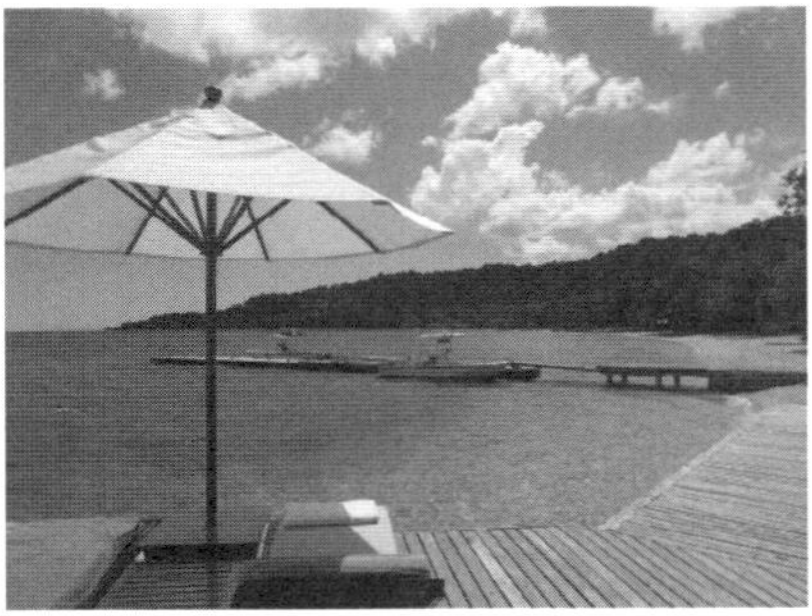

アマンワナ (Amanwana)

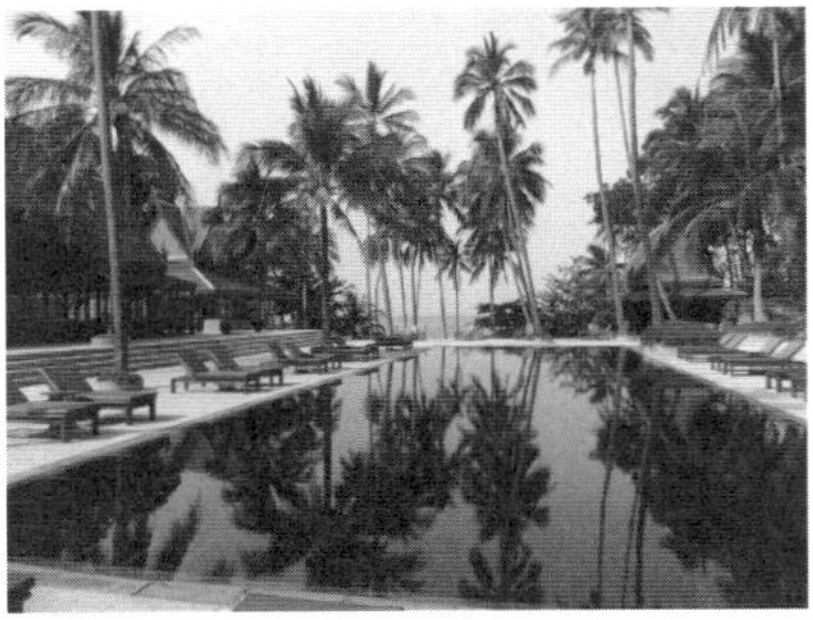

アマンプリ (Amanpuri)

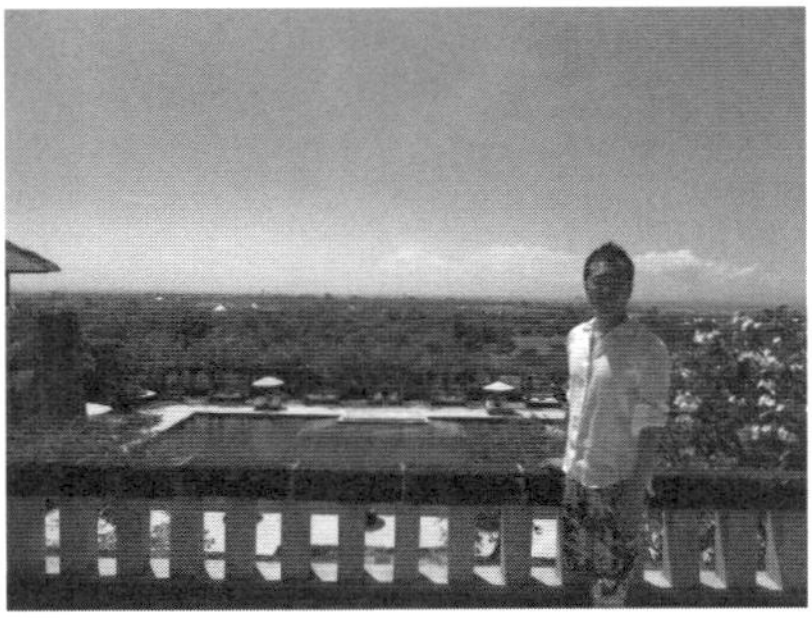

アマヌサ (Amanusa)

57 クレーム対応力が治療院の将来を決める

●怖い「潜在クレーム」

治療院だけでなく、どのような商売でもクレームは避けて通れません。人間がすることですから、どれだけ細心の注意を払ってもトラブルは発生します。

大事なことは、クレームがあった事実を素直に受け止めて誠実に対応し、教訓として今後に活かすことです。

では、クレームとは何かと言うと、「患者から見たサービスに対する不満の発露」ということになります。

しかし、不満に思ったからと言って、全員がそれを直接言ってくるでしょうか？　実は、不満を持っている患者の①10％は直接言ってくる、②30％は黙っている、③60％は他人に話す、という統計が出ています。

みなさんも飲食店で、ゴキブリが這っていた、食べ物の中に髪の毛が入っていたなどの理由で、「もう二度と来ない！」と思っても、店員には言わない人もいると思います。これを「潜在クレーム」と言います。

●感謝すべきはクレームを言ってくれる患者

みなさんの治療院でも、なぜか突然、来なくなった患者はいませんか？　何を言いたいかと言うと、「直接クレームを言ってくれる人はありがたい」ということです。

治療院も、「待ち時間が長過ぎる」「治療によってかえって痛みが強くなった」など、直接クレームを言ってくれる患者には感謝すべきなのです。しかも、クレームを言ってくれた人に誠意を持って対応すると、逆にファンの固定患者になって、他の患者を紹介してくれるようになることも多いのです。

しかし、不満を持っている患者の60％が、「悪い口コミ」をしてしまうのです。最近では、「悪い口コミ」がインターネットで大きく広められるリスクもあります。そこで定期的に患者からアンケートを取るなど、日頃から患者満足には気をつける必要があります。

また、患者は受付でクレームを言う場合も多くあります。クレームを多く聞くようになった受付スタッフが、自院に対して不信感を募らせて、アンチ自院になる例も多く見てきました。受付とのコミュニケーションを十分に図って、クレーム改善を行なうことも重要です。

クレームへの対処法

電話による明らかなクレームの場合

まず、受付スタッフで対応する（確実に聞き取りを行なう）

1. お詫びの言葉 …『申し訳ございません』
2. クレーム内容を聞き取り、メモをとる
3. 住所、氏名、電話番号をメモする
4. あらためて電話をする旨を約束する
5. 院長に報告する

聞き取り時の注意点

1. 安易に謝罪をしない
2. 反論しない
3. 言い訳をしない
4. 相手の言い分は最後まで聞き取る
5. 「院長に確認して折り返し連絡致します」と伝えて、いったん電話を切る

クレームの分類

分 類	対応者レベル	クレーム内容（例）	患者の感情レベル
軽度のクレーム	スタッフ（担当者）	・待ち時間が長い ・言葉遣いが悪い ・タオルが臭い ・順番を間違えた	親切心 ちょっとした注意
中度のクレーム	院長（分院長）	・施術への不満 ・度重なるミス	多少の怒り 興奮状態
重度のクレーム	院長（オーナー）	・施術後の強い痛み ・説明と改善度合の大きなギャップ	怒り・興奮を通り越した激怒

※クレーム内容よりも患者の感情レベルを優先した処理を行なうこと!!
※クレームの内容（例）が軽度であっても、感情レベルが重度であれば、院長（分院長）レベルでの処理を行なう
※患者の感情レベルが軽度であっても、重度のクレーム内容の際には、院長（オーナー）レベルでの処理を実施する

7章

こうすれば上手くいく！来院患者分析のやり方

58 来院患者分析の目的とは？

まず自院の全体像を把握する

私はコンサルティング先のクライアントに、いくつかの患者分析を行なってもらっています。私が常に現場を見ていることはできないし、数字で判断しなければならないことも多いからです。

長年コンサルタントの仕事を続けて、ずっと分析結果を見ていると、「数字が話しかけてくる」ようになりました。分析結果から、患者の待ち時間が長くなってしまっているとか、スタッフのモチベーションの状態、スタッフ同士の関係に問題が発生したかどうか、までわかってきます。

この章で紹介する分析内容をすべて実施することができれば、自院の全体像が概ね理解できると思います。

自院の業績が落ちている原因がわからない場合は、来院患者分析をすることによって、何らかの原因が見えてくるでしょう。しかし、患者分析をしても、記録として残しておくだけに留まっていて、どう活かせばいいのかがよくわからない人が多いようです。

長所を伸ばす戦略を立てる

とくに現在のように治療院の競合が激しい中では、経営上の問題が起きた場合には素早く対応する必要があるので、来院患者の分析を行なうことが重要なのです。

その分析に基づいて、どのような院内対策を行なっていくのか、あるいは、ポスティングの実施やハガキの発送対象患者をどのように選定するかなど、具体的に考えていくことが必要になります。

繁盛院は、必ずしっかりとしたコンセプトと問題解決力を持っており、それを強みとして他院と差別化しています。

繁盛院にするためには、自院の強みを活かすことが先決です。ツキのないもの（短所）を是正するより、ツキのあるもの（長所）を伸ばしたほうが効率的です。

ですから自院の現状を知り、新患数・再来率向上を図るためにはどのような対策を講じればいいのか、戦略を立案するためにも、この章で紹介する来院患者分析を行なう必要があります。

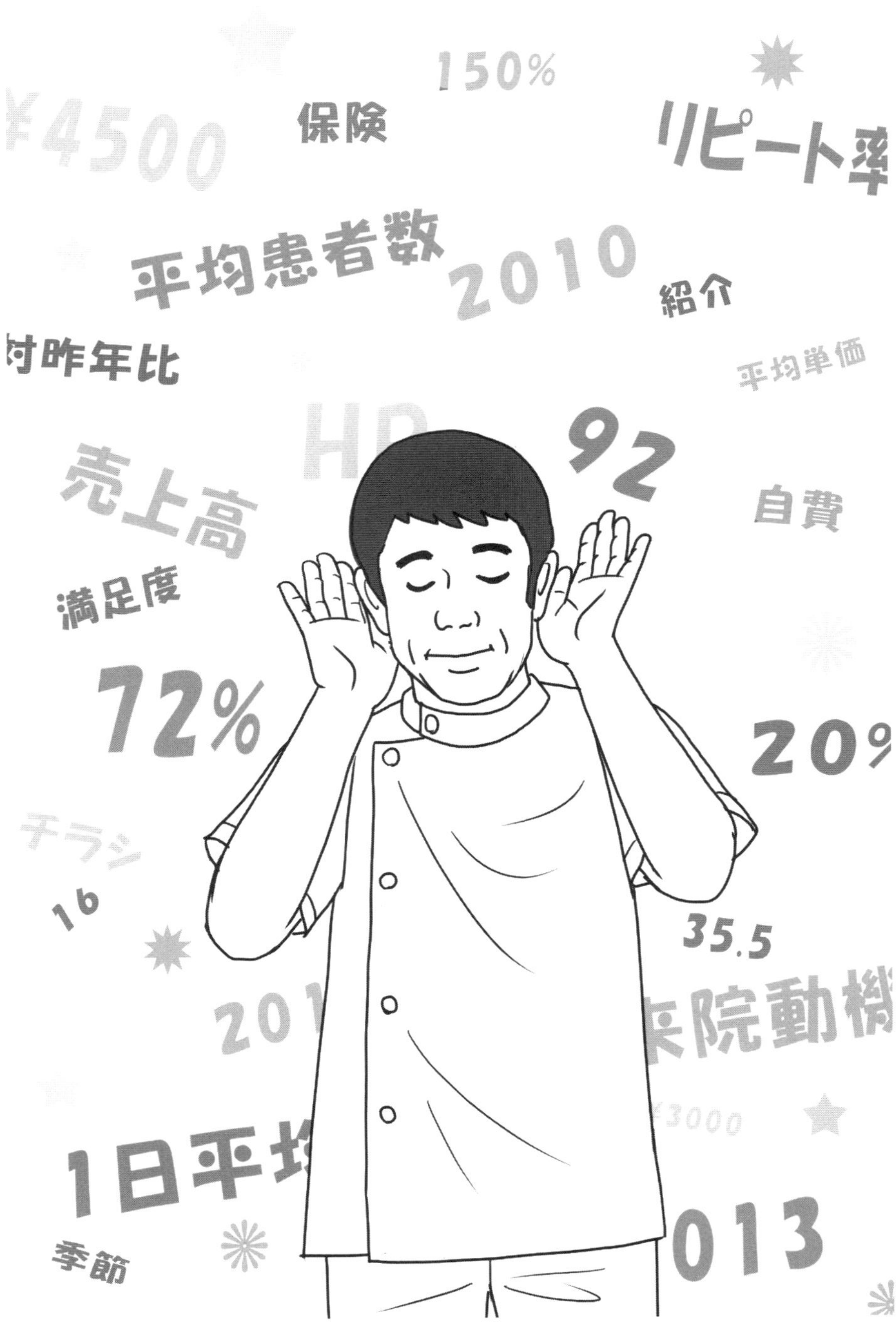
150%
¥4500
保険
平均患者数
2010
紹介
平均単価
売上高
92
自費
満足度
72%
チラシ
16
35.5
¥3000
季節

59

患者数と単価を把握し分析する

●来院患者分析のポイント

来院患者分析で基本となるのは患者数の分析です。日々の患者数を把握し、週ごと、月ごとに集計します。整骨院は、「保険」「完全自費」「交通事故」で分けて集計します。また、患者一人当たりの単価も把握しておきましょう。

整骨院では、保険だけでなく、医療機器や鍼灸等による自費併用、そして完全自費の患者が不可欠になっていますから、単価の把握をしつつ自費率を上げていく対策を講じる必要があります。

ところで、自院の地域の市場規模によって、患者数と単価の限界が発生します。完全自費の治療院は、整骨院が自費化していく中で、患者数を伸ばしていかなければならない、という課題に直面します。

私のこれまでの経験上、保険と完全自費の患者の層は違うので、完全自費の患者の獲得競争となります。そこでこれからは、たしかな戦略が求められます。ここでは、来院患者の分析内容とポイントを解説します。

①１日平均患者数……治療院で最も重要になる数値は、「１日平均患者数」です。この数値は、１ヶ月の総延べ来院患者数を営業日数で割れば算出できます。

私のコンサルティング先では、他院との比較をわかりやすくするために、半日診療にしている日は、０・５日計算にして算出してもらっています。

②昨年と比較した今年の患者数（昨対比率）……一般的に冬場は患者数が少なく、春や秋には患者数が多くなるなど、季節ごとに患者数は違ってくるので、単純に前月と比べるよりも、昨年の同月と今年の同月の患者数を比較するほうが意味があります。また、年ごとの状況の推移をよりわかりやすく分析するためには、できれば過去３ヶ年分で比較することがベストです。

③平均単価……「売上高÷総延べ患者数」で算出できますが、これも月ごとに集計していきます。単価に関しては、前月との比較、および昨年と比較して分析します。単価アップを進めている場合は、必ず単価アップ対策が数字に反映しているかどうかをチェックしましょう。

1日平均患者数

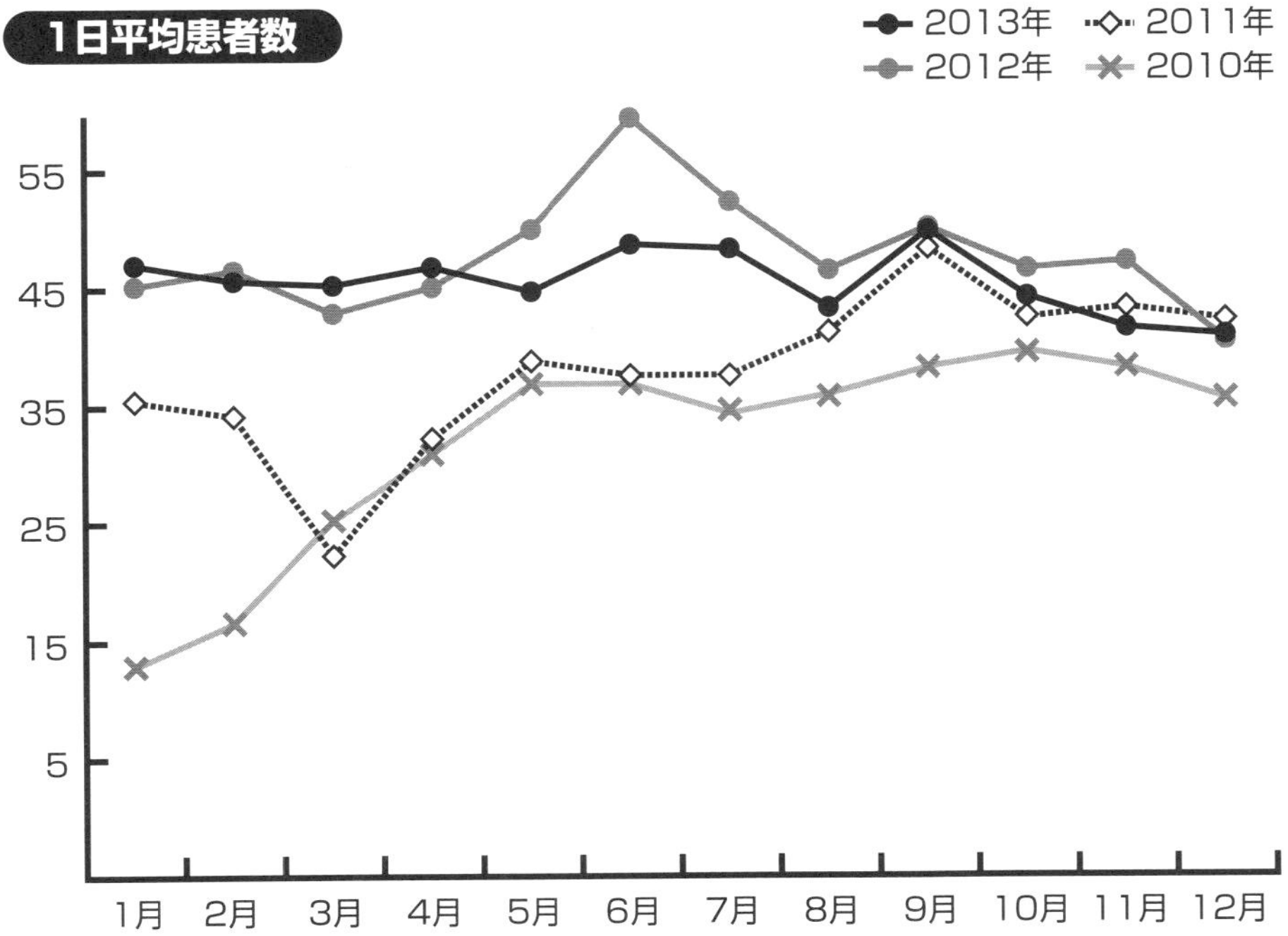

平均単価

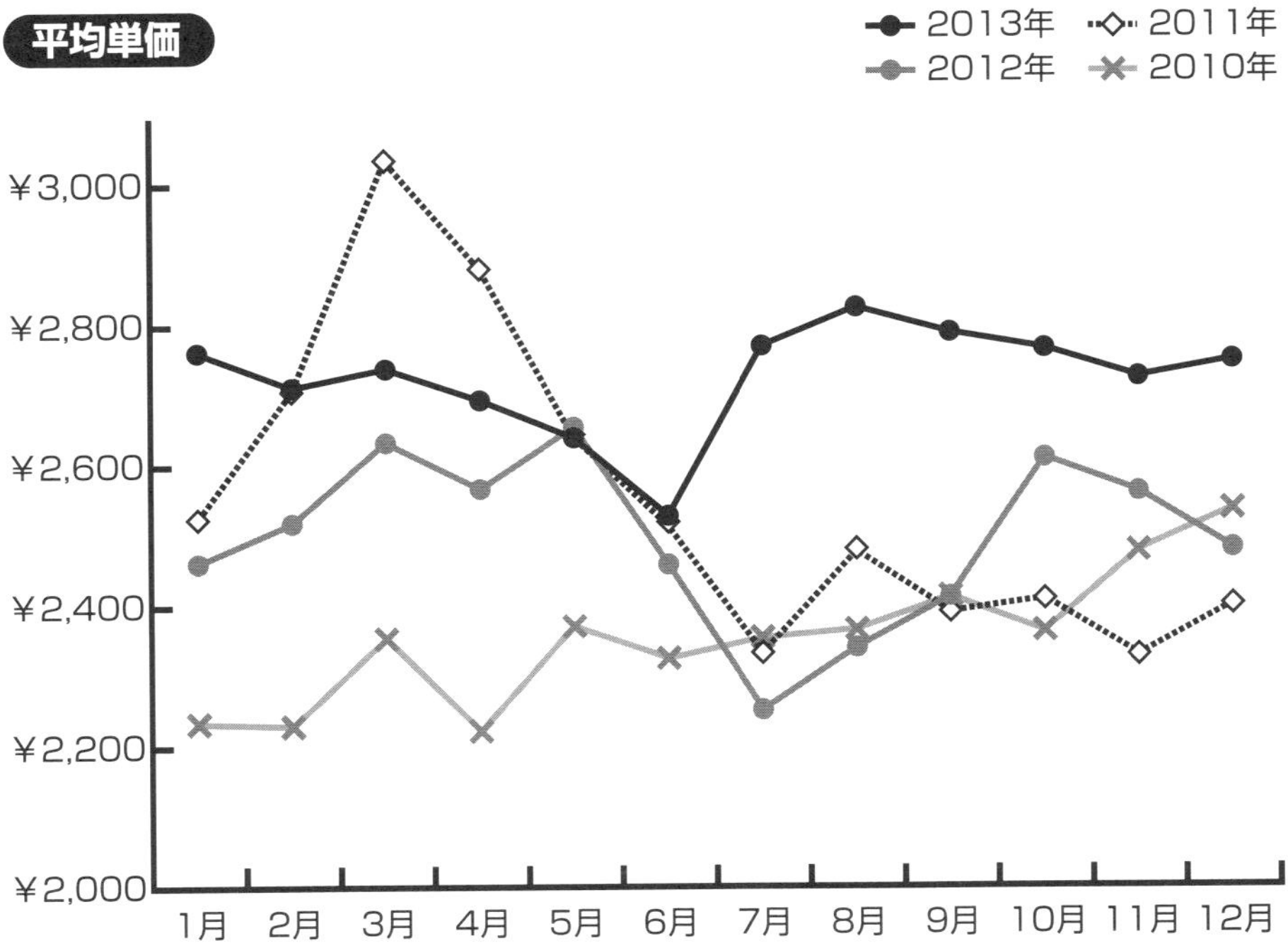

60 男女比率は院経営の重要な指標

●男性患者が多い治療院は危ない？

「来院患者の男女比率を調べてみたことはありますか？」。コンサルティング先でこう質問すると、「だいたい女性が70％で、男性が30％くらいでしょうか」などと院長が言います。それから正確な数字を出してもらうと、実際は女性が50％、男性が50％だったなど、ほとんどが外れます。感覚と実数は違うのです。しかしこれは、非常に恐ろしいことなのです。

私のこれまでの経験から言うと、女性比率の高い院は繁盛院、あるいはこれから繁盛する力を持った院です。逆に男性比率の高い院は、注意したほうがいい院です。

私はこの現象を、「男性比率が高い＝女性に敬遠されている」と捉えています。これは、説明に女性への配慮を欠いた表現が多い、掃除が行き届いていない、女性に対する心配りが薄いなど、女性にとって居心地の悪い院の雰囲気が原因になっていることがほとんどです。

とくにシビアな目を持っている、40～60代の女性から支持を受けられるかどうかがポイントです。実際、多くの治療院のターゲットは間違いなく女性です。しかも、口コミは、ほとんどが女性によって広められます。コンサルティング先の治療院では、紹介者の80％は女性です。

●女性患者比率70％超えを目指す

みなさんの治療院でも、新患を紹介してくれる患者のほとんどは女性ではないでしょうか。女性が好む院づくりをしなければ、来院患者数が増えないのは必然です。

ですから、まだ男女比率の分析をしていない治療院は、今すぐにでも、まずは前月1ヶ月分と前年1年分の男女比率を調べてみてください。

女性比率が70％を超える院は、女性に対してしっかり配慮している院だと言えます。さらに女性に受け入れられる院づくりを進めていきましょう。

男性比率が女性比率よりも高くなっている院は、女性に対する配慮に欠けた部分がある、と疑ってみることが必要でしょう。自分自身で原因がわからない場合は、第三者の女性や専門家に尋ねてみるといいでしょう。

数字は正確ですし、ウソをつきません。

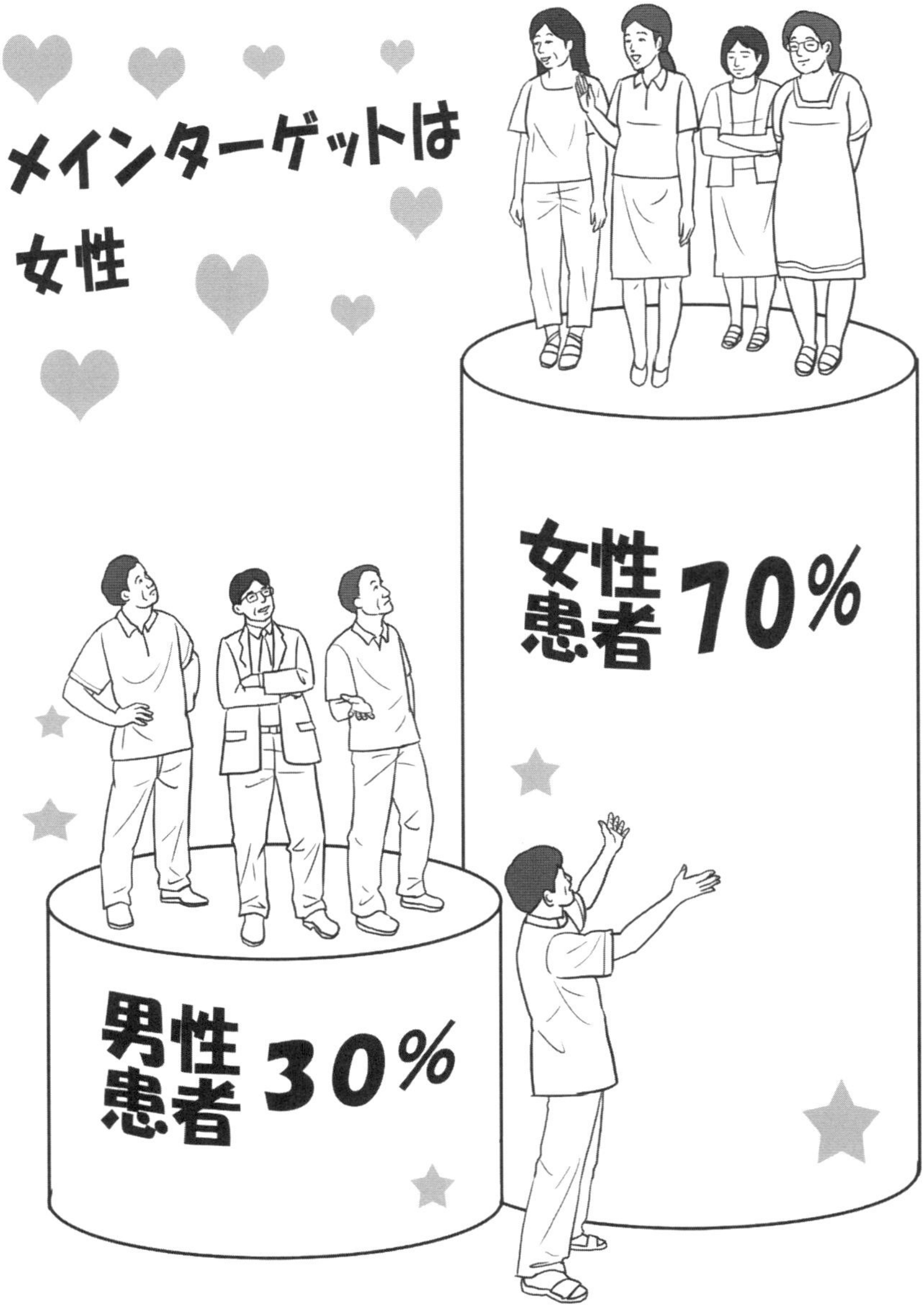
メインターゲットは
女性
女性患者70%
男性患者30%

61 新患・再来リピート患者の分析①

●戦略的投資の検証で精度を上げる

治療院経営のポイントは、「新患数を増やすことと、再来リピート率を上げることに、どれだけの投資と努力をするか」しかありません。この精度を上げることができれば繁盛院、精度が低いと不振院になります。

言葉で言ってしまうと、しごく単純です。しかし、その中身は、新患では、「ホームページ」「SEO対策」「看板」「チラシ」「ポスティング」「商圏エリア設定」「紹介のもらい方」等で、再来リピートでは、「治療力」「問診力」「説明力」「接遇」「ハガキ等の郵送物」「メルマガ」「内装設備」「スタッフ教育」等。そして両方に影響を与えるブランド化、料金設定など、多岐にわたるのです。

このように新患数を増やし、再来リピート率を上げる、数ある方法の中から、強化する項目を決めて計画的に投資と努力を行なったら、何がうまくいって何がうまくいかなかったのか、検証する必要があります。

投資と努力の結果、数字が変わったかどうかを分析することによって、今後の方向性を変更すべきか続けるべきか、さらに投資と努力を増大させるべきかどうかの判断をしながら、精度を上げ続けることが経営なのです。

●インターネットが新患のカギを握る

新患分析では、どういうきっかけで来院したかを問診票の中で選択記入してもらったり、問診時に聞き出す必要があります。ホームページ、紹介、看板、チラシの何をきっかけにして来院したかを分析し、今後の集患戦略に活かす必要があるからです。

ホームページからの来院が多い場合は、さらにインターネット関連への投資を増やし、ポスティングが多ければ、回数を増やす戦略を取ります。来院のきっかけの上位になっている項目に、さらに力を入れていくことが、投資効率を高めます。

現実に、新患数を上げるには、ホームページを含めたインターネット情報がカギを握る時代になっています。インターネットの活用に効率よく取り組んで、精度を上げている治療院が繁盛院になっているのは、私のコンサルティング先でも明確になっています。

新患数

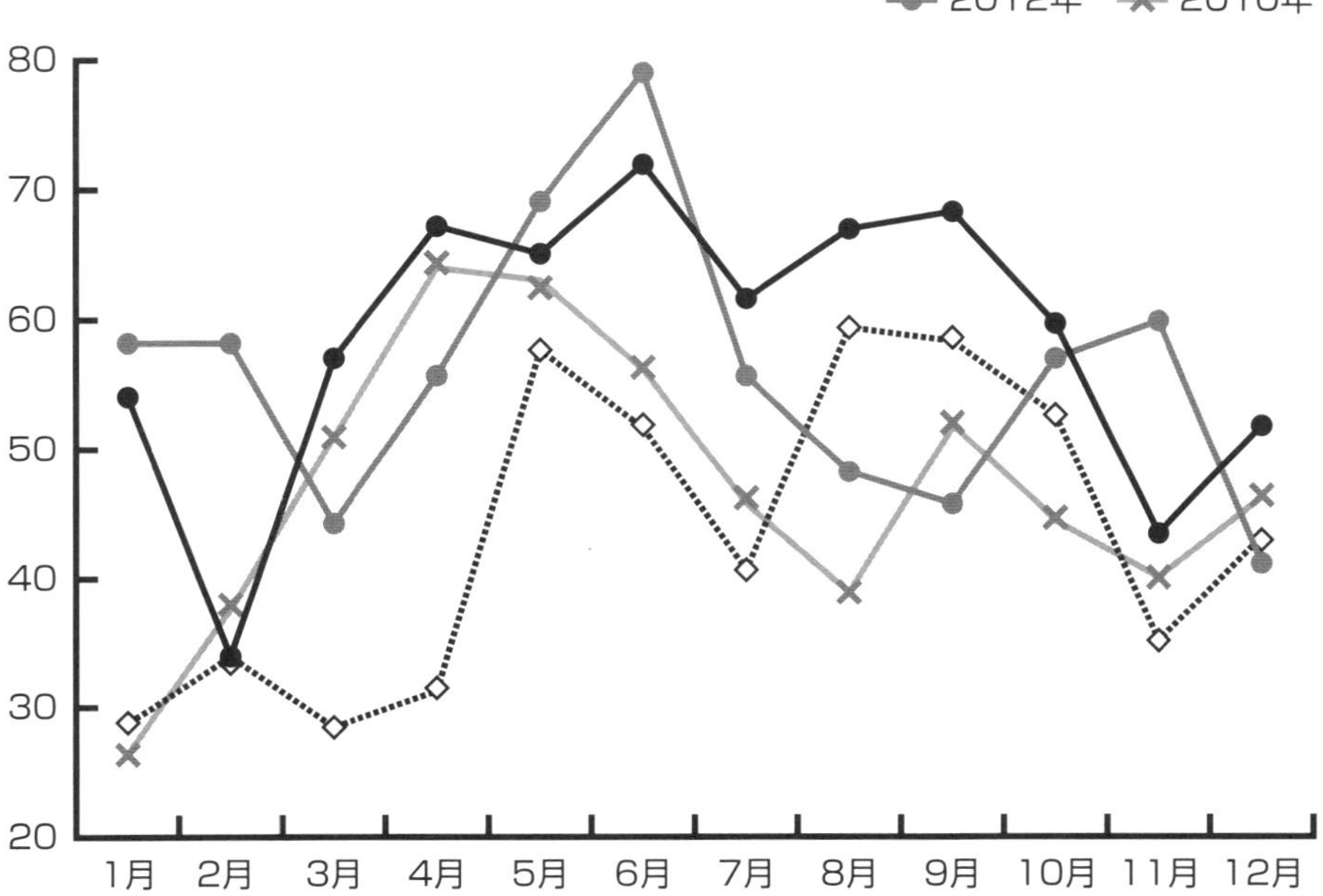
2013年
2011年
2012年
2010年
80
70
60
50
40
30
20
1月
2月
3月
4月
5月
6月
7月
8月
9月
10月
11月
12月

来院動機（HP）

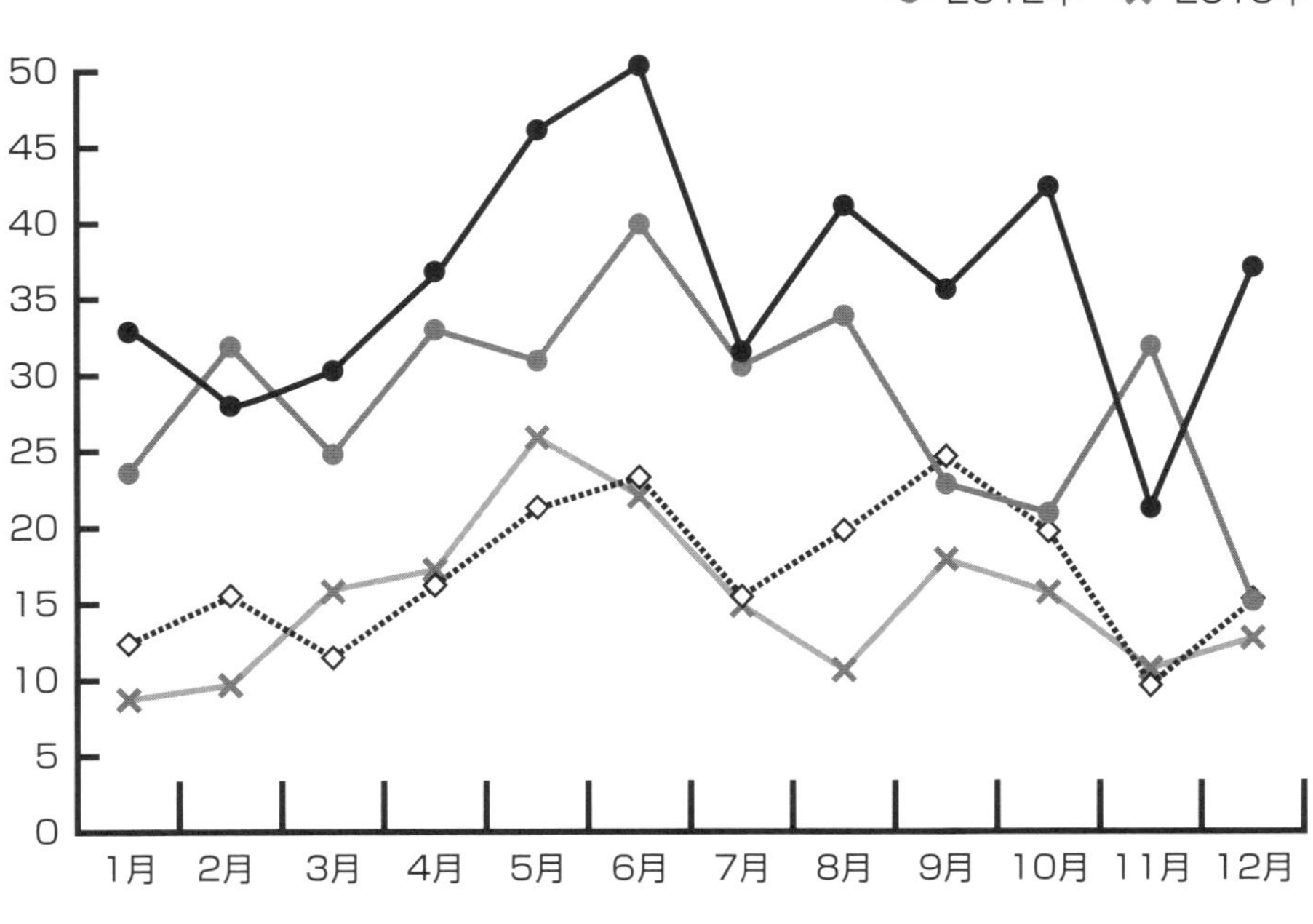
2013年
2011年
2012年
2010年
50
45
40
35
30
25
20
15
10
5
0
1月
2月
3月
4月
5月
6月
7月
8月
9月
10月
11月
12月

62 新患・再来リピート患者の分析②

リピート率の算出の仕方

再来リピート患者分析は、新患分析よりも複雑です。新患は、ホームページ、看板、チラシなど、紹介以外はマーケティングに関わることであり、よくも悪くも数字を分析すれば、要因はほぼ完璧にわかります。

しかし、リピート来院のあるなしの分析は、容易ではありません。治療院は、「症状がよくなったから来なくなる」こともありますし、前項でも挙げたように、再来リピートの要因は多岐にわたるからです。

治療院でリピート率を算出している院は少ないでしょうが、まずは5回目までのリピート率を算出してみましょう。たとえば、今が11月初旬であれば、8月の新患分析を行ないます。継続来院している人なら、約2ヶ月あれば、5回目まで概ね来院できるというのが理由です。

8月の新患数が30人と仮定すると、その中で2回目来院した人の合計が24人なら、リピート率は80％、5回目来院した人の合計が6人なら、リピート率は20％となります。

リピート率の利用の仕方

これを毎月算出し、分析します。そうすることで、たとえば治療内容を変更する等、大きな変更を行なった場合に、リピート率がよくなっていたら、「その変更は正しかった」という分析ができます。

実際、院内で様々な取り組みをする上で、リピート率の分析は不可欠だと私は考えています。

私の複数のコンサルティング先で、リピート率を分析してきた結果をくわしく見たところ、面白い事実を発見することができました。

それは、整骨院の新患で来院した患者が、何回来院したかの統計で、治療院の力を測ることができることがわかったのです。実力のある治療院は、2回目来院率90％以上、3回目来院率70％以上、5回目来院率50％以上をコンスタントにたたき出しています。

自費院だと、2回目来院率90％以上、3回目来院率60％以上、5回目来院率40％以上が目安になります。

ぜひ参考にしてください。

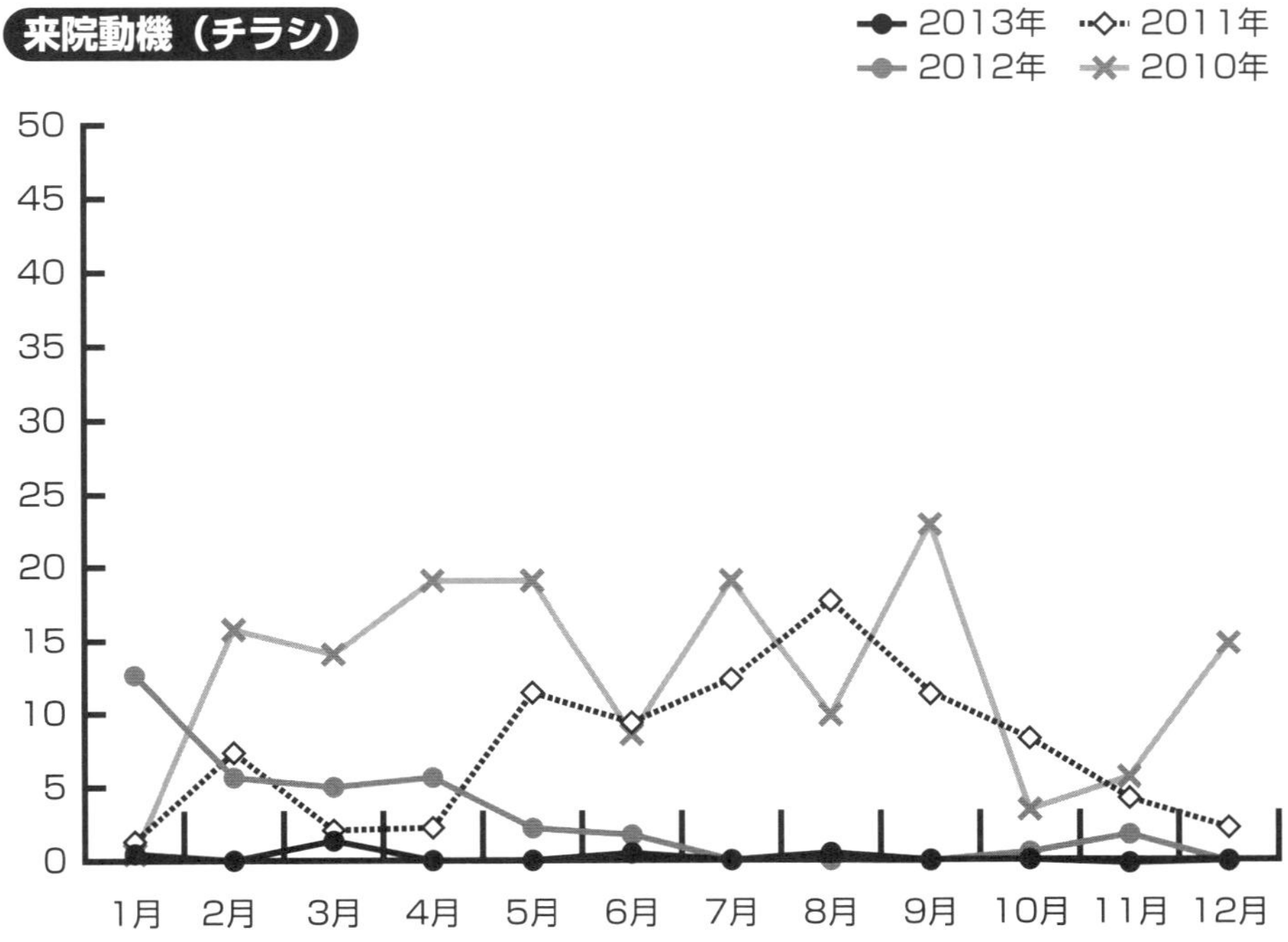
来院動機（チラシ）
2013年
2011年
2012年
2010年
50
45
40
35
30
25
20
15
10
5
0
1月
2月
3月
4月
5月
6月
7月
8月
9月
10月
11月
12月

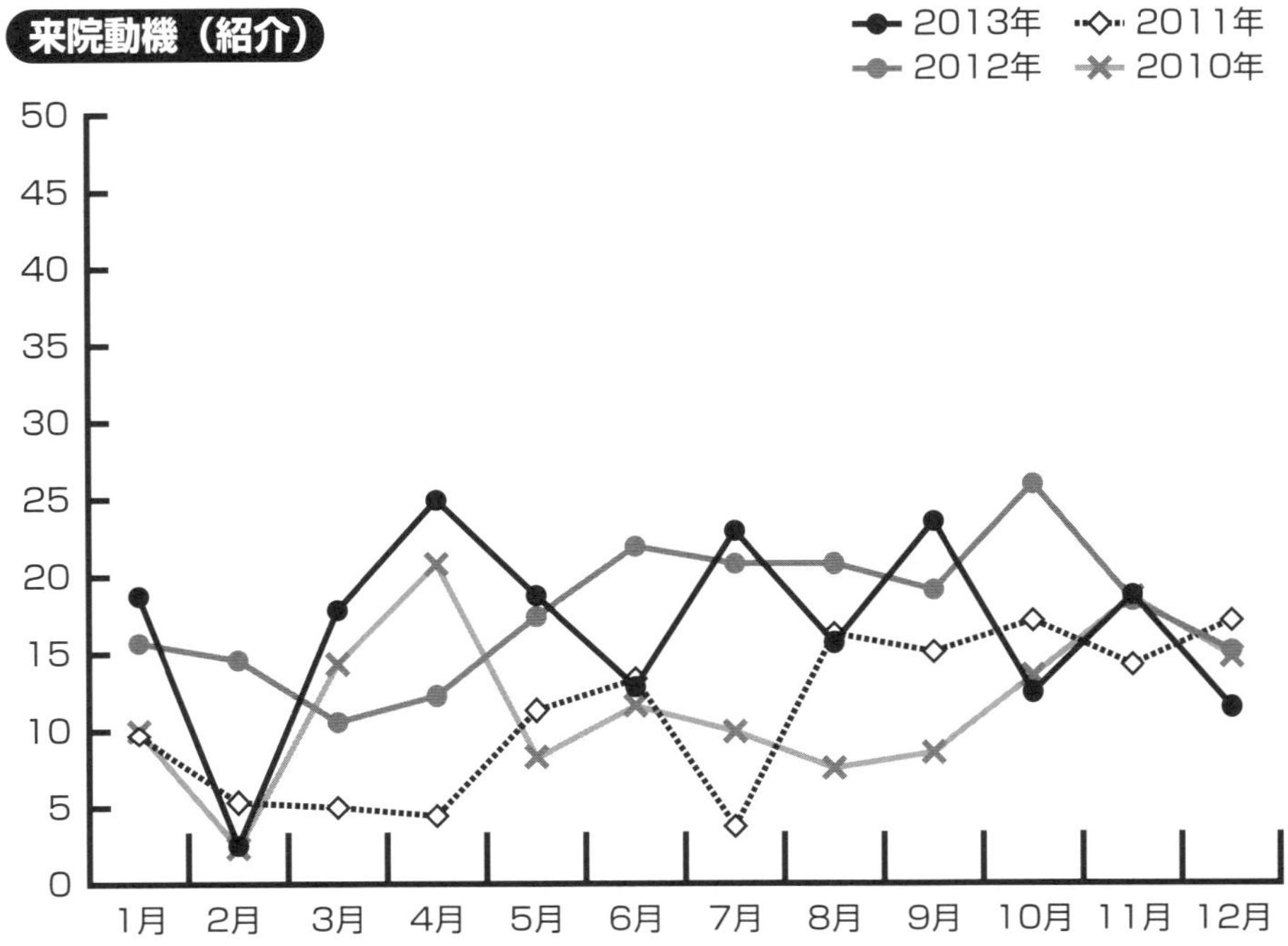
来院動機（紹介）
2013年
2011年
2012年
2010年
50
45
40
35
30
25
20
15
10
5
0
1月
2月
3月
4月
5月
6月
7月
8月
9月
10月
11月
12月

63 来院患者のランク分けをしよう

●ファン・信者を増やす

来院している患者全員が大事なことは当然ですが、治療院経営では、ファンや信者を一人でも増やすことを考えることが非常に重要です。

ファンや信者は誰か、ということを考えたとき、院長ならすぐに何人も頭に思い浮かぶと思います。それももちろん重要なのですが、一方で、ファンや信者という上得意患者は誰かを、数字で分析する必要があります。なぜなら何度も述べたように、「感じていること」と「分析したこと」が違うことが非常に多いからです。

来院患者の分析を行なう手法に、RFM分析という方法があります。これは、①R（Recency：直近）直近に来院した日、②F（Frequency：頻度）来院回数の多さ、③M（Monetary：金額）施術金額の大きさ、それに、④紹介した人・紹介された人、を加えたものを判断材料にして、分析を行ないます。

評価のウエイトは、高い順に、④→①→②→③にするのが一般的です。ウエイトを考慮した上で並べ替え、上位20％が上得意患者と言うことができます。

●投資を少なくできる理想の治療院

また、CRM（Customer Relationship Management：顧客関係管理）という手法があります。これは簡単に言えば、患者との関係を強化するために、「個別対応」を行なうことです。

具体的には、患者ごとに、「誕生日ハガキを送付した」こと、あるいは、会話の中で話題になったこと、たとえば、「1月に九州旅行に行った」「最近ダンス教室に通い始めた」ことなどをカルテ等に書き留めて、きめの細かい対応をすることです。

このように、「治療を中心として、強い思いで患者に関わっていること」を記録に残して継続すれば、必ずその強い思いを感じてくれる患者が増えてきます。

こうした努力の積み重ねによってファンや信者も増えていきます。ファンや信者が増えれば、新患獲得への投資を少なくして、再来リピートと紹介が中心となる理想の治療院に近づくことができます。

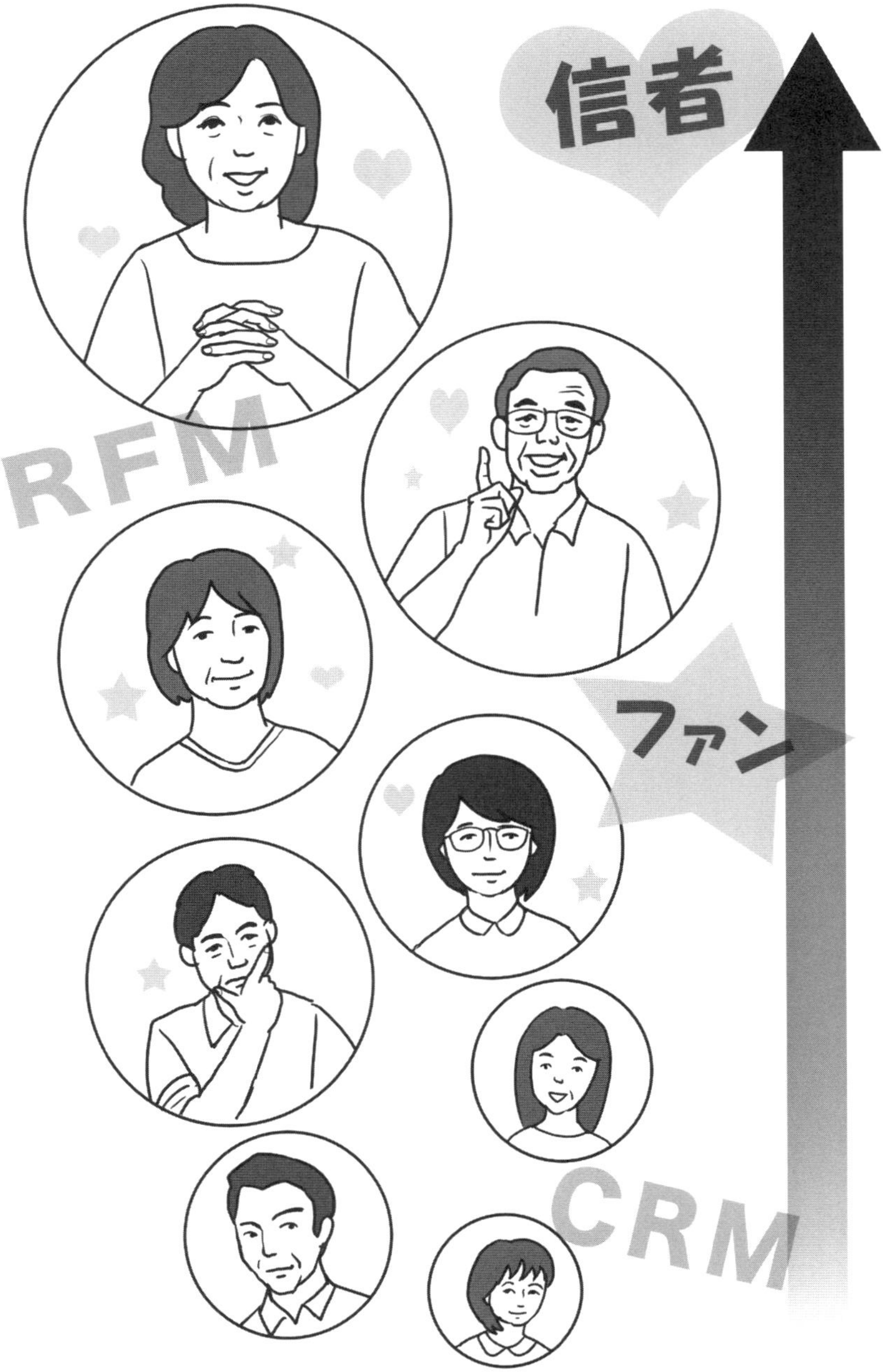
信者
RFM
ファン
CRM

64 アンケートを取って院経営に活かそう

●アンケートで自院の本当の姿を知る

自院の長所と短所を知るには、アンケートを活用するといいでしょう。患者にアンケートを取ることで、患者のニーズや意見を吸収し、今後の自院運営に活かすことができます。また、アンケートに書かれたことの中で、よいコメントについては、「患者さんの喜びの声」としてホームページに掲載したり、待合室に掲示したり、院内ニュースなどで紹介します。

当然のことですが、「患者さんの喜びの声」を活用するに当たっては、本人の承諾が必要ですので、あらかじめアンケート内で確認しておきましょう。

●アンケートの取り方と活用の仕方

アンケートの取り方としては、大きく分けて以下の2つの方法があります。

○来院患者へのアンケートの方法……月初から1～2週間ほどの期間を設けて、来院時に患者全員に受付でアンケート用紙を渡します。先月来院した人のカルテには、あらかじめ用紙を挟んでおくと、二重渡しを防ぐことができます。そして専用のアンケート箱に投函してもらいます。待合室で書いてもらってもいいのですが、持ち帰ってもらって、次回来院時に持参してもらうほうが、より内容の濃いものになります。

○前回来院から間の空いている患者へのアンケートの方法……封書にアンケート用紙と返信用封筒を同封して郵送します。来院しなくなった人に送るのですから、「来院患者へのアンケート」とは比べものにならない、ときには辛辣過ぎてモチベーションが下がるほどの本音の意見を書いてもらえます。

自院の改革が必要だと感じたり、何が原因で不振に陥っているのかわからなくなったときに実施すると、効果的です。

記入されているアンケート内容を分析して、問題点や改善点を洗い出した上で、採用できることとできないことを選択して、採用したことは実行して院内の掲示板等で報告しましょう。加えて、ホームページやブログ等で報告するといいでしょう。

アンケートの内容例

アンケートにご協力ください！

皆さまが当院をお選びいただいたことに心から感謝いたします。皆さまにさらに喜ばれ満足される今後の整骨院づくりにご協力いただければ幸いです。

該当するものに○をおつけ下さい。

【性別・年齢】　男・女　～２０代　３０代　４０代　５０代　６０代　７０代～

【　ご職業　】　自営　会社員　主婦　無職　その他

Ｑ１．症状や治療内容についての説明は十分でしたか？

非常に良い　良い　ふつう　不満　非常に不満

改善点などございましたらアドバイスいただけませんか？

（　　　　　　　　　　　　　）

Ｑ２．治療にかける時間は十分でしたか？

とても満足　十分　ふつう　不満　非常に不満

Ｑ３．当院の治療効果について

良くなっている　楽になった　変わら

「悪くなった」方、どんな風にですか？

（

Ｑ４．院内の環境について

非常に清潔　清潔　ふつ

改善点などございましたらアドバイスいただ

（

Ｑ５．待ち時間について

非常に待つ　待つ　やや

※次ページに続きます。

Ｑ６．院長、スタッフのイメージは？（複数回答可）

ａ．親しみやすい　ｂ．明るい　ｃ．話しやすい　ｄ．やさしい　ｅ．頼れる

ｆ．素っ気ない　ｇ．暗い　ｈ．頼りない　Ｉ．話しづらい　Ｊ．恐そう

その他（　　　　　　　　　　　　）

Ｑ７．以下の中でこれまでに行かれたことのある所はありますか？（行かれたことのあるところすべて）

ａ．整(接)骨院　ｂ．整形外科　ｃ．リラクゼーション院

ｄ．整体・カイロプラクティック院　ｅ．鍼灸院　ｆ．気功などその他治療院

○をつけていただいた方は、当院が上記院と違う点はどのような部分ですか？

（１．治療内容

２．雰囲気、応対など治療以外　）

Ｑ９．「当院に対するご感想」、「こんなことやってほしい」などございましたら、ぜひお聞かせください。（一言でもお書きいただけば幸いです）

（　　　　　　　　　　　　）

Ｑ１０．最後に、「当院に対する励ましのお言葉」をいただけましたら、ぜひお聞かせください。（一言でもお書きいただけば幸いです）

（　　　　　　　　　　　　）

※この「Ｑ１０」をホームページや院内に掲示するなどで使用しても宜しいでしょうか？

いいえ　　はい（実名：　　　　　イニシャル：　　　）

ご協力ありがとうございました。
皆さまの温かいお言葉を励みに一層の努力をさせていただきます。

65 患者管理ソフトの活用で経営効率がアップ

●多様な顧客管理ソフトが用意されている

患者分析をする上で、コンピュータを使用すると経営効率をグンと上げることができます。今は、多様な種類の患者管理ソフトが販売されています。整骨院でしたら、レセプト用のコンピュータの中に、分析できるツールがついているものもあります。

ちなみに、私が監修した患者管理ソフト「ホスピタナビ」(http://www.r358.com/hospitanavi.html)は、整骨院、自費院向けなど、いくつかの基本パターンがあり、治療院ごとにカスタマイズできる仕様になっていて、２００以上の治療院やリラクゼーションサロンで採用されています。

●「患者情報管理」でいろいろなことができる

患者管理ソフトを活用するに当たっては、いくつかのポイントがありますが、最も重要なのは、「患者情報管理」です。患者名、住所、連絡先はもちろんですが、来院履歴として来院日や回数、そして63項で触れたＣＲＭでの情報の管理です。

これらの情報があれば、リピート率が算出できます。また、来院患者の住所を地図上に表示すれば、自院の商圏分析が可能になります。さらにＲＦＭ分析ができれば、フォローすべき重要な患者を抽出して、全スタッフとその情報を共有することも随時できます。

予約制の場合は、予約登録機能があると便利です。予約日まで間が空いている場合には、メールアドレスを登録しておくと、数日前に予約お知らせメールを自動で出す機能があれば、キャンセル率を大幅に減少させることができます。

また、スタッフ情報を入れることで、給与計算や歩合計算が自動でできたり、会計処理も自動で仕訳ができる機能があるソフトもあります。こうした患者管理ソフトの導入によって経営効率が格段にアップします。

治療院で、こうした患者管理を徹底している院は、まだ少ないですが、カルテを中心とした紙ベースの管理だけでなく、顧客名簿管理等、最低限のパソコンによる管理は必要不可欠です。

患者管理ソフトの活用例

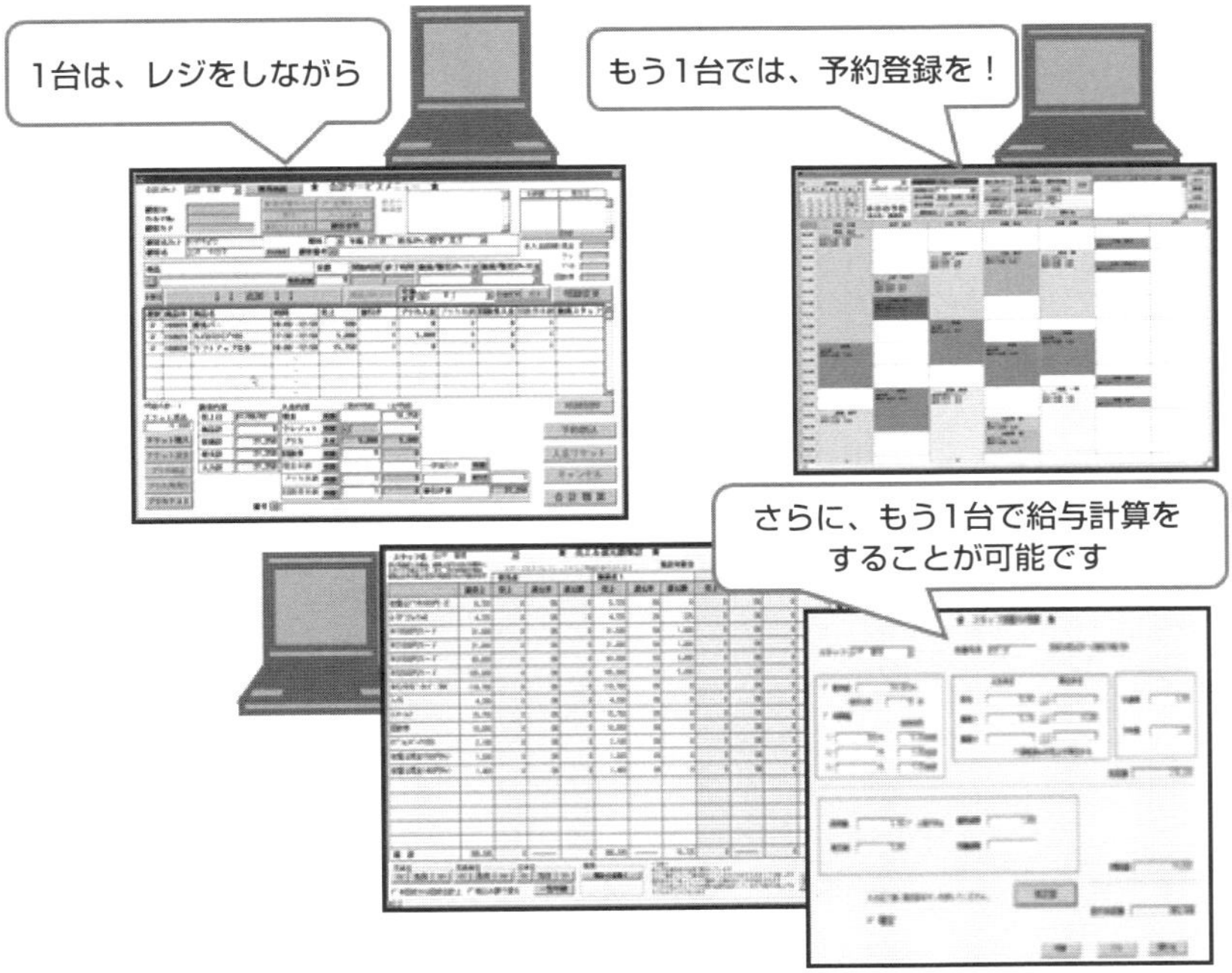

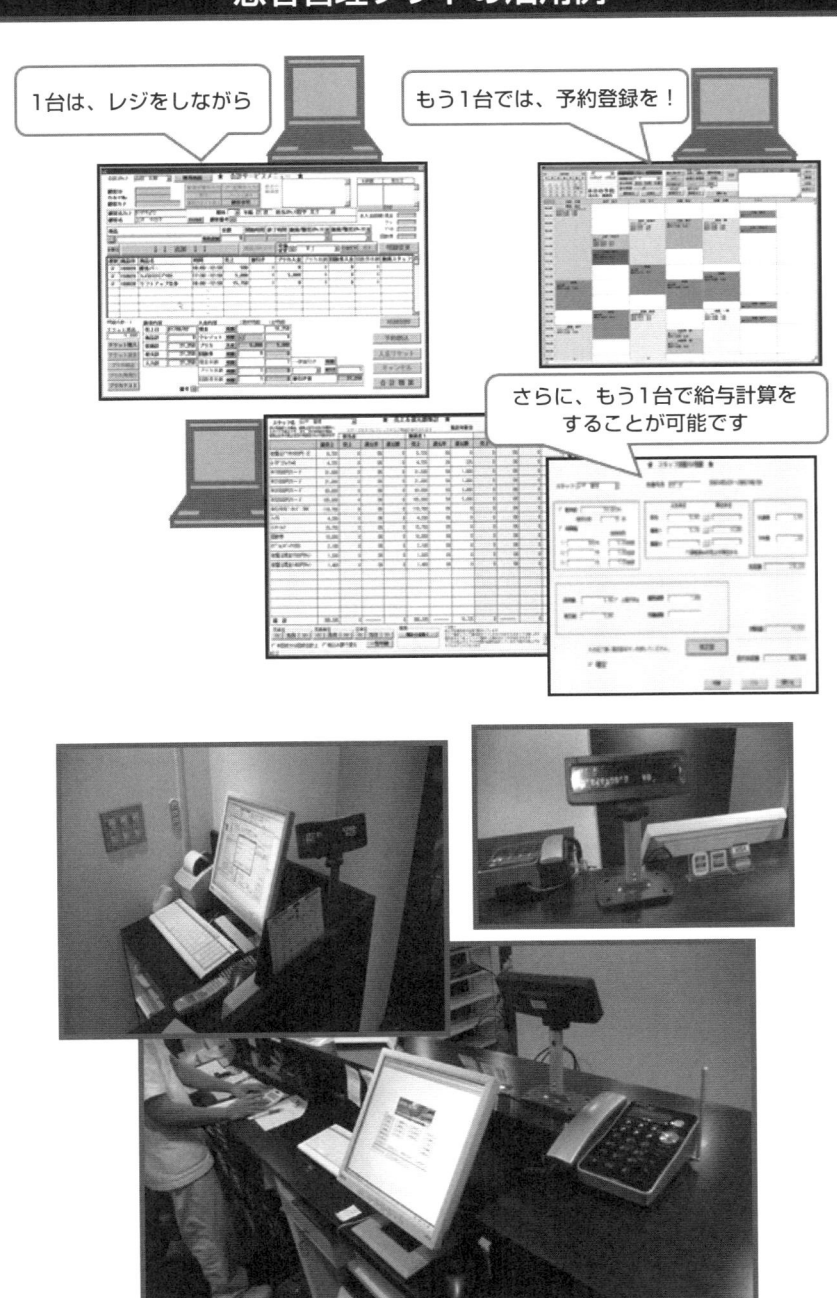

1台は、レジをしながら
もう1台では、予約登録を！
さらに、もう1台で給与計算をすることが可能です

8章

スタッフしだいで院の運命が大きく変わる！

66 受付の応接の仕方で患者数は大きく変わる

●受付は「治療院の顔」

受付スタッフとしっかり関わっていますか？　受付の役割は、院の「単なる受付」ではなく、「治療院の顔」です。院内でもそうですし、電話ではなおさらです。受付の電話応対が暗い印象だったり、仕事をきちんと把握していないような場合は、受付個人の問題ではなく、「院の教育」の問題になります。

みなさんも、たとえばレストランの予約をするとき、メニューや店内サービスについて把握していないスタッフの電話応対だった場合、電話を受けた人の問題だと思いますか？　そうではなく、店の問題だと思うはずです。

感じの悪い接客、料理の内容を尋ねても即答できないスタッフの存在は、すべてが店の問題なのです。

治療院でも、とくに予約制の院で新規患者に電話で対応する場合、受付の印象が院の印象となるので、まずい対応をした場合は、予約に結びつかないこともあります。

一本の電話がかかってくるまでに様々な労力と費用をかけても、受付の話し方しだいで来院につながらないのはかなりの損失です。

●マニュアルで基本から徹底する

電話応対だけでなく、受付しだいで患者数は大きく変わります。それくらい受付の仕事は重要です。受付は、院にプラスのエネルギーを与える、潤滑油的存在になれる人が理想です。採用のときには、笑顔で明るい対応ができる人を最重要ポイントとしてもいいくらいです。

したがって、治療スタッフのモチベーションを上げるのも重要ですが、受付のモチベーションを上げることも重要です。

しかし受付スタッフは、「パートとして収入の足し」として働くような場合が多いですから、モチベーションを上げるのは治療スタッフ以上に大変です。ですから、受付スタッフとしっかり関わる必要があるのです。

受付業務をきちんとしたものにするためには、簡単なものから始めてもいいので、電話応対の流れや道順案内などの説明内容を明確にした、電話応対マニュアルや受付マニュアルを作成し、徹底することをお勧めします。

電話応対マニュアル(一部抜粋)

正しい電話応対（受け方）

Point1　迅速

3回までのコールで取りましょう。3回以上コールが鳴っていたら、「お待たせいたしました。○○治療院の△△（自分の名前）です」と言いましょう。

Point2　確認

会社名や氏名は必ず確認しましょう。

聞き取りづらい場合は、「申し訳ございません。少々お電話が遠いようでございます」と伝え、再度確認します。

漢字がわからない場合は、「○○様、恐れ入りますが、どのような文字になりますでしょうか？」と尋ねましょう。

□５Ｗ２Ｈで確認するクセをつけましょう

①いつ（時期・時間・納期）・・・When
②なにを（目的・対象）・・・What
③どこで（場所）・・・Where
④誰が、誰に（相手）・・・Who
⑤なぜ（理由・目的）・・・Why
⑥どのように（方法）・・・How　to
⑦いくら（量・金額）・・・How　many（much）

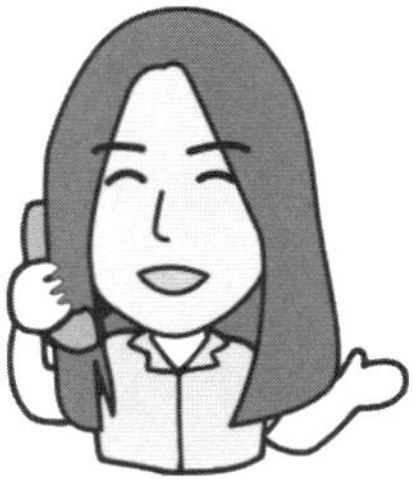

Point3　記録

メモは必ず取りましょう。また伝言メモは受付日時、受信者名を必ず書きましょう。

あやふやな表現はNGです（たとえば、明日、明後日→○月○日○曜日）。

67 定期的なミーティングがもたらすメリット

●重要な定期的ミーティング

患者に最高の治療とサービスを提供するためにも、院長とスタッフ、それにスタッフ間のコミュニケーションギャップをなくすためにも、ミーティングは定期的に行なわなければなりません。

院内のコミュニケーションを図る上で、最も重要なのはミーティングです。

食事をしながらのミーティングも、人間関係の構築のためには有効ですが、ミーティングを行なわずに、飲み会や食事会だけですませるのは厳禁です。

では、ミーティングの中身を見てみましょう。

①日々のミーティングでの報告

毎日、朝に行なうミーティングでは、昨日の患者数実績と今日の患者数目標を伝えることと、患者の不満、要望、喜びの声の報告や、治療内容で気をつけてほしい患者の申し送りなどを行ないます。

②実績と目標の確認

月1回は定例のミーティングを行ないましょう。主な確認事項は、1日平均患者数など、今月の実績発表と来月の目標です。「院全体」と「スタッフ個人」の目標・実績発表を行ないます。

とくに分院展開を行なっている院は、実績と目標の確認が不可欠です。実績ベースで、未達だった場合はもちろん、達成できた場合でも、なぜそうなったかの原因を探る必要があります。

また、ミーティングの中で決まったことは、具体的に「誰が、何を、いつまでに」やるかを決め、スケジュールを立てるところまでやる必要があります。

③ブレーンストーミングとディスカッション

定例ミーティングを、ブレーンストーミング（自由な雰囲気で、他を批判せずにアイデアを出し合い、最終的に一定の課題によりよい解決を得ようとする方法）やディスカッションの場として活用し、スタッフ中心に発言してもらう機会を設けましょう。

院長からの一方的な話ばかりだと、ミーティングの効果が半減します。

定例ミーティングの実施項目

1. 先月の実績報告【月間（売上高、1 日平均患者数、平均単価 等）】

2. 先月の振り返り（全スタッフ）→主に先月設定した目標への取り組み内容について発表

3. 今月の個人目標発表（全スタッフ）→目標は前月末に設定をすませておく

4. 今月の院の目標発表【月間（売上高、1 日平均患者数、平均単価 等）】

5. 「こんな声を聞きました」（受付スタッフ）→患者の不満、要望、満足度

6. ブレーンストーミング、ディスカッション（全スタッフ）→テーマを決めて自由に発言し合う

7. 技術勉強会（治療スタッフ）→手技、包帯、テーピングなど

注意事項

※全員出席を義務づける（可能な限り受付スタッフも）
※ミーティング実施日時を決めておく（第１土曜日など）
※ミーティング時間は１～２時間程度にする（長時間になり過ぎないこと）
※必ず議事録を作成する

68 スタッフのモチベーションを上げる方法

●心理的圧迫・報酬・目標

私は以前、自己啓発の教材を販売する、完全歩合制のセールスマンをやっていたことがあります。その教材をセールスするために、モチベーションについてはかなり研究しました。

今でもスタッフのモチベーションアップを中心に、コンサルティングを行なっているクライアントは、数多くあります。

ここでは、モチベーションを上げるための3つの方法を紹介しましょう。

①恐怖のモチベーション

本人の意志に反して、強要することでモチベーションを上げる方法です。「軍隊方式」とか「体育会系」などと言われています。

目標未達や規則を守らなければ、それ相応の罰が用意されていて、無理やりにでもやらなければならない状況に置かれます。成果が出ることもありますが、長続きはしない方法です。

②報酬によるモチベーション

報酬を用意して、それを獲得することを目指すことでモチベーションを上げる方法です。

歩合制やボーナスなどの金銭的報酬や、ある目標を達成すれば海外旅行に行けたり、ホテルで食事ができる等の報酬、そして表彰や昇進など、褒められる・認められることも報酬になります。

したがって、70項で触れる評価制度の構築は、報酬でスタッフのモチベーションを上げるためのしくみということになります。

③セルフモチベーション

「3年後に開業したいから、今は何でも吸収して、治療技術と治療院経営手法を学びたい」など、自分自身の目標や夢を明確に持っていて、それに向かって自分でモチベーションを上げることです。

このようなスタッフはそうそう現われませんが、そのスタッフがいる間は院全体にいい影響を与え、大きな成果を残してくれます。

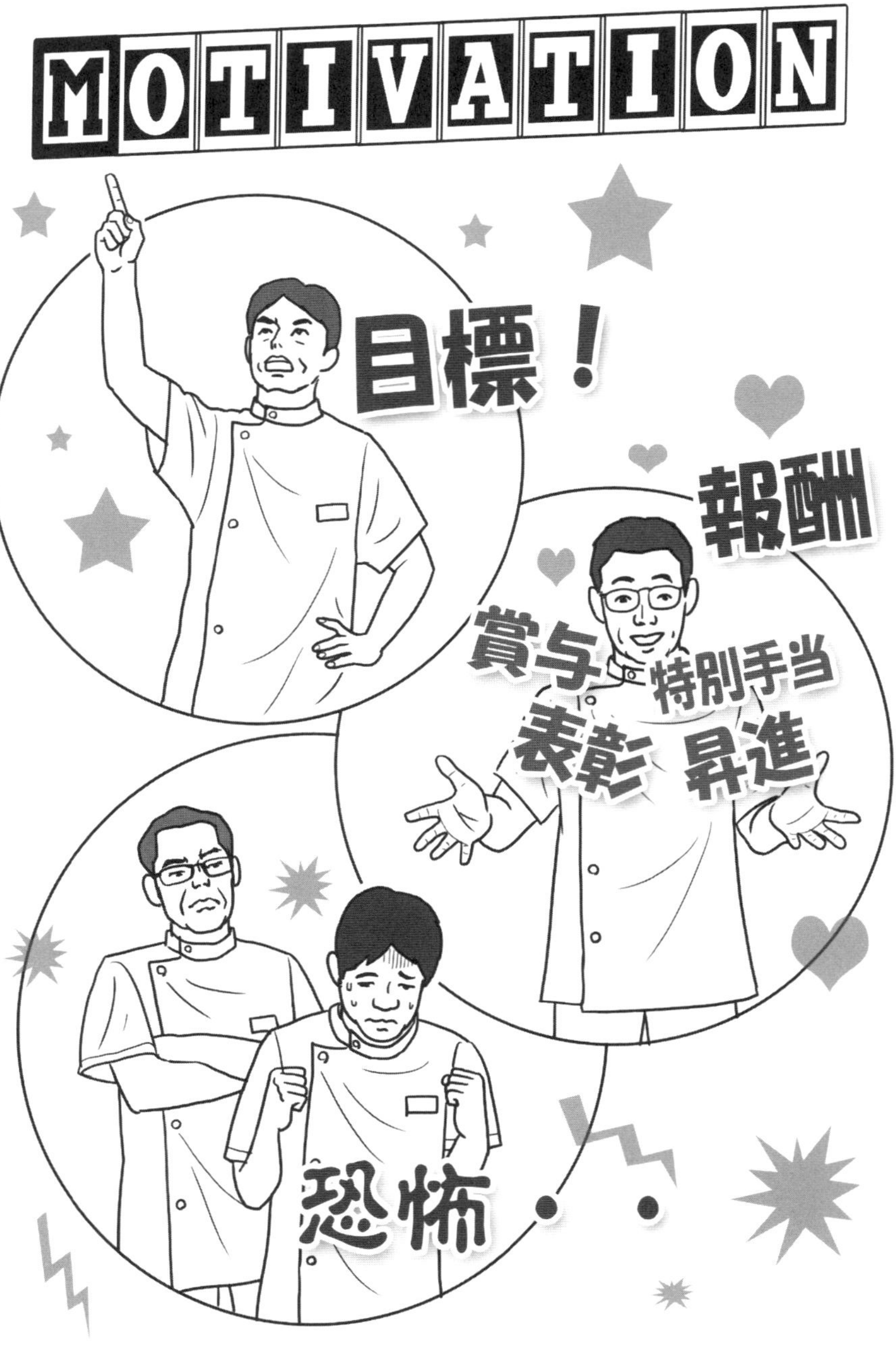
MOTIVATION
目標！
報酬
賞与
特別手当
表彰
昇進
恐怖・・

69 性善説と性悪説に則ったスタッフ育成とは

●スタッフといい関係を保つ

「うちのスタッフは何でやる気がないのでしょうか？」

「躾から治療技術まで何でも教えて、授業料がほしいくらいなのに、給与を払って育てても、最後には不満を言って辞めてしまう」と嘆いている院長も多いと思います。

以前の治療院業界は徒弟制度が根づいていて、低額の固定給で働きながら、修業をさせてもらうのが一般的な時代が長かったのですが、今はそういうことは一切なくなりました。

私はスタッフといい関係を保つ方法としては、性善説と性悪説の両方を押さえる必要があると考えています。

まず性善説としては、人は誰しも人のために役立ちたいし、人生をより幸せで豊かなものにするために頑張りたいと思っている一面を必ず持っています。そこを引き出すような評価の仕方ができればベストです。これは、評価制度として組み入れるかどうかの問題ではありません。しっかりスタッフを見て、長所を見つけてそれをどんどん伸ばしてあげるのがリーダーの役割です。

スタッフの長所を伸ばしてあげられるかどうかは、院長にかかっていると私は思います。

●トラブルを避けるための防衛策

性悪説としては、人は厳しい労働環境、不当な評価、人間関係の悪さなどの要因によって、自分の利益のためだけの行動に走る面も持っています。

そうした行動を表面化させないためには、就業規則や従業員ルールを規定したり、定性評価（次項参照）を活用して、してはならないことや、やらなければならないことを明確化しておく必要があります。

「常識的に考えたらおかしいでしょう」では通じないときがあります。ルールづくりは、スタッフを律するためでもありますが、無用のトラブルを避けるための防衛策と捉えましょう。

短所は誰にでもあります。短所をつついて責め立ててもいい結果にはつながりません。院長の役割は、スタッフに寄り添って、その短所を人並みにしてあげたいという気持ちを持つことだと思います。

性善説
性悪説
ルール

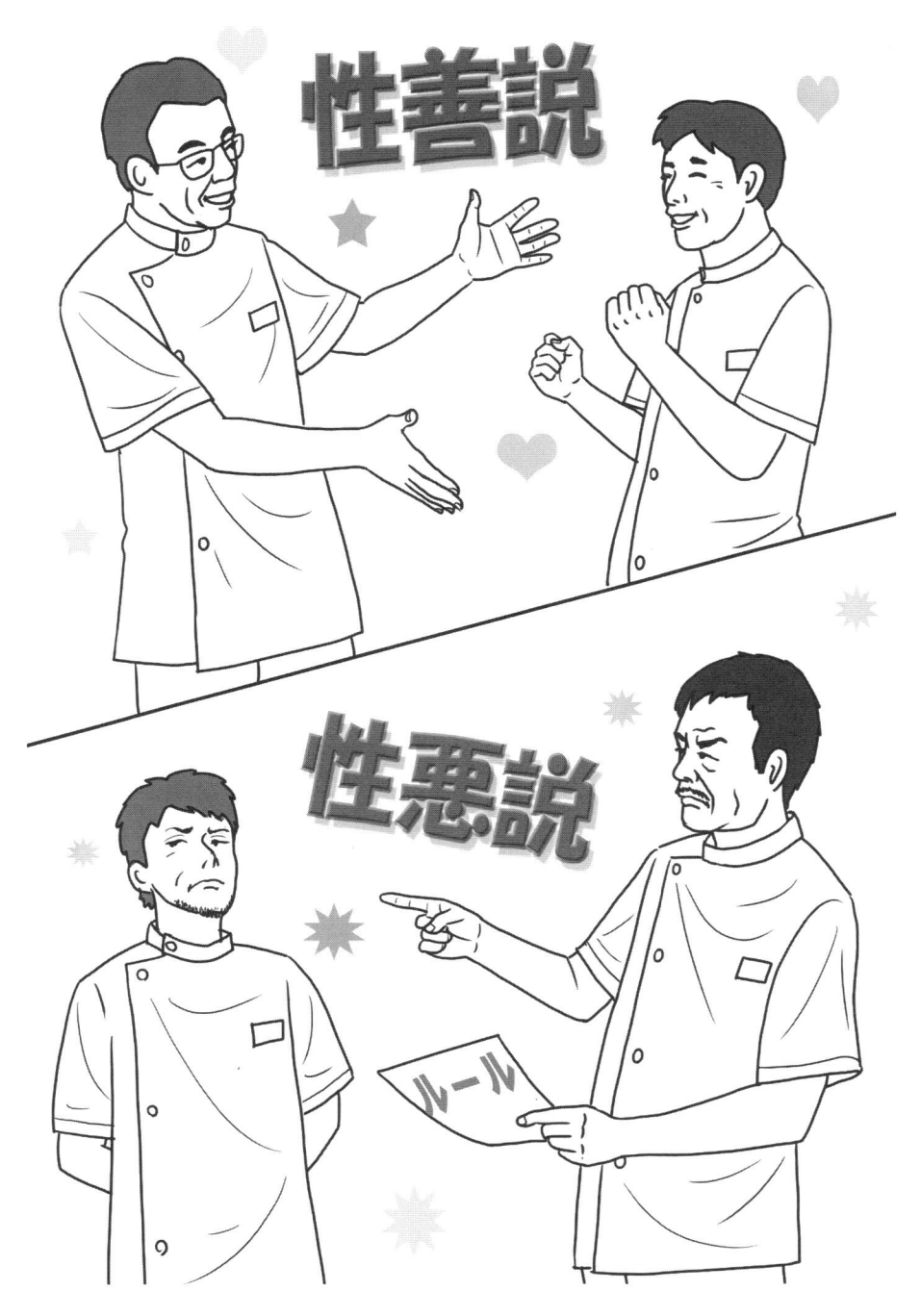

70 モチベーションが上がる評価制度を構築しよう

●評価制度は院長の思いを表現したもの

「評価制度をつくりたいが、何から手をつけたらいいかわからない」という人も多いと思います。

私は数多くの評価制度を構築しましたが、「評価制度はこうあるべきだ」というものはありませんし、実際に私がつくった評価制度の内容は、各院ですべて違います。なぜなら「院長の思いを数字や言葉で表現する」のが評価制度だからです。どこかでうまくいっている評価制度をそのまま自院に持ってきても、うまくいかないのはそのためです。

ですから私の場合は、評価制度を構築するときは、必ず院長にヒアリングをした上で、いくつかの大枠のパターンから最適だと思えるものを提案し、パターンが決まった段階で数字を組むという流れになります。そうすると、院長の考えに沿った、現状に合った評価制度を構築することができます。

●報酬制度と定性評価

評価制度を構築する目的は、スタッフのモチベーションアップです。そのために報酬制度では、経営上、歩合として出せる額を勘案した上で、モチベーションが上がる数字をはじき出し、シミュレーションして報酬額を決定します。エクセルが使えれば、この方法で構築できます。それがむずかしいと思ったら、期間を区切って報酬を出す形から始めてもいいでしょう。

患者数や売上げの数字に基づいた評価とは別に、定性評価を行なうこともあります。定性評価とは、日頃の勤務態度（遅刻や身だしなみ）や院への協力姿勢など、院に対する貢献度の評価です。

通常は「評価シート」を作成し、各項目を5段階評価するなどの方法で評価します。まず自己評価をしてもらい、その上で院長が評価を行なうのがベストです。

評価制度は、一度構築したら変更できないというものではありません。頻繁に変更するのはだめですが、自院の状況に応じて変更していくべきものが評価制度です。もちろん、変更する場合は、スタッフの納得が得られる内容にする必要があります。

治療スタッフ評価制度

定性評価表

番号	評価項目	配点	本人	分院長 副院長
1	院の理念を暗誦することができ、理解している			
2	先見の明を身に付けている（今月・3ヶ月後・半年後・1年後・3、5、10年後…）			
3	患者さんを引き寄せる能力がある（雰囲気・オーラ・魅力）			
4	空気（雰囲気）を読んで、自分の行動・言動が周りにどういう影響を与えるのかを考えている			
5	感情のコントロールができる			
6	自分にミスがあった場合、素直に認めることができる			
7	マナー・常識を身に付け、身なり・言動等で私生活でも気をつけている			
8	姿勢・立ち振る舞い・話し方（常にポジティブ）まで気を配ることができる			
9	相手（スタッフ・患者さん）の状態に合わせ、話の内容・テンポを変えることができる			
10	何かあって必要があれば（治療院に関係する出来事は）迅速に院長にホウ・レン・ソウができる			
11	全患者さんの状態を察知・把握し、それに対する対応能力がある			
12	待合室で待っている患者さんへの気配り、声掛けができる			
13	主導権は治療院側という意識を持って患者さんと接している			
14	常に向上心を持って行動している			
15	どんな仕事でも自分で率先して行なっている			
16	仕事内容はどの分野もすべて把握している			
17	斬新な思考・行動ができる			
18	治療院には1番早く出勤している			
19	見回り後、1番最後に退社している			
20	治療院に出入りするすべての人（同業、異業種、お客様）への対応が優れている			
21	治療院内（備品、清掃）・外（駐車場、清掃、近隣との環境）に気を配ることができる			
22	地域環境（近隣）との関わりが適切にできている			
23	院内の治療勉強会に積極的に参加している			
24	治療時間外にも自主的に治療技術の練習をしている			
25	むずかしい患者さんにも、積極的に接している			
26	患者さんの症状に応じた治療内容を提案している			
27	治療についての知識を積極的に吸収しようという姿勢がある			
28	業務態度が「就業規則」事項に沿っている			

歩合制度

患者数が以下の基準に達した場合、歩合給を支給する

●1日患者数が65人を超えた場合

半日スタッフ	300円／日
終日一般スタッフ	500円／日
終日主任以上正社員	1,000円／日

●1日患者数が70人を超えた場合

半日スタッフ	500円／日
終日一般スタッフ	1,000円／日
終日主任以上正社員	1,500円／日

●1日患者数が75人を超えた場合

半日スタッフ	800円／日
終日一般スタッフ	1,500円／日
終日主任以上正社員	2,000円／日

●1日患者数が80人を超えた場合

半日スタッフ	1,000円／日
終日一般スタッフ	2,000円／日
終日主任以上正社員	2,500円／日

●1日患者数が85人を超えた場合

半日スタッフ	1,300円／日
終日一般スタッフ	2,500円／日
終日主任以上正社員	3,000円／日

●1日患者数が90人を超えた場合

半日スタッフ	1,500円／日
終日一般スタッフ	3,000円／日
終日主任以上正社員	3,500円／日

71 優秀な人材を採用するためには？

●優秀な人材を獲得できる条件

優秀な人材を採用することは、治療院が大きく進化・発展するきっかけになります。優秀な人材は、結果を出すべく自ら率先して働き、院長が伝えたいスタッフへの苦言を代わりに伝えてくれるなど、他のスタッフにもいい影響を及ぼします。

そのような人材を採用するために不可欠なことは、院長が、優秀な人材以上の「器」であるということです。優秀な人は、院長にも苦言を呈することがあります。そんなときでも院長はその人を包み込んで、院長自身も成長しなければなりません。

優秀な人は志が高いので、自分自身が成長できる環境でなければ入社しません。そんな人間を採用するためには、「あなたについていきたい」と思われる経営理念やビジョンを打ち出し、院長として成し遂げたいことを明確にしておかなければなりません。そして、前項で触れた評価制度をしっかり構築しておくことが不可欠です。

要するに、院長が経営者としてリスペクトできる存在であるかどうかが重要なのです。

●やりがいのある環境づくり

分院展開をしている院に優秀な人材が入社することが多いのは、理念やビジョンがあり、評価制度も整備されていて、頑張れば分院長になれるチャンスがあるからです。分院長の経験は、自分自身が治療院を開業するときのシミュレーションになります。

「求人への応募はあって、面接まではいくが、なかなか採用につながらない」と嘆いている人は、優秀な人材が入社したい環境になっているかどうか、自問自答してみてください。やりがいのある環境づくりを継続していくことで、治療院は輝いていくものです。そうなれば、いずれ必ず優秀な人材を採用することができます。

優秀な人材が採用できれば、長く在籍してほしいという思いを持つと思います。しかし、一人前になると、多くの人は独立してしまいます。では、どうしたら優秀な人材を引き止めることができるでしょうか。次項でそのことについて取り上げましょう。

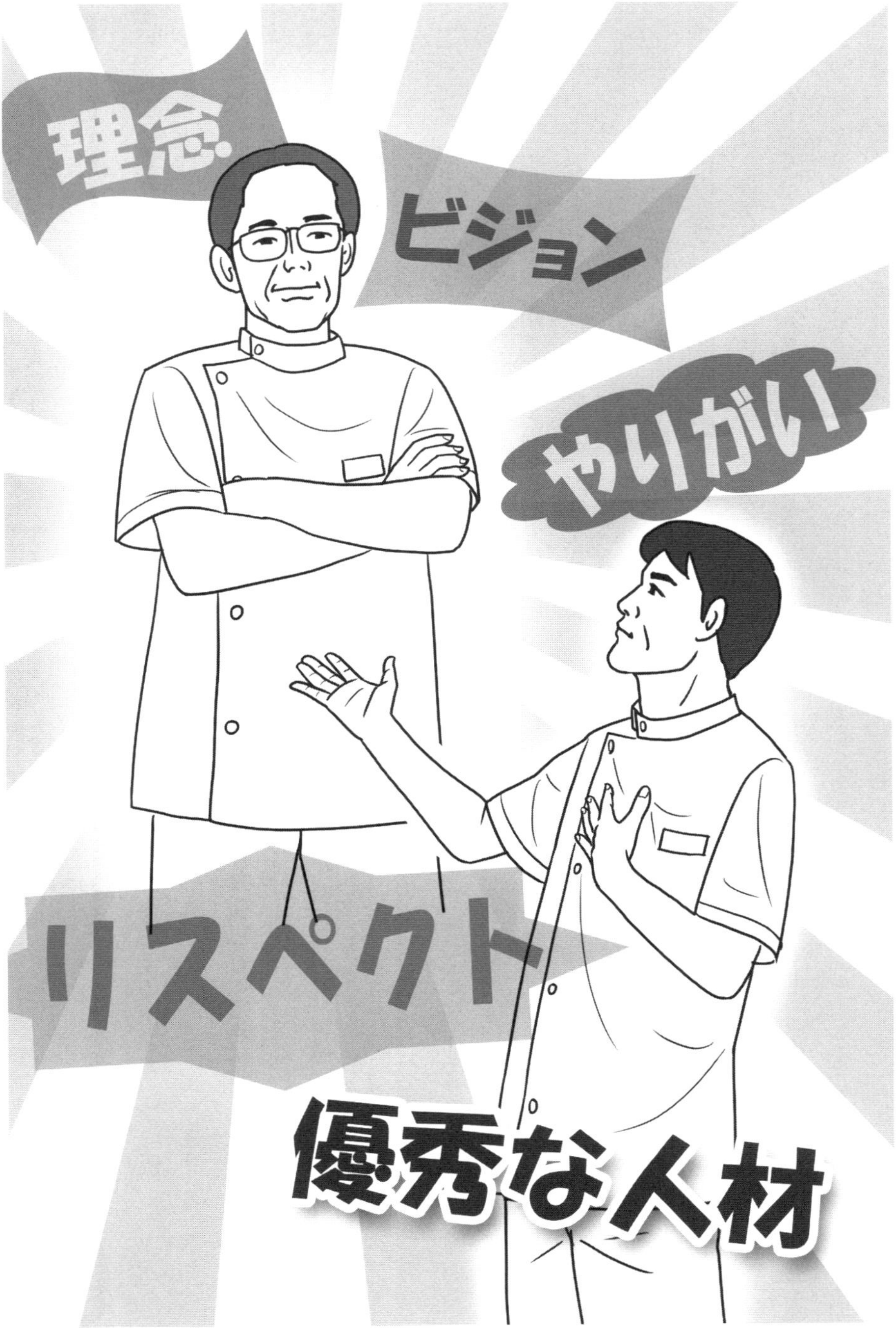
理念
ビジョン
やりがい
リスペクト
優秀な人材

72 優秀な人材が長く在籍するポイント

●待遇をどうしたらいいか

院長としては、優秀な人材には院に長く在籍してほしいと考えると思います。しかし、一人前に育ったら独立するのが、治療院業界では一般的です。

では、優秀な人材が、独立せずに長く在籍してくれるようにする方策はあるのでしょうか。答えは、「独立するよりも夢のある環境を用意すること」です。

これは前項で書いた、「経営理念やビジョンを描いて実践」しており、現実に「夢や希望を抱ける治療院」になっていて、「評価制度が充実」していることで、治療院に在籍していることが自身の成長につながり、仕事に誇りを持てる状態になっている環境です。

私のコンサルティング先でも、優秀な人材が独立せずに活躍している治療院があります。

現実的には、優秀な人材には、分院の経営を行なってもらうことが多いでしょう。しかし、分院長を経験することとイコール独立となることがほとんどです。ですから、「その先」の待遇が必要です。

●優秀な人材に夢を与えるポジションの例

経営者としての院長が、治療院から抜けてグループ経営に専念し、治療院全体の管理を優秀な人材に任せているコンサルティング先があります。

また、分院を会社としては切り離し、「のれん分け」した形にして、毎月一定額の管理料をもらっている治療院もあります。治療に自信はあるが、集患等の経営は不安というスタッフに適しているスタイルです。

また、取締役として幹部に登用し、院長の右腕となる経営陣として重用しているところもあります。治療院は1院であっても、将来、年配の院長は引退を予定していて、経営をすべて任せることになっています。

最後は、新規事業を始めたコンサルティング先の例です。整骨院を複数院経営している院に在籍していた優秀な人材が、リラクゼーションサロンを立ち上げたいということで、院長がサポートして開業しました。今では直営店のリラクゼーションサロン2店舗の経営とFC展開を行なっています。

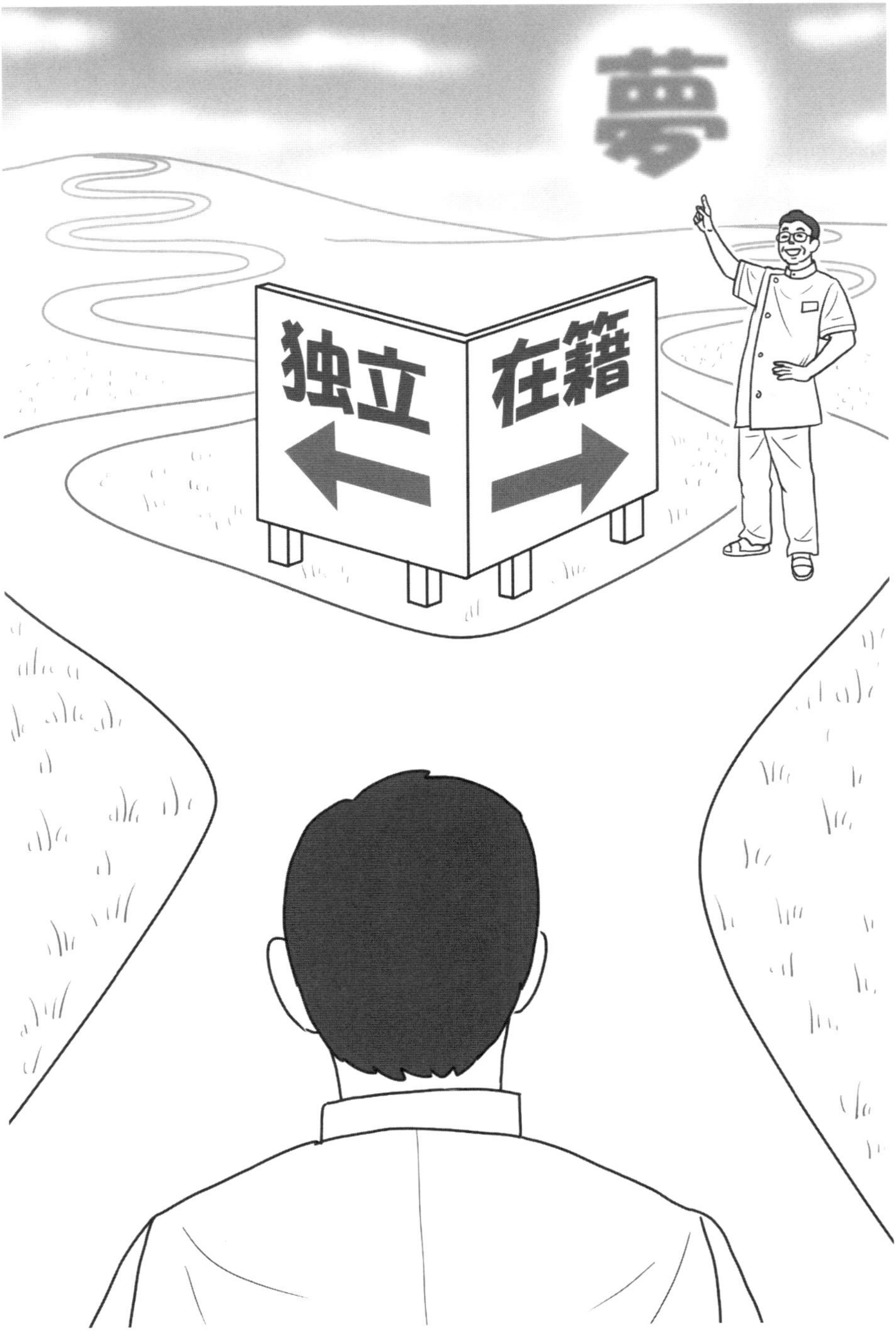
夢
独立
在籍

73 分院展開をするときの注意点とは

●優秀な分院長の危険性

ここでは、私がこれまで数多くの分院展開のコンサルティングをしてきた経験から、分院経営についての注意点を挙げてみたいと思います。

分院がつくられるパターンは2つあり、ひとつ目は、この章で触れてきた、「分院を任せられる優秀な人材がいる」といった自然発生的パターンです。分院長を安心して任せられる人材がいる場合は、ある意味、誰でも分院はつくれます。しかし、その分院長が抜けると業績が急激に落ちてしまう場合が多く、最悪のケースは、初期投資を回収できないまま、負債を抱えて分院を撤退しなければならないこともあります。

もうひとつは、「分院展開を経営目標にした上での分院経営」です。分院展開は、本院を含めて分院数が2～3院までは、経営者にとって全体に目が届く範囲なので、カリスマ性や強烈なリーダーシップがあるなど、「マネジメントのセンス」がある人ならば可能です。

しかし、4院以上となると、「組織化のしくみ」をつくることが必要になってきます。

●分院長に任せきりにしてはいけない

分院展開を行なう上では、各治療院の治療技術と接遇などのサービスを、すべて同様に良好な形で保つことが重要になります。そこで、まったく目の届かないところでの分院運営を分院長に任せるわけですから、1院で運営している以上に経営理念、治療理念、経営計画の設定・人事管理・数字管理・ルールづくりを徹底する必要があります。

また、人材の採用と教育も徹底して行なわなければなりません。分院を任せていても、残念ながら分院長は治療院経営者ほど本気ではありません。また、治療方法も微妙に変わっていくことも多く、目を離していると、内緒で独自の治療法を行なっていることもあります。

分院長にすべてを任せきりにせず、分院長とは定期的な会議だけでなく、個別にもコミュニケーションを図ったり、診療時間中に分院に顔を出して状況をチェックする機会を持つことなどが不可欠です。

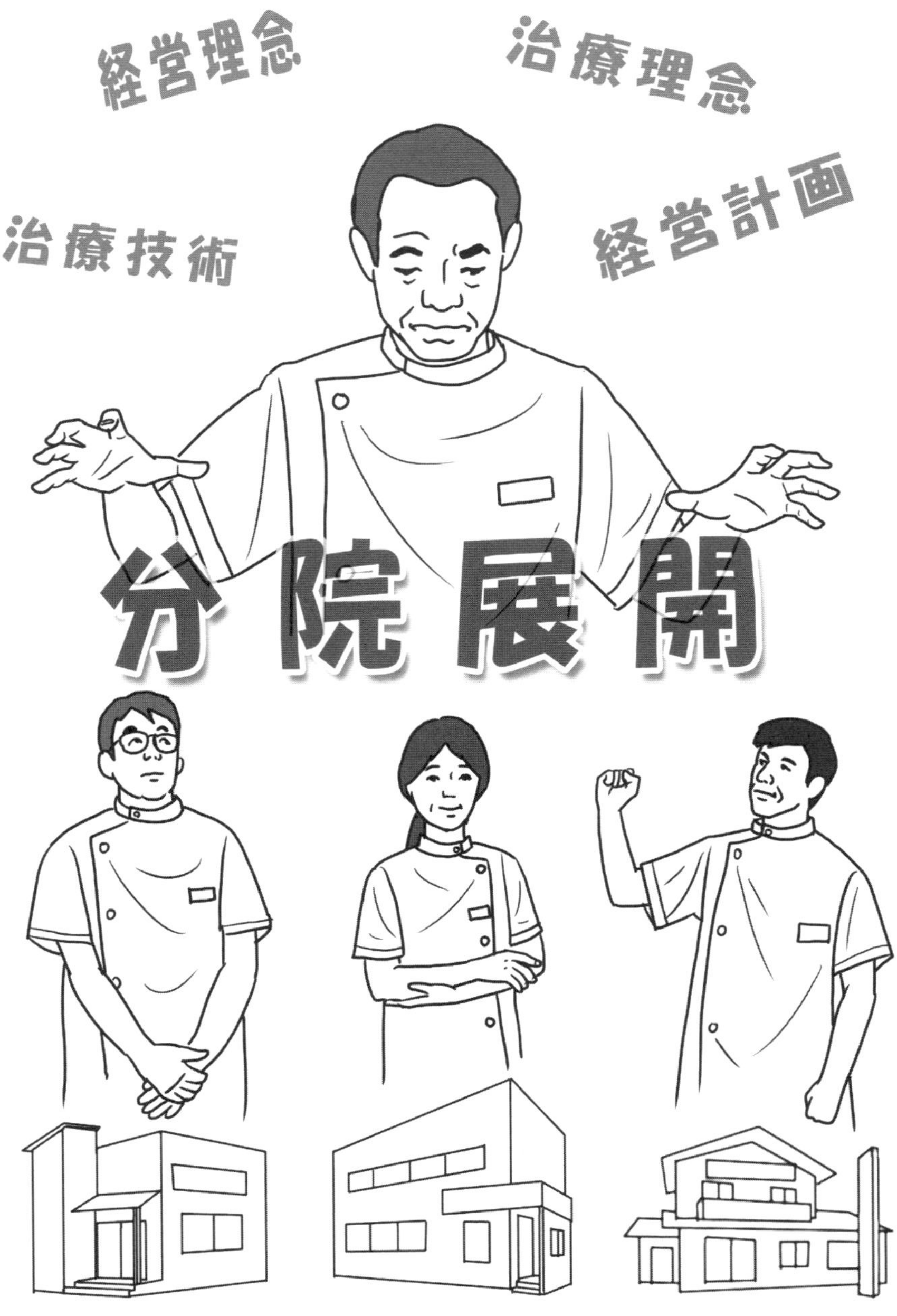
経営理念
治療理念
治療技術
経営計画
分院展開

9 章

全国厳選治療院10選

74 卓越した治療技術で患者の信頼を得る

ＪＴＣ順骨グルッポ（仙台市など）

●カイロプラクティックを基にした高度な治療技術

１９９５年創業の仙台市太白区に本院（ながまちジュン骨治療院）がある「ＪＴＣ順骨グルッポ」です。現在は仙台市内に3院、八戸市に1院ですが、これまで8院の「のれん分け」をしています。

治療法は、創業者で代表の庄子順一先生が、カイロプラクティック理論を基に開発した「ＪＴＣ療法」を採用。症状の改善だけでなく、機能改善とタフな身体をつくることによって、「まっすぐ立てること」「まっすぐ歩けること」を目的に治療を行なっています。

分院も含めすべての治療スタッフが、高度なカイロプラクティック技術で治療するという、治療技術に徹底的にこだわっていることが特徴です。

そのため、「仙台でたしかな治療技術を身につけたければＪＴＣに行け」と柔整専門学校では言われており、募集広告を出していなくても、当グループの門を叩く柔道整復師が後を絶ちません。

当院には、以下のグループ理念があります。「私たちは『すべては患者さんのため』を全うするため、この仕事を通して自分の役割を理解し、技術的、人間的成長のため絶え間なく努力いたします。そして、自分を取り巻くすべての人から与えられ支えられていることに感謝し、患者さんに与える力を養うことを目指しています」。

●常に治療技術の向上を図る意欲

私は２００９年から、同院にコンサルティングで関わっていますが、東日本大震災で被災される等、様々な困難がありました。しかし、グループ全体に常に治療技術の向上を図る意欲と環境づくりが染みついており、自費で治療の勉強会に積極的に参加する、情熱のある優秀なスタッフが揃っています。

以前は保険治療中心でしたが、徐々に自費化を進めていき、現在は自費治療中心になっています。経営面でも、２０１３年10月に八戸市に分院を出し、11月には黒字化するなど、全分院が順調な経営状態にあります。

卓越した治療技術と的確な応対によって、患者からの絶対の信頼を得ていることの証でしょう。

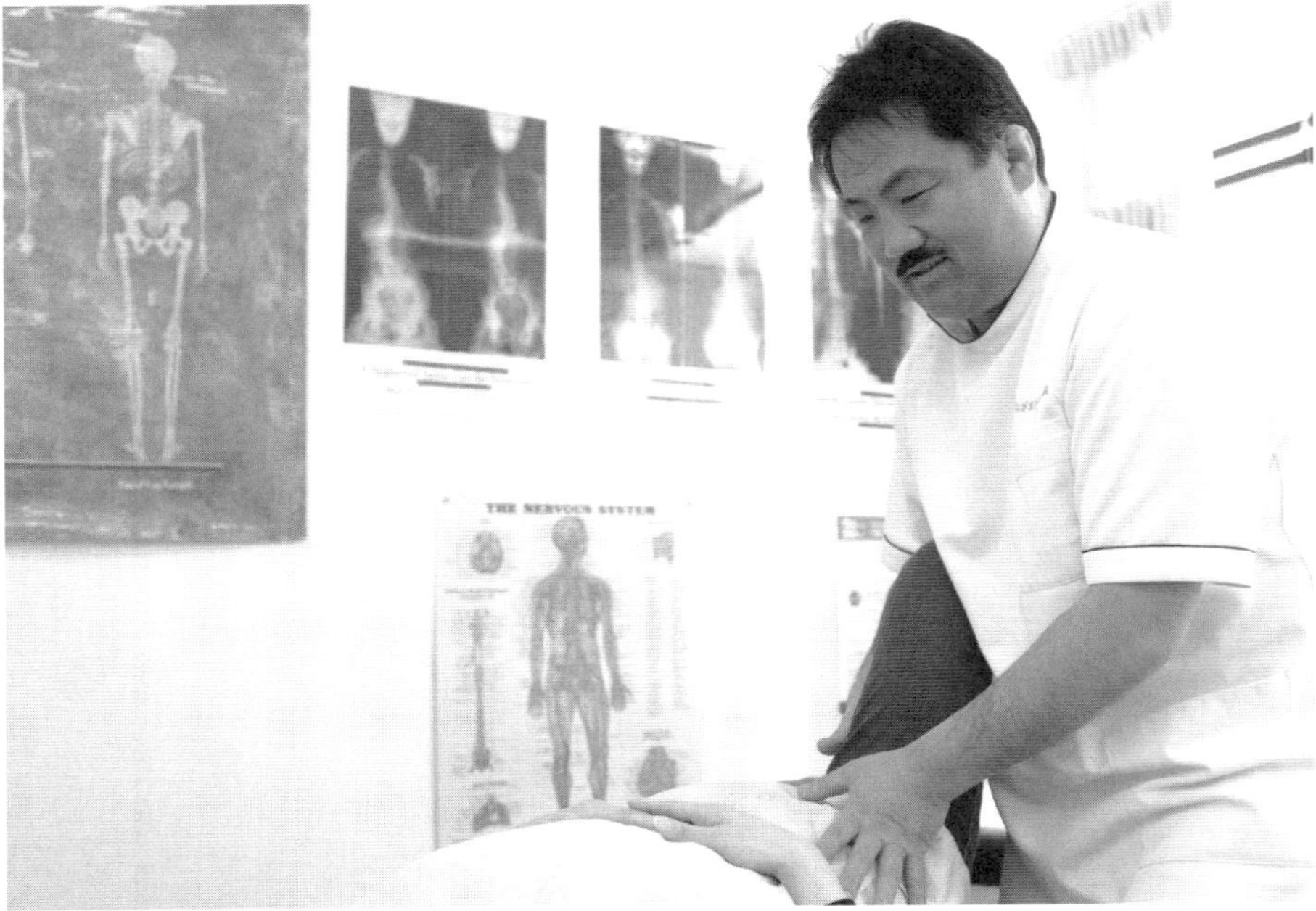

▲ 庄子院長の治療風景

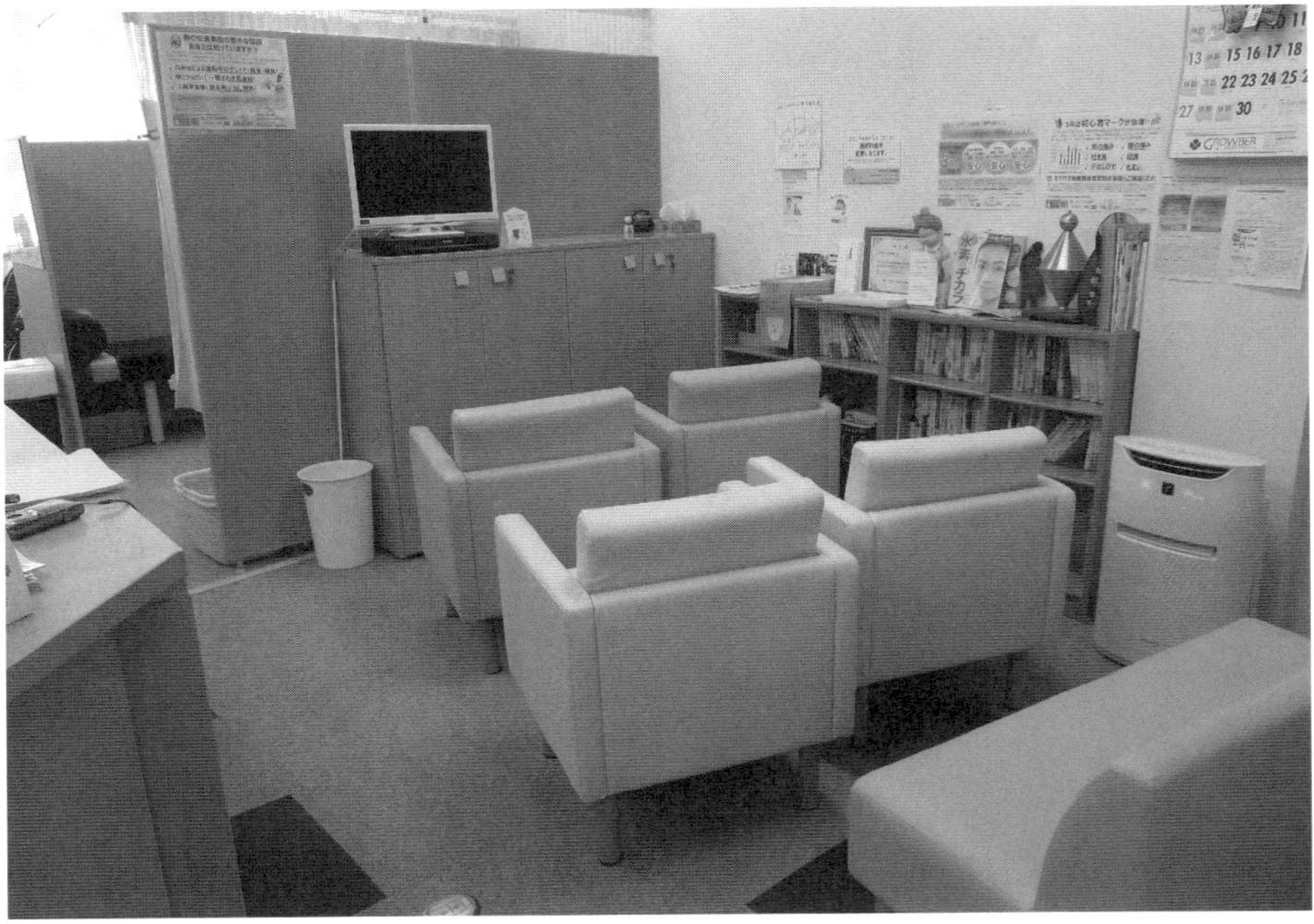

▲ ながまちジュン骨治療院の待合室

75 インターネット活用とたしかな治療技術

おおしま整体院（埼玉県）

●「触っている感じ」の独自の治療法

２００４年開業の埼玉県蓮田市にある「おおしま整体院」です。

治療法は、院長の大嶋大輔先生が開発した治療方法を採用しています。これは靭帯や関節包、皮膚や筋肉に備わっている受容器に対して刺激を加え、受容器の異常を正常化させる、独自の治療技術です。

強く捻ったりアジャストする治療法ではなく、「触っている感じ」しかしない治療法で、かつ治療時間は５分程度という短いものです。しかし、時間をかけて治療内容や症状の説明等のていねいな問診を行なっています。

私は２００８年からコンサルティングで関わっていますが、つき合い始めた当初は、接骨院として保険治療中心でした。しかし、大嶋先生は保険扱いから脱却し、完全自費治療院を見据えた院を目指したいという強い意志を持っていたので、徐々に自費化を進めていく戦略を取ることを提案しました。

当時は、後で紹介する、現「おかだ整骨院」の院長である岡田有一先生との二人三脚で治療に当たって着実に自費化が進み、その後も院は順調に成長しました。

２００９年半ばに岡田先生が独立してからは、完全自費治療院に転換し、現在は大嶋先生がすべての治療に当たっています（初診料・診察料：２０００円、治療費：５０００円）。

●群を抜くインターネット集患

来院数は、完全自費治療で１日平均20人台半ば～30人台を推移しています。目立つのはインターネットからの月間来院数が、私のコンサルティング先でも群を抜いており、少ない月でも１００人、多い月は１７０人ほどもあることです。これは大嶋先生自身が、ブログやフェイスブック等で情報発信を積極的に行なっているだけでなく、インターネット活用の研究の成果です。

また、患者のアンケートで、数多くの奇跡に近い改善が見られたという事例が証明しているように、たしかな治療技術によって口コミや紹介で、月間70～１００人が来院する院になっています。

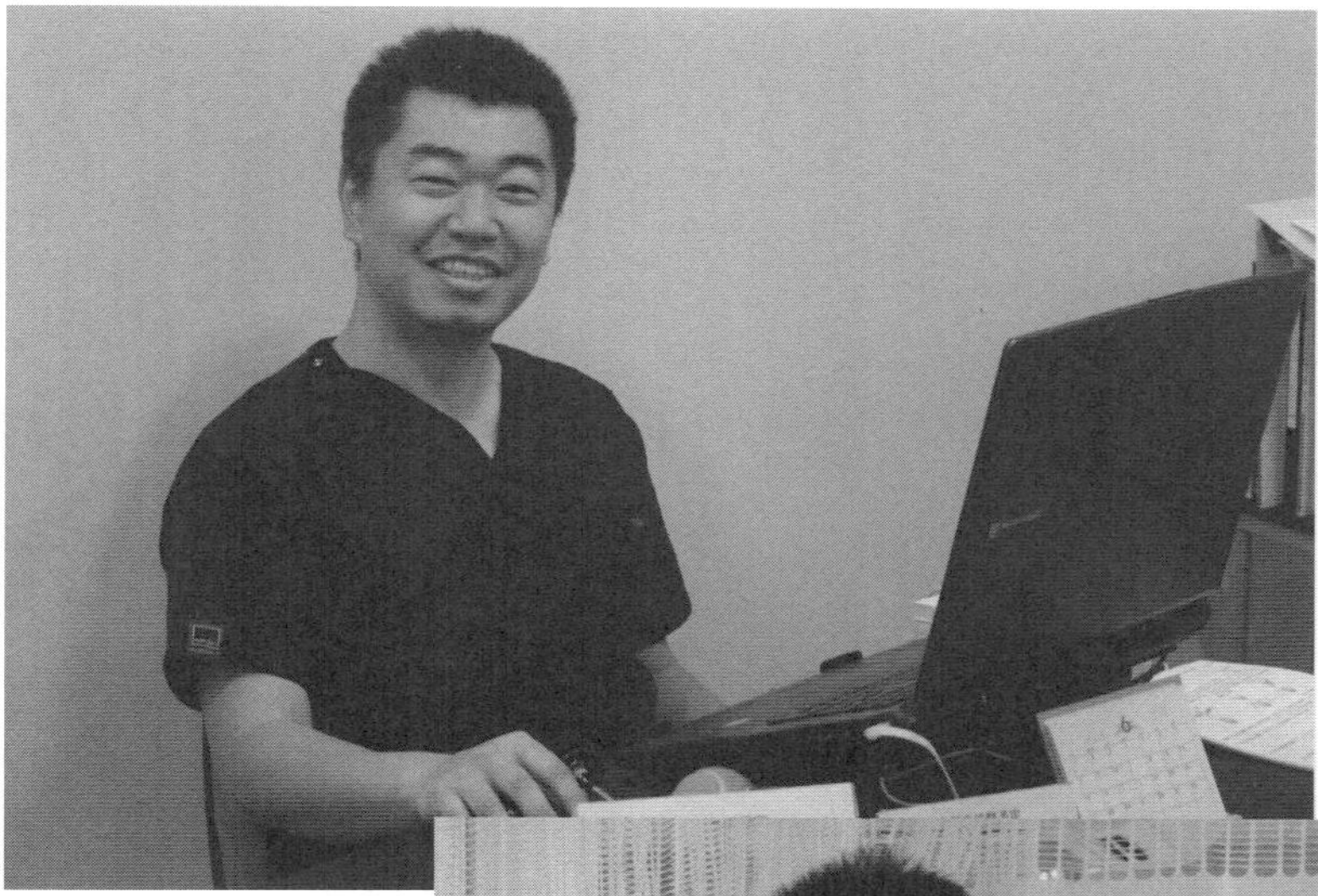

◀問診中の大嶋院長

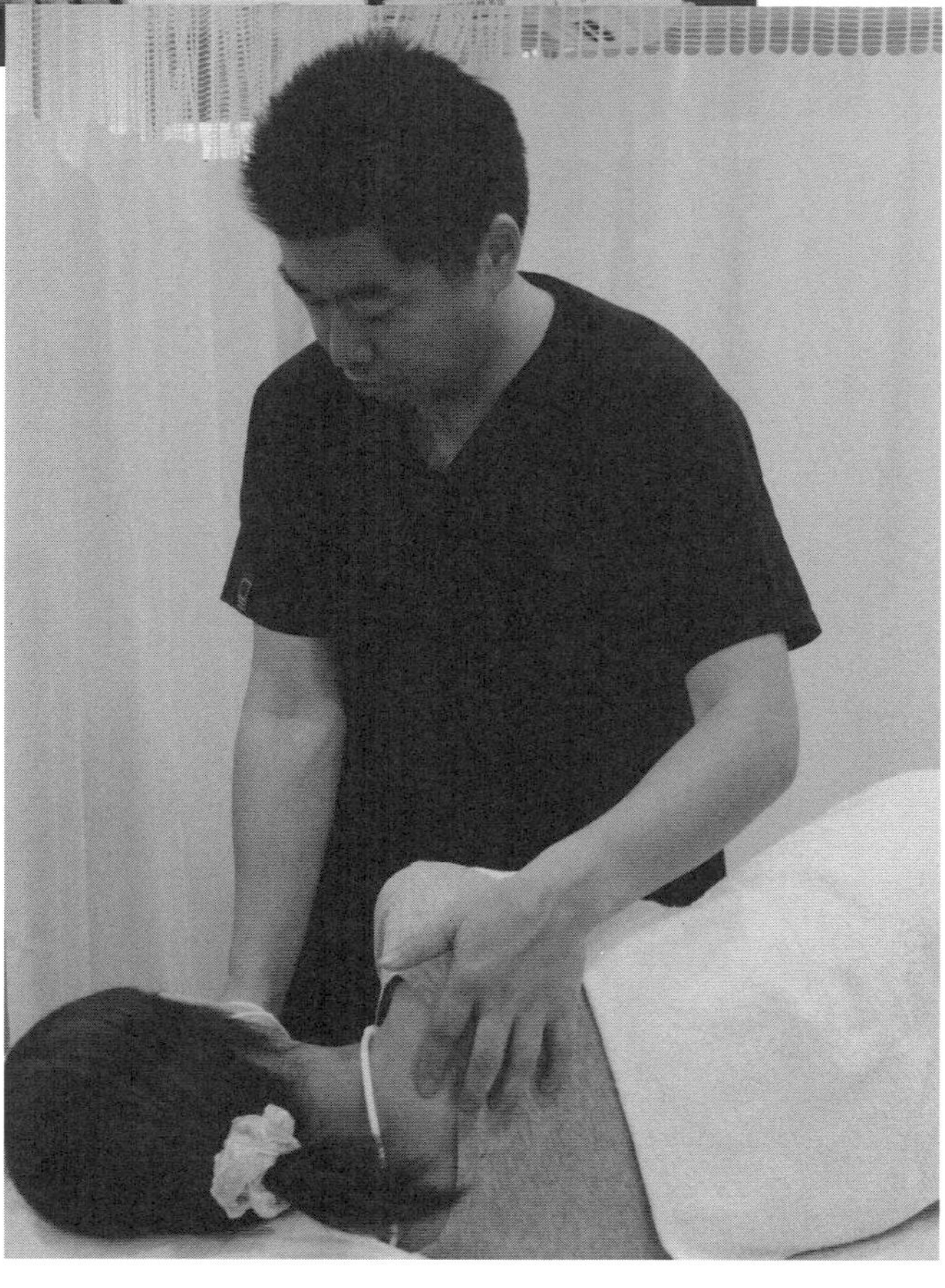

▶大嶋院長の治療風景

76 トップの魅力で拡大するグループ経営

みやざきグループ（東大阪市・奈良県）

●分院経営とフランチャイズ

２００２年創業、東大阪市に本院（みやざき鍼灸整骨院）がある、宮崎順也氏が代表の「みやざきグループ」です。東大阪市に2院、奈良県に4院の分院、訪問鍼灸リハビリの「徳仁会」を展開しており、さらにリラクゼーションサロン「やすらぎ処 癒しの手」を2店舗、そして「やすらぎ処 ほぐしの手」のフランチャイズ本部を別会社で経営しています。

治療内容としては、保険診療は独自の柔道整復の治療法と鍼灸治療を行ない、自費治療はＡＫＡ療法を基本とした治療を行なっています。

私は２００８年からコンサルティングで関わっていますが、宮崎代表の人柄と魅力によって、独立以外で治療スタッフが辞めたのを見たことがなく、5～10年在籍のスタッフがほとんどとなっています。

独立をせずグループに在籍し続けるスタッフが多く、最近では、分院長1名+受付補助女性スタッフのスタイルの分院を、ほぼ毎年開院している状況です。

中でも生駒市の分院は、保険の取扱いを一切行なわない完全自費治療となっており、地域の状況やスタッフの技量に合わせた分院展開をしています。

●夢を実現した事業

分院長会議は毎月開催されて、治療技術だけでなく、接遇等も含め、患者に最大限に満足してもらうにはどのような努力をすべきかといった、現状の改善について具体的な議論が交わされています。とくに接遇は、全国の治療院の中でもトップクラスの、元気で愛情のある優れた対応になっていると思います。

代表の宮崎氏は、創業以来２０１１年まで本院で治療を行なっていましたが、交通事故に遭って治療現場に出られなくなったことをきっかけにして、現在は経営に専念しています。これによって、リラクゼーションサロン経営やフランチャイズ本部の立ち上げが実現しました。

ちなみに、この事業を任されているのは、元本院の治療スタッフ亀谷氏です。その亀谷氏の夢を実現すべく宮崎氏が決断し、興した事業なのです。

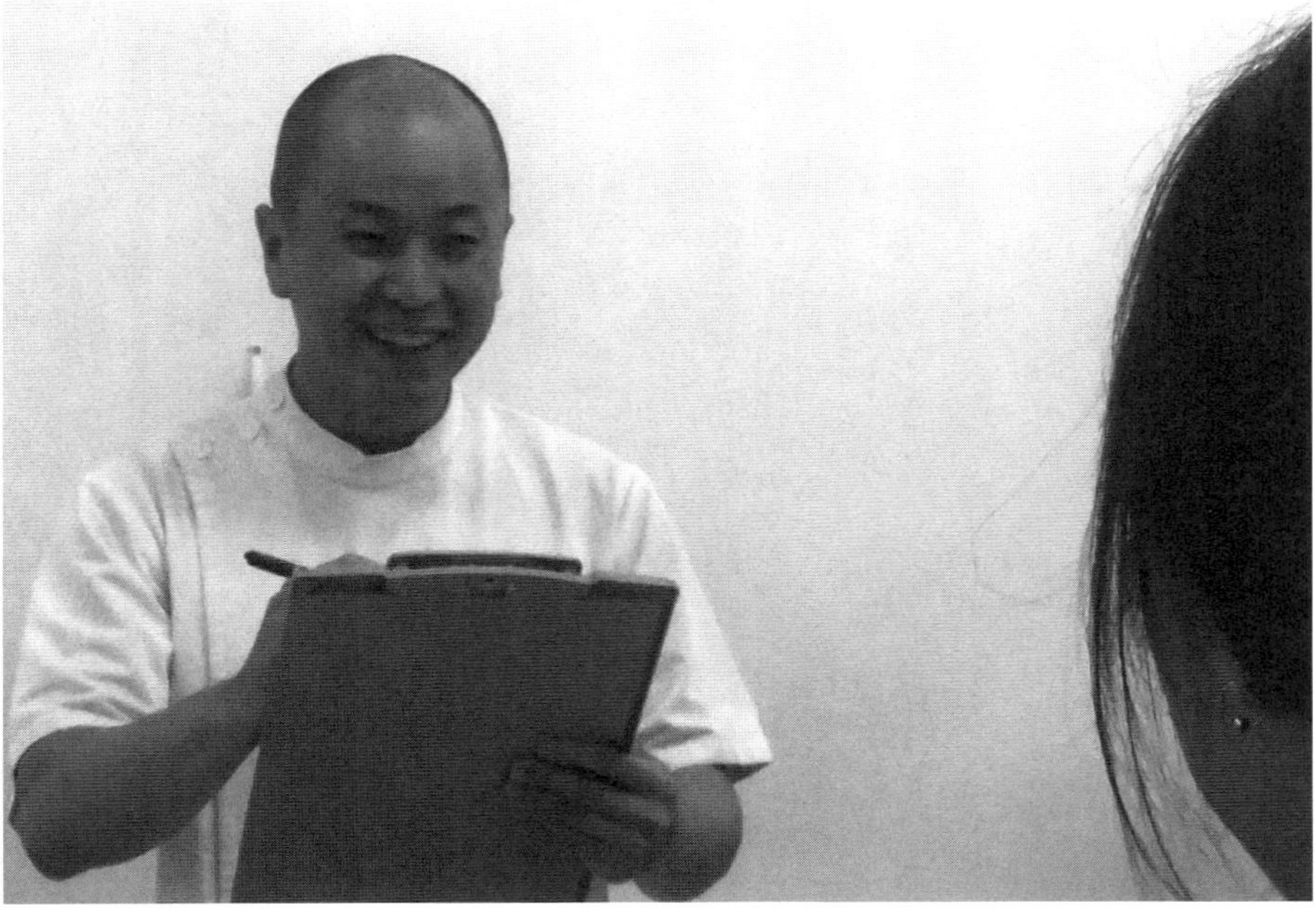

▲ 播磨院長の問診風景

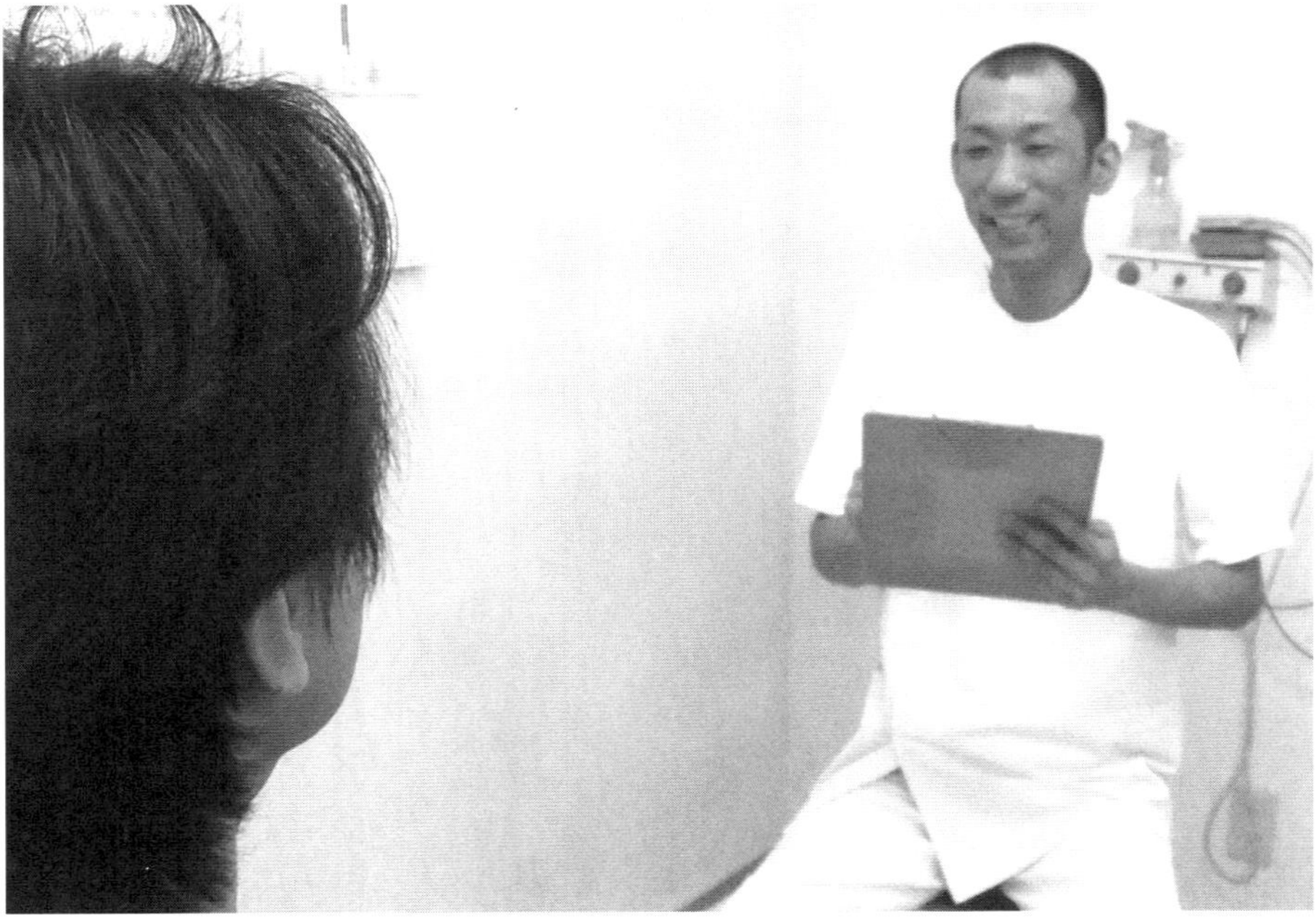

▲ 加藤院長の問診風景

77 地域No.1の接骨院を目指して

かわい鍼灸接骨院（東京都）

「やる気のあるスタッフを大事にしたい」

２００１年開業の東京都練馬区にある「かわい鍼灸接骨院」です。院長の河合慎太郎先生と弟の副院長である河合栄治郎先生を中心とした治療院です。

治療内容としては、保険診療は、独自の柔道整復の治療法と鍼灸治療を行ない、自費治療は、基本治療（30分５０００円）とはり治療（60分７０００円）があります。

私は２００５年からコンサルティングで関わっていますが、当初からずっと、スタッフ教育・育成に力を入れています。

河合院長はこう言います。

「患者さんを治療して喜んでもらうことが好きで、これからもずっと現場で治療を続けたい。患者さんへの思いと治療技術をスタッフに伝え続けるのが生きがいだし、使命だと思っています」

「私たちは、地域No.１の接骨院を目指して治療を行なっています。患者数一番も重要ですが、患者さん満足度、スタッフ満足度が最優先だと考えています。そして、『やる気』のあるスタッフを大事にしていきたい。『やる気』のある柔道整復師に治療を受けた患者さんは幸せです！」

「患者さんに最高の治療をする」

院長の強い思いは長年変わりません。ですから、面接では「やる気があるかどうか」を確認し、了解の上でスタッフは入社しますが、やはり中には、「患者さんに最高の治療を提供する」ための努力をすることに挫折するスタッフも出てきます。しかし、河合院長の長年の熱い思いが本格的に花開きつつあります。現在では素晴らしい治療スタッフが多数在籍していますし、地域一番の接骨院であることは間違いありません。

とくに、元患者で鍼灸師の佐藤先生の鍼灸治療は、患者の間で大変評判になっているようです。

私がつき合い始めた当初は、自費治療はほとんどなかったのですが、毎年、自費治療額が伸びていて、新たな治療技術も導入しつつ、ここ数年は自費治療を大きく伸ばしています。

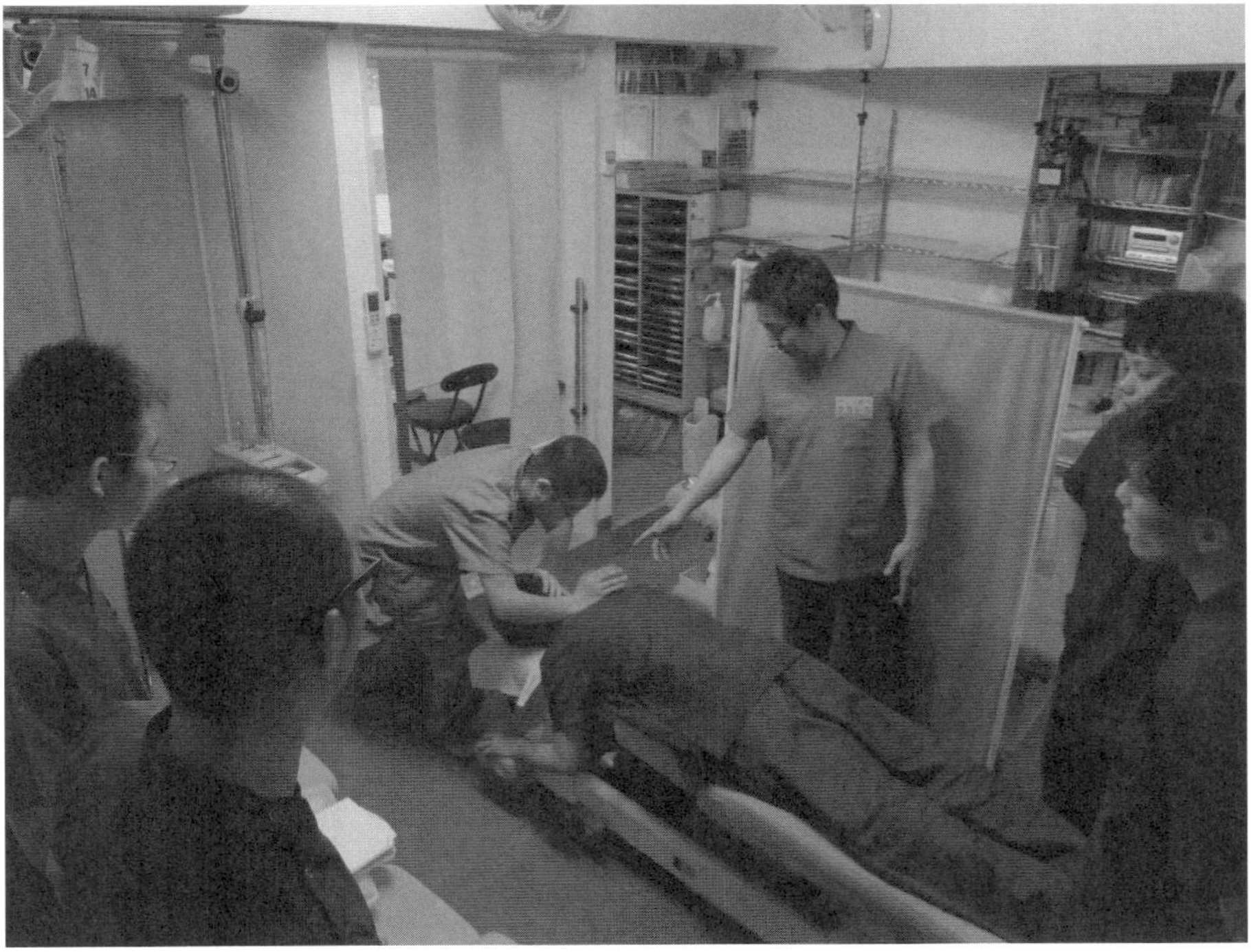

▲ 治療技術の勉強会のようす

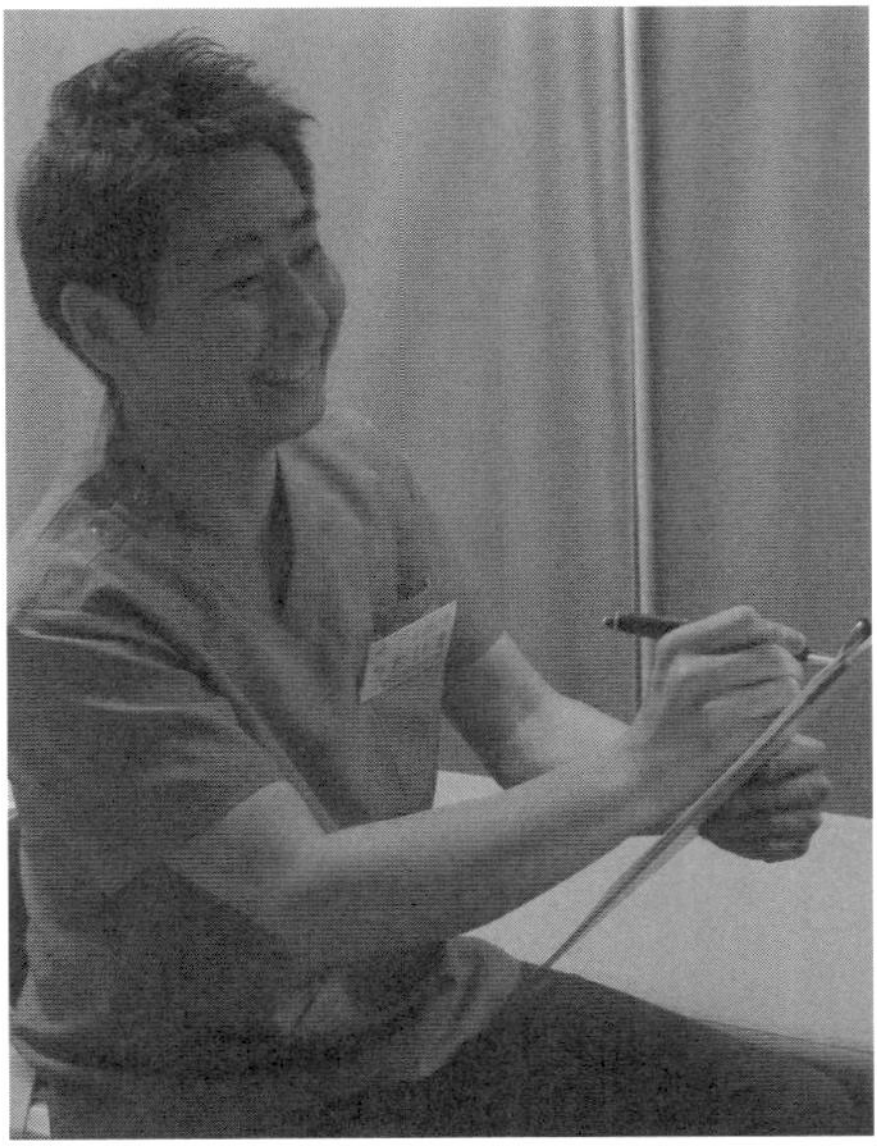

▲ 河合院長の問診風景

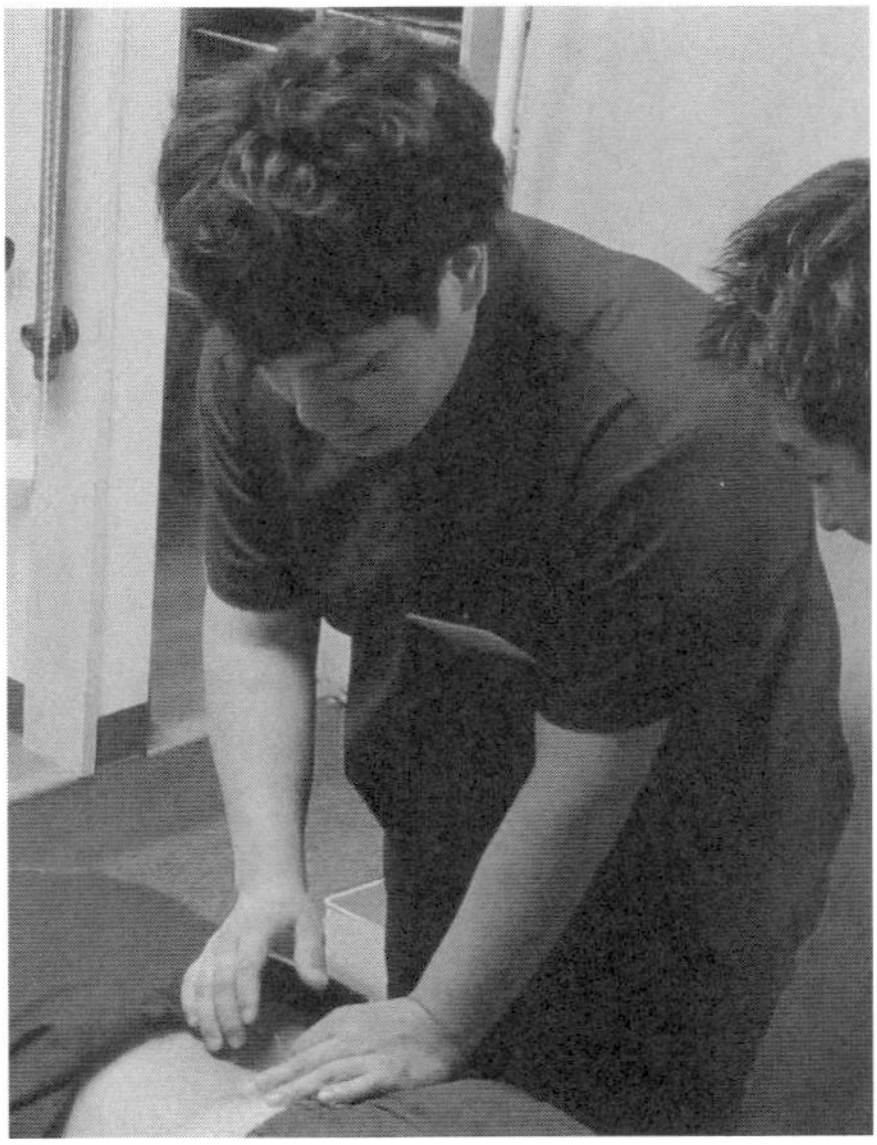

▲ 佐藤先生の鍼灸治療風景

78 厳しいスタートから地域一番院に

おかだ整骨院（栃木県）

●ひとケタの患者からのスタート

２００９年10月開業の栃木県足利市にある「おかだ整骨院」です。院長の岡田有一先生は、先に紹介した「おおしま整体院」で勤務後に独立し、私は開業準備以来、コンサルティングでのつき合いがあります。

開業当初から院長がすべて治療を担当し、スタッフは受付補助が１～２名という体制です。

足利市の人口は16万人で、「おかだ整骨院」の立地は、イノシシや猿が出る田舎町の住宅地です。治療法は触っている感じしかしない骨盤調整ですが、10月開業で冬場に向かっていたこともあったのか、開業月は、１日の平均患者数がひとケタの厳しいスタートとなりました。

しかし11月は、平均患者数18人と徐々に患者数が増え始め、翌年３月からチラシを活用したことで、一気に平均患者数は30人となりました。その後は順調に患者数を伸ばし、現在の来院数は、１日平均40人半ば～60人を推移しています。

予約制でなく、一人でこれだけの患者数を診ているので、冬場の一時期を除くと、１時間以上の待ち時間になるのは日常茶飯事です。今や治療内容、患者数を含め、あらゆる点で間違いなく地域一番院です。

●インターネット・ブログの活用

また、インターネットからの月間来院数も、少ない月で20人台、多い月は50人ほどになっています。ブログは開業以来、毎週欠かさず更新しており、その継続力には脱帽です。

患者のアンケートでは、数多くの目覚ましい改善事例が寄せられていて、ホームページへの掲載許可があったものだけで１００件を超えています。

開業当初は保険治療中心でしたが、徐々に自費化を進めていき、現在は保険請求額と自費額と自賠責が、それぞれほぼ１／３ずつの売上高割合となっています（自費治療は初診料・診察料：１４００円、治療費：３４００円）。

この売上構成比は、岡田院長が目標としてきたことでもあり、全国的に見ても非常に安定した経営をしていると思います。

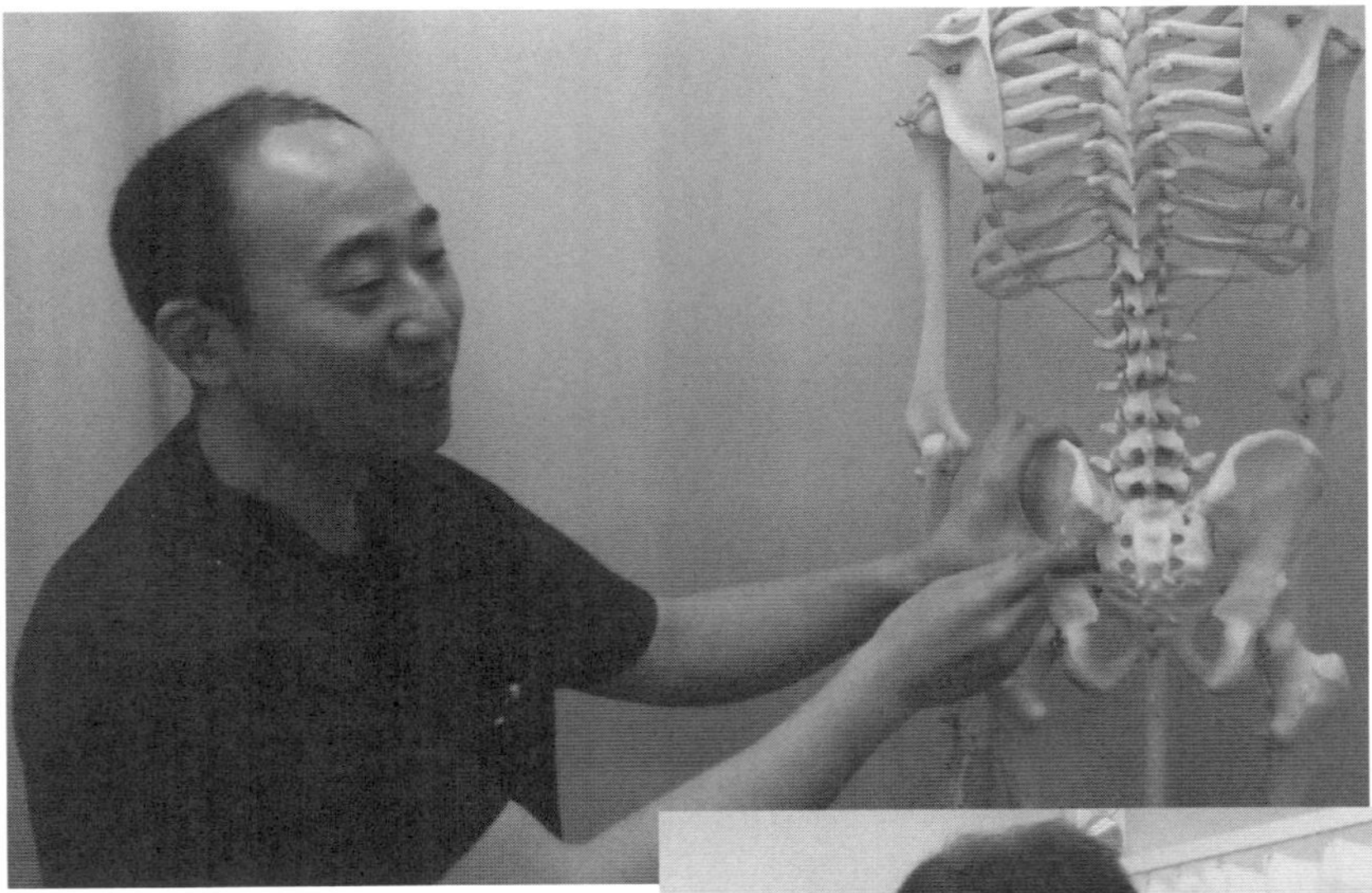

◀岡田院長の問診風景

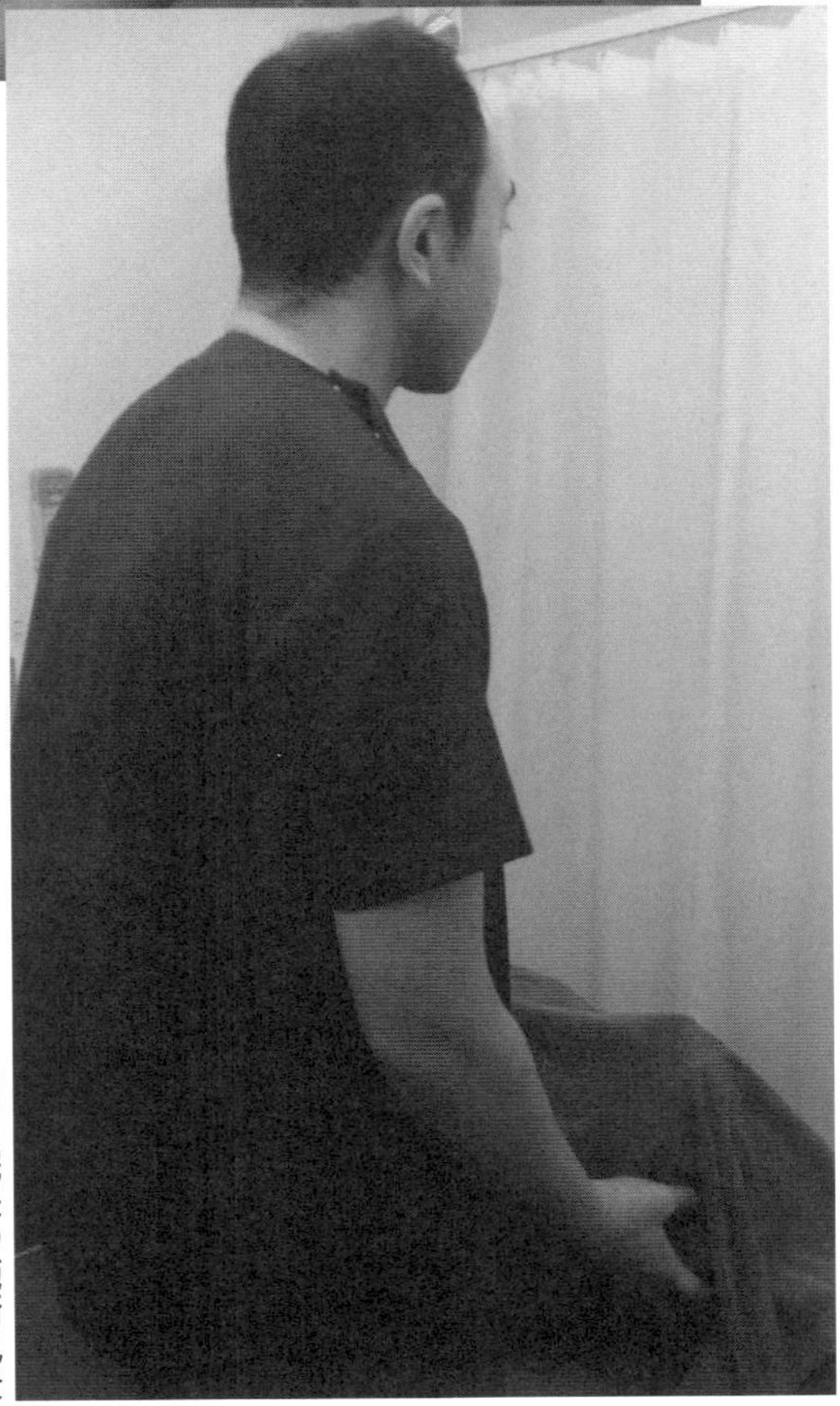

▶岡田院長の施術風景

79 順調に売上げを伸ばす安定経営

くりのき鍼灸整骨院（埼玉県）

●保険治療から自費化へ

２０１０年10月開業の埼玉県日高市にある「くりのき鍼灸整骨院」です。院長の嶋村正志先生とは、開業準備以来、コンサルティングでのつき合いがあります。

開業当初は院長がすべての治療を行なっていましたが、２０１２年秋から、治療は２名で行なうようになり、それに受付補助スタッフが１～２名いる体制になっています。

治療方法は、先に紹介した「おかだ整骨院」と同じ、触っている感じしかしない骨盤調整です。開業当初は保険治療中心でしたが、徐々に自費化を進めて、現在は保険請求額と自費額と自賠責が、それぞれほぼ１／３ずつの売上高割合となっています（自費治療は初診料・診察料：１０００円、治療費：４０００円）。

●毎月右肩上がりの順調な経営

開業時のチラシが当たったことと、看板からの反応がいいこと、そしてリピート率が高いこともあり、開業当初から１日平均患者数が50人前後で推移し、２０１１年7月には、院長一人治療で平均患者数60人を超えました。

この時期の平均単価は２０００円程度（保険、自賠責の請求額と自費を含む一人当たり単価の平均。以下同じ）です。２０１２年は、患者数は前年並ながら、自費と自賠責に力を入れるようになり、この時期の平均単価は２５００円程度になりました。

２０１２年秋に斉藤先生が入社し、その12月には患者数を増やしながら、平均単価が２７００円程度になり、２０１３年に入ると、自費と自賠責を強化したことで、平均単価は３０００円程度まで上がっています。

コンサルティング時には、嶋村先生と目標設定をしているのですが、これまでほとんどの月で、決めた目標を達成しています。

嶋村先生は、治療技術向上の勉強会を開催したり、受付補助スタッフも含めてコミュニケーションを大事にし、常に新しいことにチャレンジするなど、治療と経営のバランスが非常に優れています。また行動スピードが速く、プラス発想でモチベーションの高い経営者です。

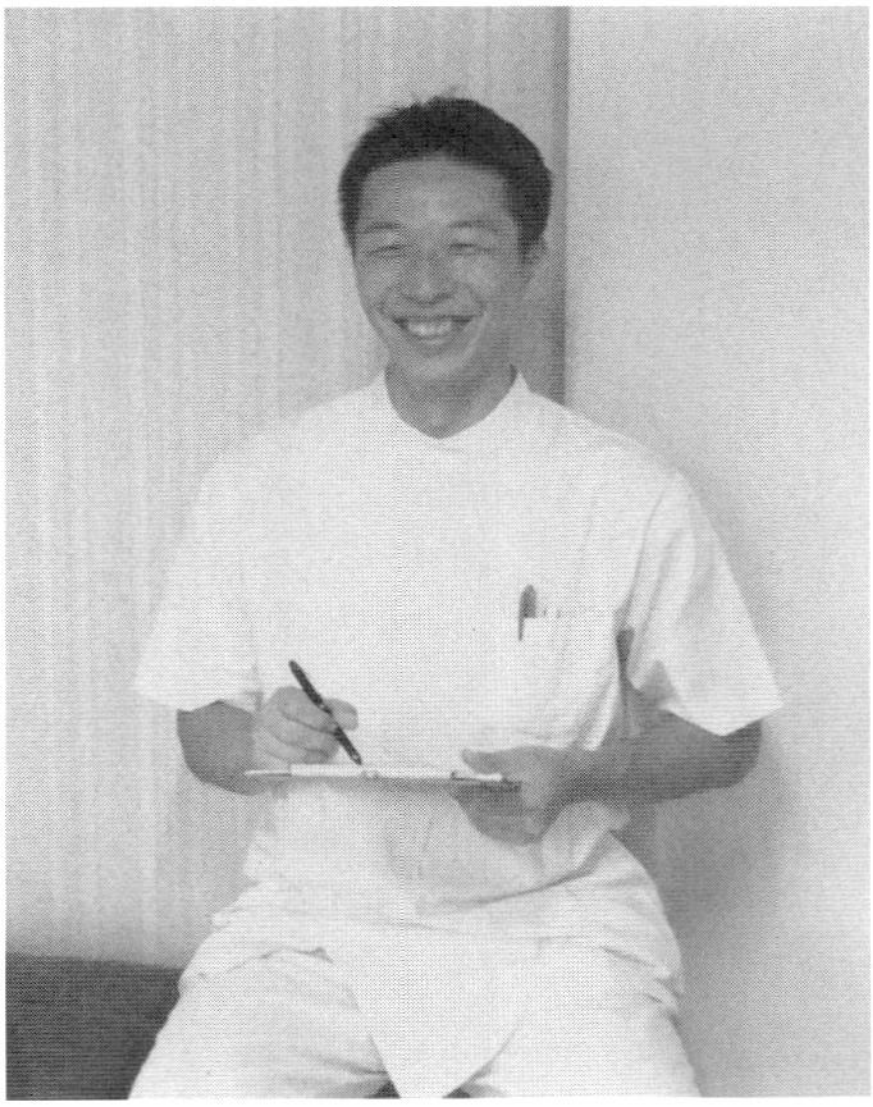

◀嶋村院長の問診風景

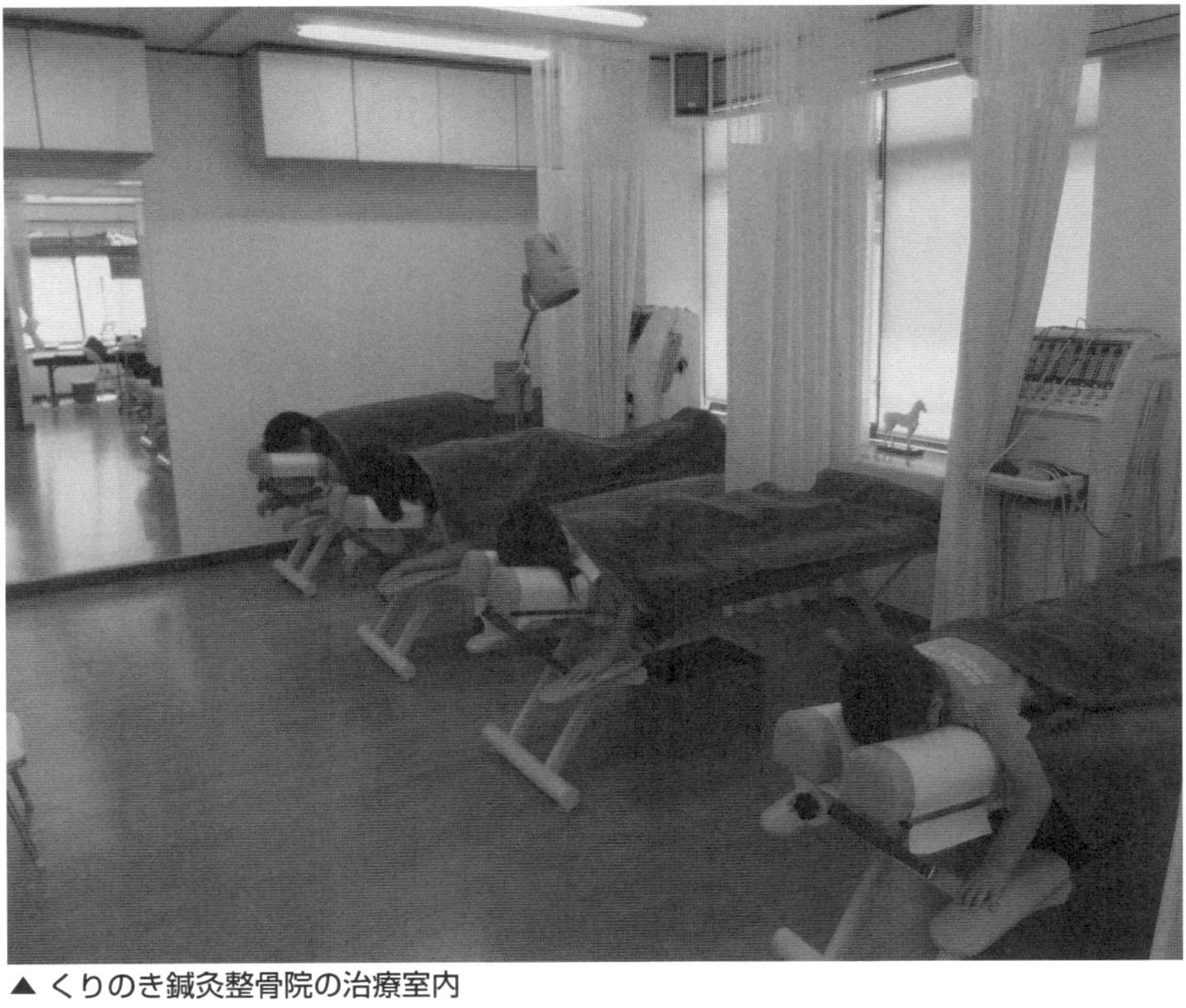

▲ くりのき鍼灸整骨院の治療室内

80 優秀なスタッフと目標達成を目指す

あせんてグループ（東京都など）

●好待遇で優秀なスタッフを揃える

２００３年創業の「あせんてグループ」です。２００９年からコンサルティングで関わっていますが、その間、２０１０年5月に福岡県宗像市、２０１３年7月に東京都世田谷区で分院開業をし、既存の三鷹市、杉並区、国立市（いずれも東京都）の分院を合わせて5院でグループ展開をしています。

創業当初は代表の先生も治療をしていましたが、今は治療の現場から引退し、経営に専念しています。治療スタイルは、保険診療を中心として、自費治療と鍼灸治療を行なっています。

「あせんてグループ」の特徴は、ベースの給与が高く、歩合もよいことが挙げられます。給与等の待遇がよければ、当然、優秀な人材が入社する可能性が高く、実際に能力の高いスタッフが揃っています。

グループの中で一番患者数が多いのが、三鷹市にある院です。長年にわたって、１日平均患者数１００人以上の来院があります。

●コミュニケーションの改善と目標の再確認

この院では、分院長がスタッフ一人一人とコミュニケーションをしっかり取り、どんな小さなことでも、院で問題になっていることを潰していき、ルールや新たな目標をつくっています。

院経営においては、問題がない状態はほとんどないので、常にスタッフとの連携を密にし、早めに問題の兆候を見つけて行動を起こしているのです。

分院の業績が急に悪くなる原因は、スタッフ間のコミュニケーション不足と、共通のルールと目標がブレてしまって、モチベーションが下がっていることが多いのです。対策は、スタッフ間の意思疎通をよくすることと目標を再確認することです。相互のコミュニケーションを図ることで、スタッフのモチベーションは一時的に上がりますが、それだけでは根本的な問題解決にはならない場合が多いのです。やはり、目標意識も欠かせません。

「あせんてグループ」は、優秀なスタッフにとって働きやすい環境づくりを常に意識しています。

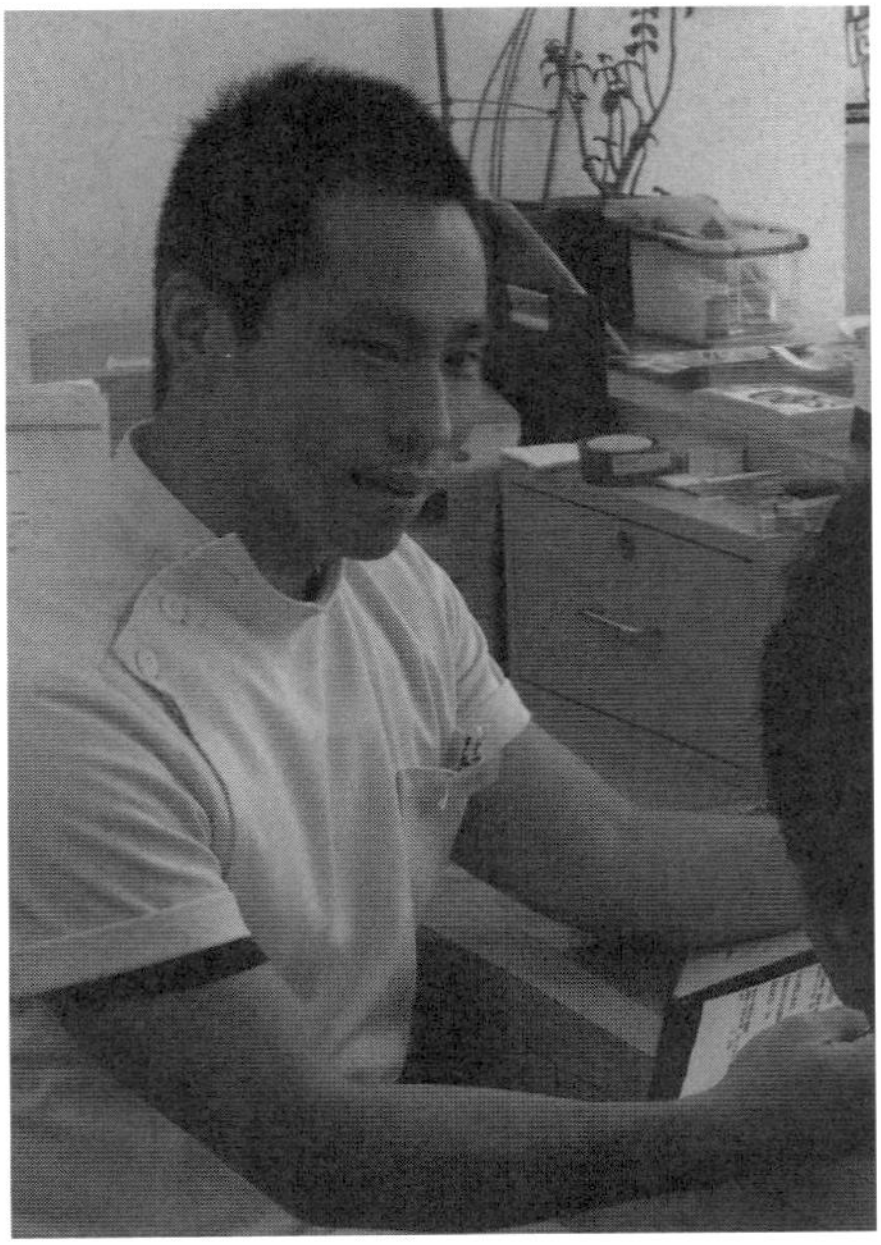

▲ 吉田院長の問診風景

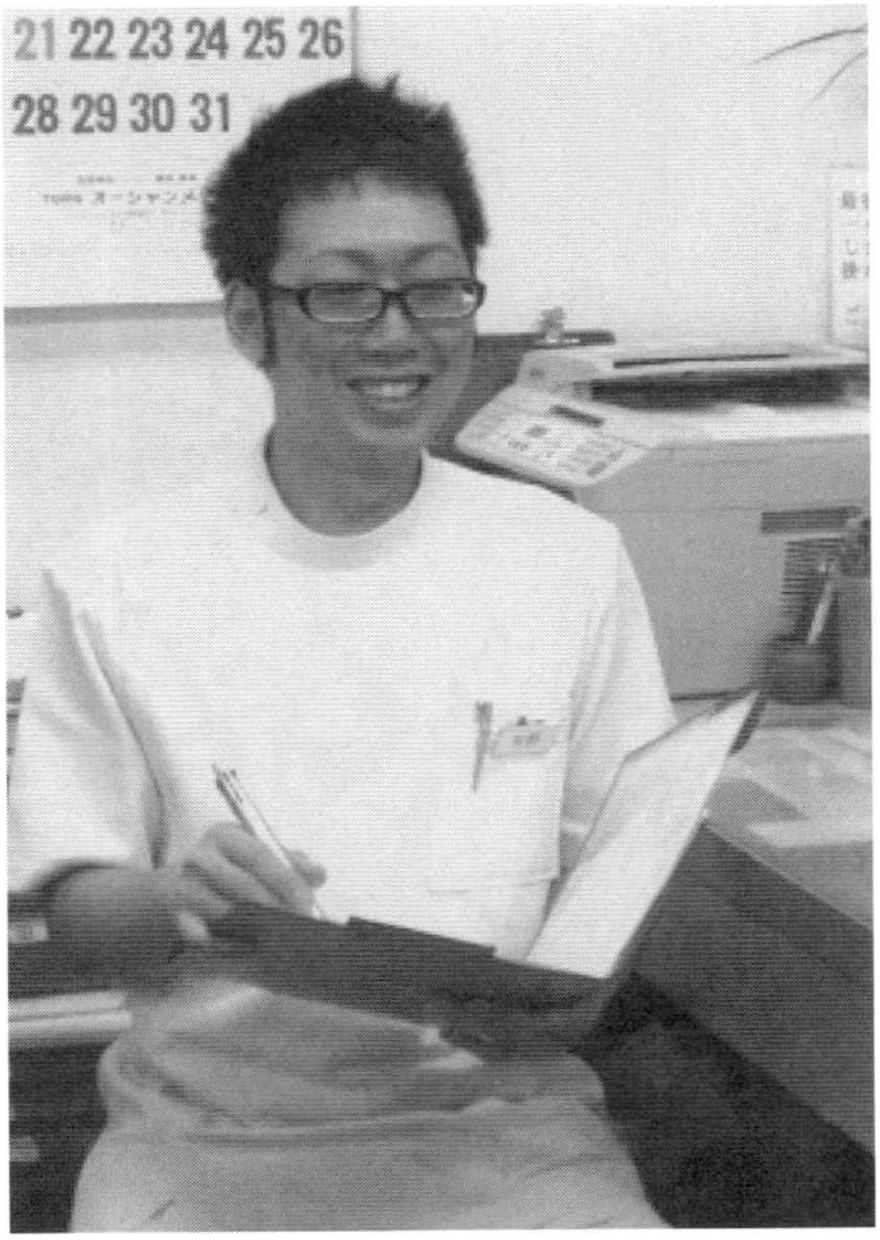

▲ 玉野院長の問診風景

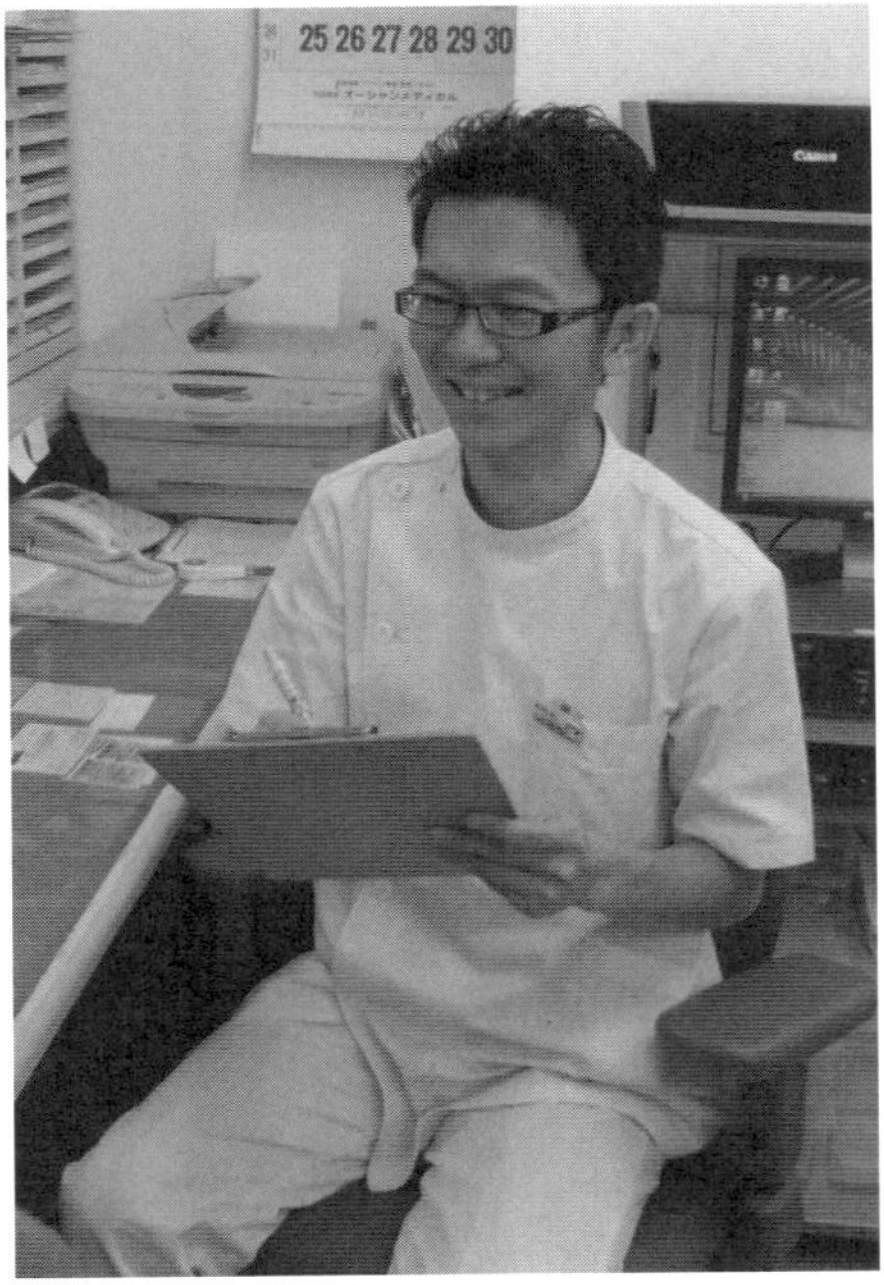

▲ 猪俣院長の問診風景

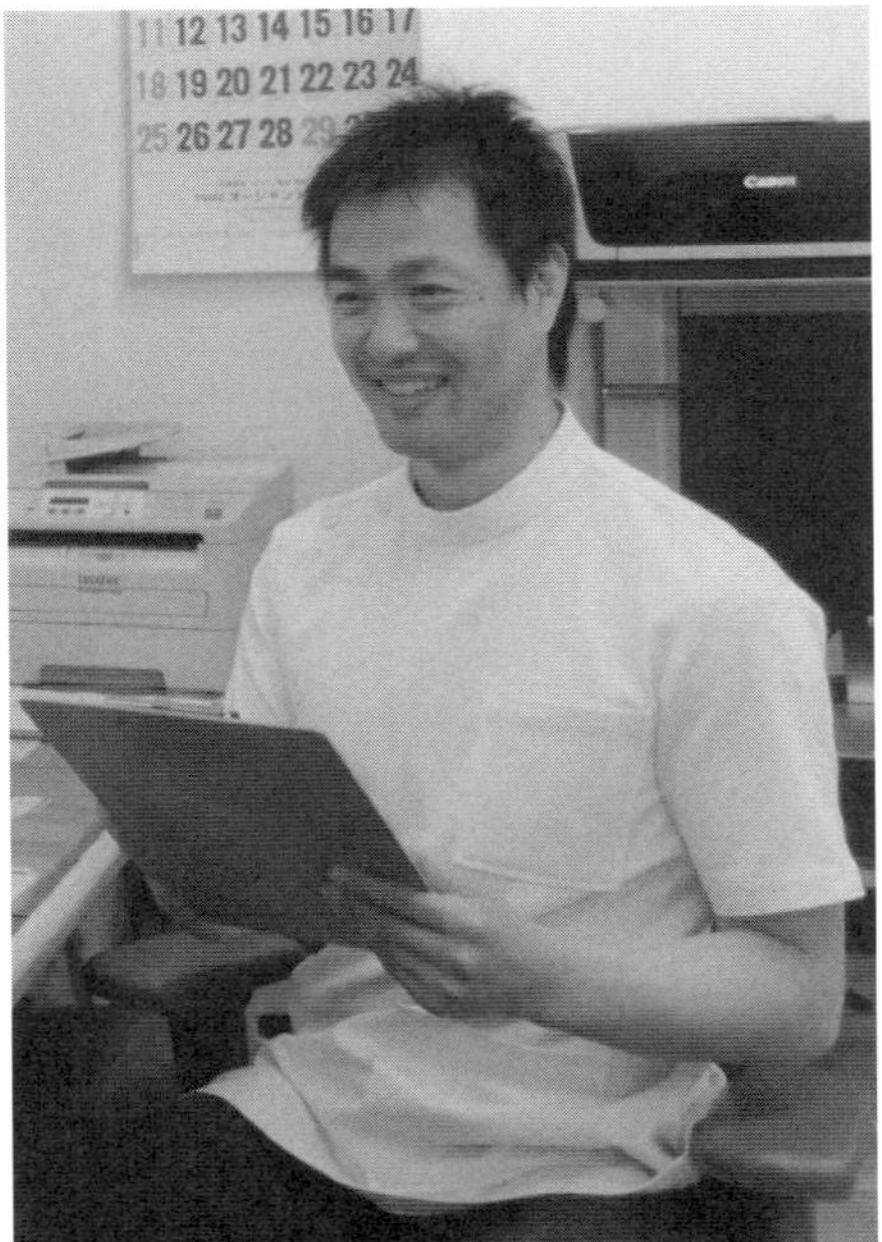

▲ 沖院長の問診風景

81 メディアで紹介される有名治療院

かずなＲＣ治療院（埼玉県）

●多くの著名人が通う治療院

１９８９年開業の埼玉県川越市にある「かずなＲＣ治療院」です。院長の鈴木浩先生を中心として、副院長の鈴木由美子先生、佐々木杏奈先生をはじめとする５名の治療スタッフと受付スタッフ１名の体制です。

２０１１年からコンサルティングでつき合いがありますが、たしかな治療技術があるのはもちろん、多彩な交友関係があり、トップスポーツ選手や芸能人などの著名人が多数来院し、テレビ・雑誌等のメディアでもたびたび紹介されています。

鈴木院長の治療料金は、初検検査料３０００円（税別）、治療費１万８０００円（税別）と、１回の治療費としてはかなりの高額です。しかしながら、ほぼ予約で埋まっている状況です。

副院長の治療料金は、初検検査料３０００円（税別）、治療費１万円（税別）、院長と副院長以外のスタッフの治療料金は、初検検査料３０００円（税別）、治療費６０００円（税別）です。

治療内容は、カイロプラクティックをベースに、鈴木院長が独自に編み出した治療法「ＲＣテクニック」です。

●来院のきっかけはインターネット・口コミ・紹介

ほぼ地域住民しか通らない住宅街にある自宅兼治療院で、決して立地がよいとは言えない場所にあります。

長らく近隣の患者がほとんどを占める、保険治療中心だったのですが、徐々に自費化を進め、現在は遠くから来院する患者がほとんどの自費治療院になっています。

来院のきっかけは、インターネット、口コミ・紹介がほとんどで、これは安定した高い治療技術と実績によるものです。

とくに、完全自費治療のスタッフが５名の体制ということもあって、治療技術の向上に常に力を入れていて、勉強会や練習を頻繁に行なっています。

そして特徴的なのが、著名人との交流の深さです。鈴木先生夫妻は、多くの著名人からリスペクトされており、それは治療技術の高さだけでなく、人柄のよさが反映されている証でしょう。

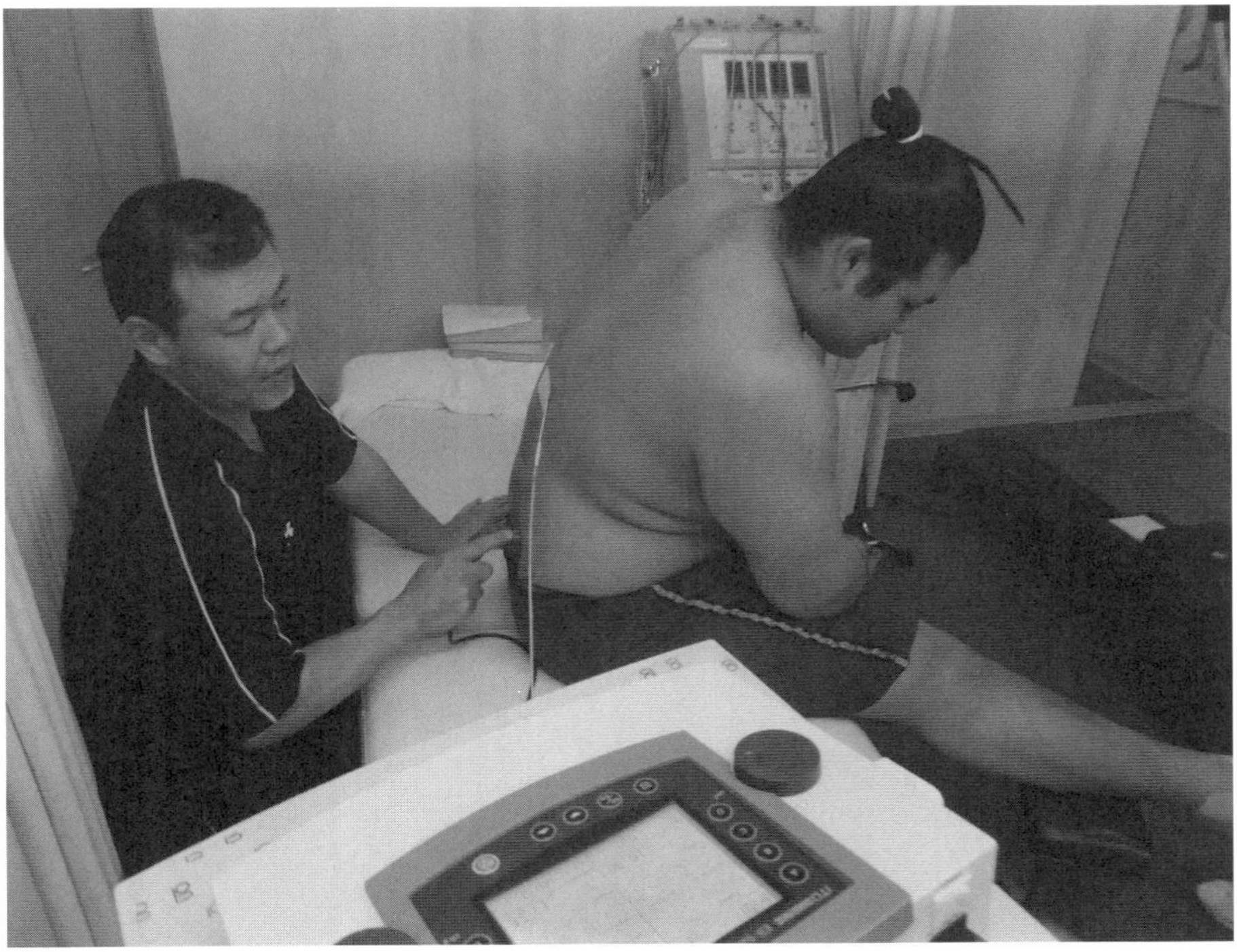

▲ 鈴木院長の電気治療風景

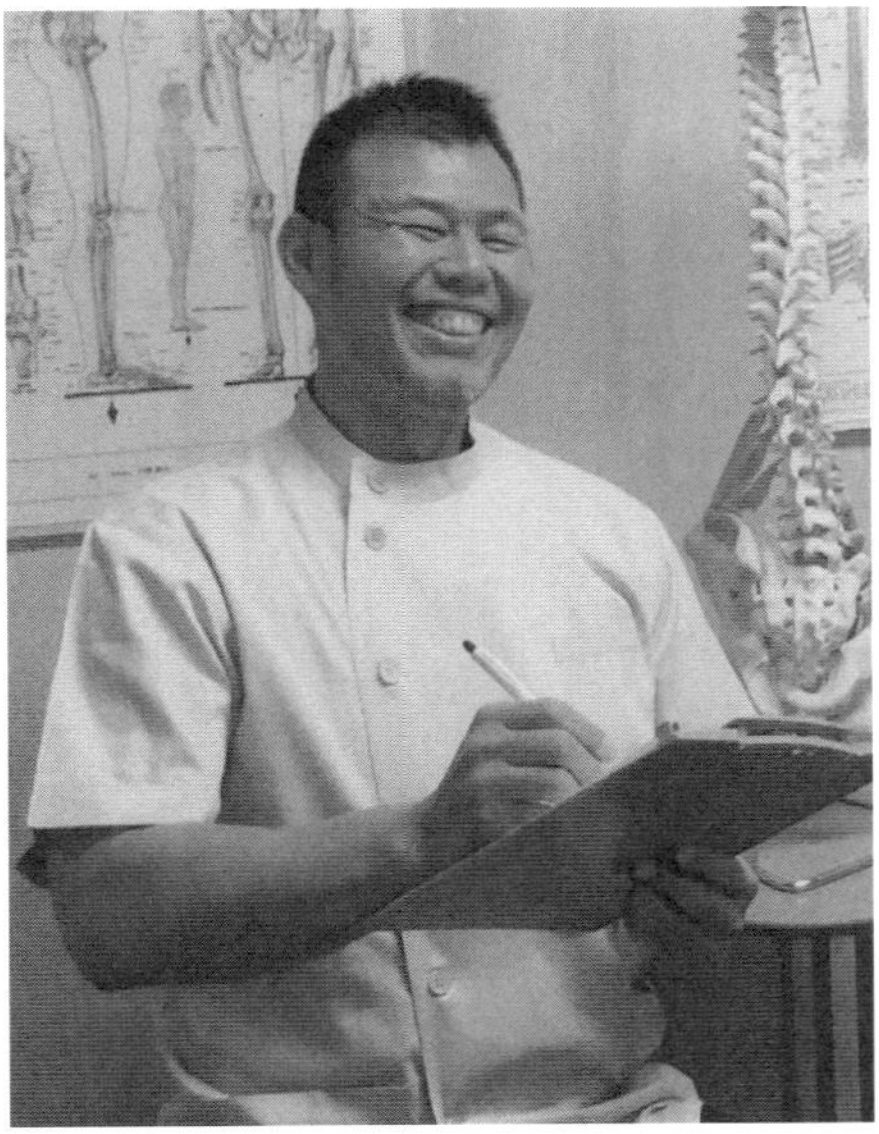

▲ 問診風景

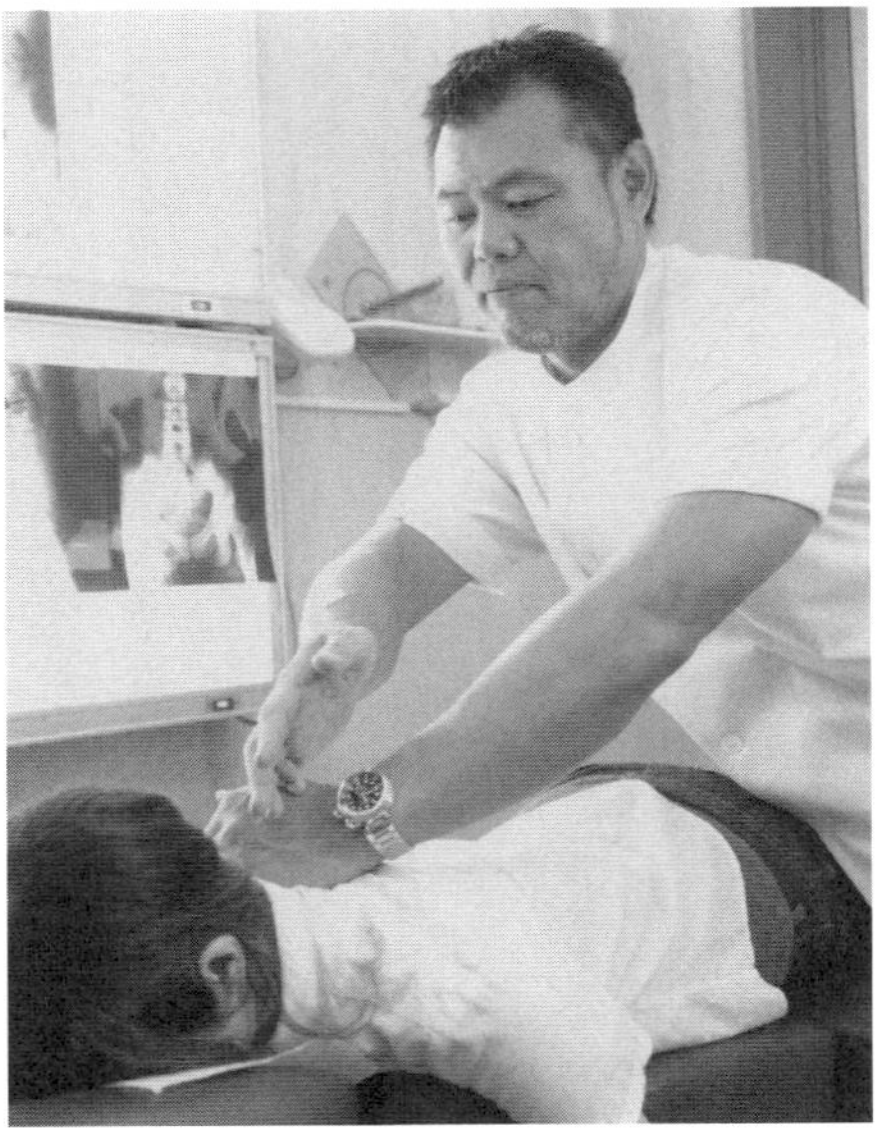

▲ 治療風景

82 集患対策が実って安定経営に

たけだ鍼灸整骨院（京都市）

●様々な集患施策の実施

２００８年7月開業の京都市下京区にある「たけだ鍼灸整骨院」です。保険診療中心の完全予約制になっています。院長の武田啓孝先生とは、２０１１年春からコンサルティングでつき合いがあります。コンサルティングを始めた当初は、治療スタッフは院長を含め2名、受付補助1名の体制でした。

立地は一車線の道路沿いですが、人通りがあまりなく新患が少なかったので、チラシのポスティングを計画的に行ないました。インターネットは、「まずはツイッターと無料掲載サイトを活用したい」という院長の意向に沿って対策を行なったところ、月間5人以上の来院がありました。

また、過去に来院した患者にハガキを送ったり、リピート率を上げるための様々な対策を実施しました。

そして院内では、現状での問題点をスタッフに挙げてもらいながら、患者対応がよりスムーズにできるようにルールづくりをしたのです。

●順調に推移する経営数字

こういった様々な対策が功を奏し、その年の夏には目に見えて成果が現われて、1日平均患者数が35人程度で推移していたのが、45人ほどになりました。

その後、２０１２年秋に治療スタッフが新たに加わったことで、平均患者数が58人になり、良好な経営状態を保っています。

また、保険診療中心だったものを、本格的に自費化する意向はあったものの、土日診療を行なっていたこともあり、院長が治療の勉強会になかなか参加できずにいた中、骨盤調整の治療をしている先生に勉強会を開いてもらい、治療法を習得したことで、自費治療がスタートしています（自費治療は初診料・診察料：１０００円、治療費：４０００円）。

２０１４年8月には、開業以来の目標だった分院1院目を開業しています。

今後も単価アップを図りながら、高い目標に向かってさらなる成長を続けていくでしょう。

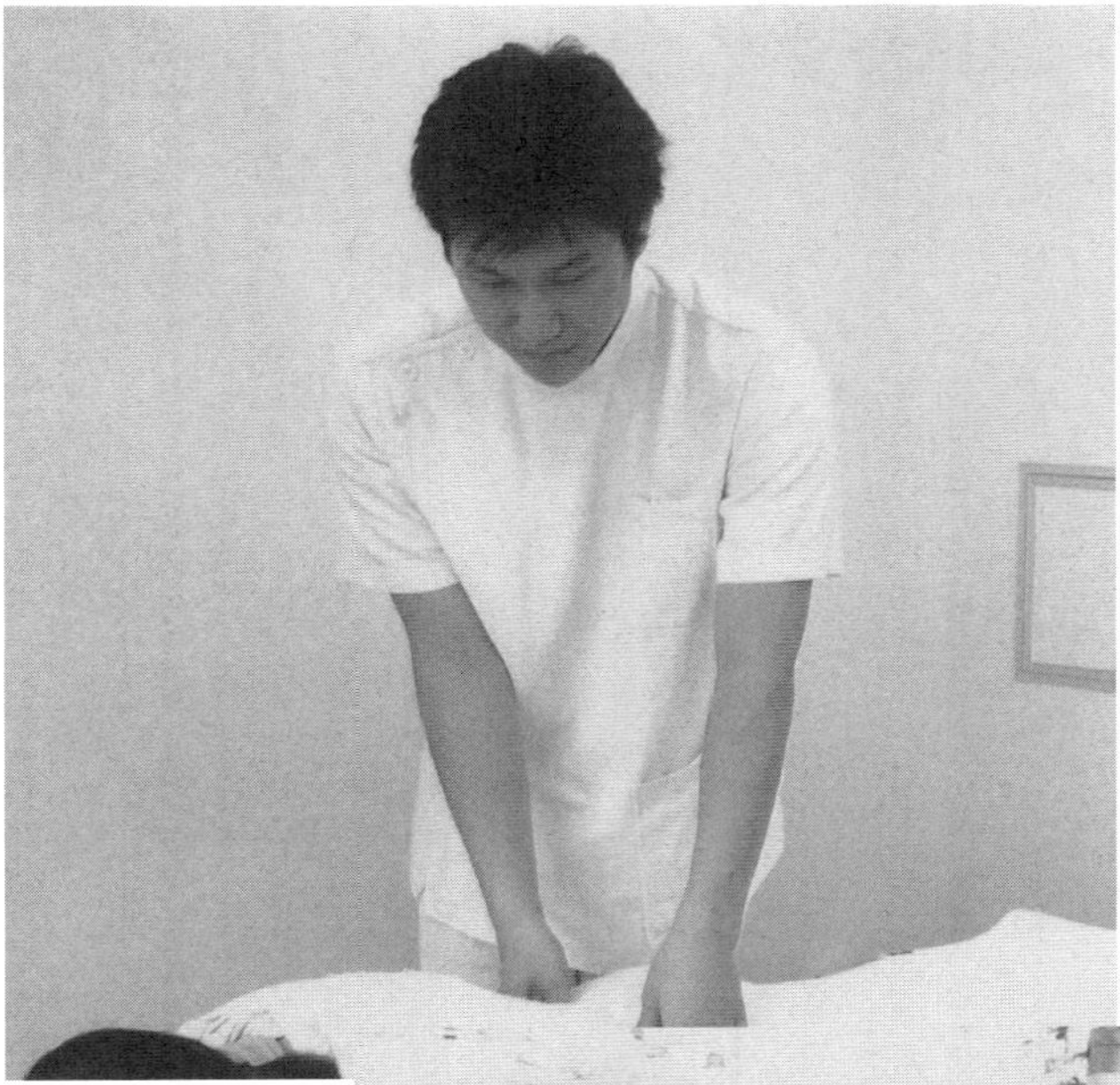

◀武田院長の施術風景

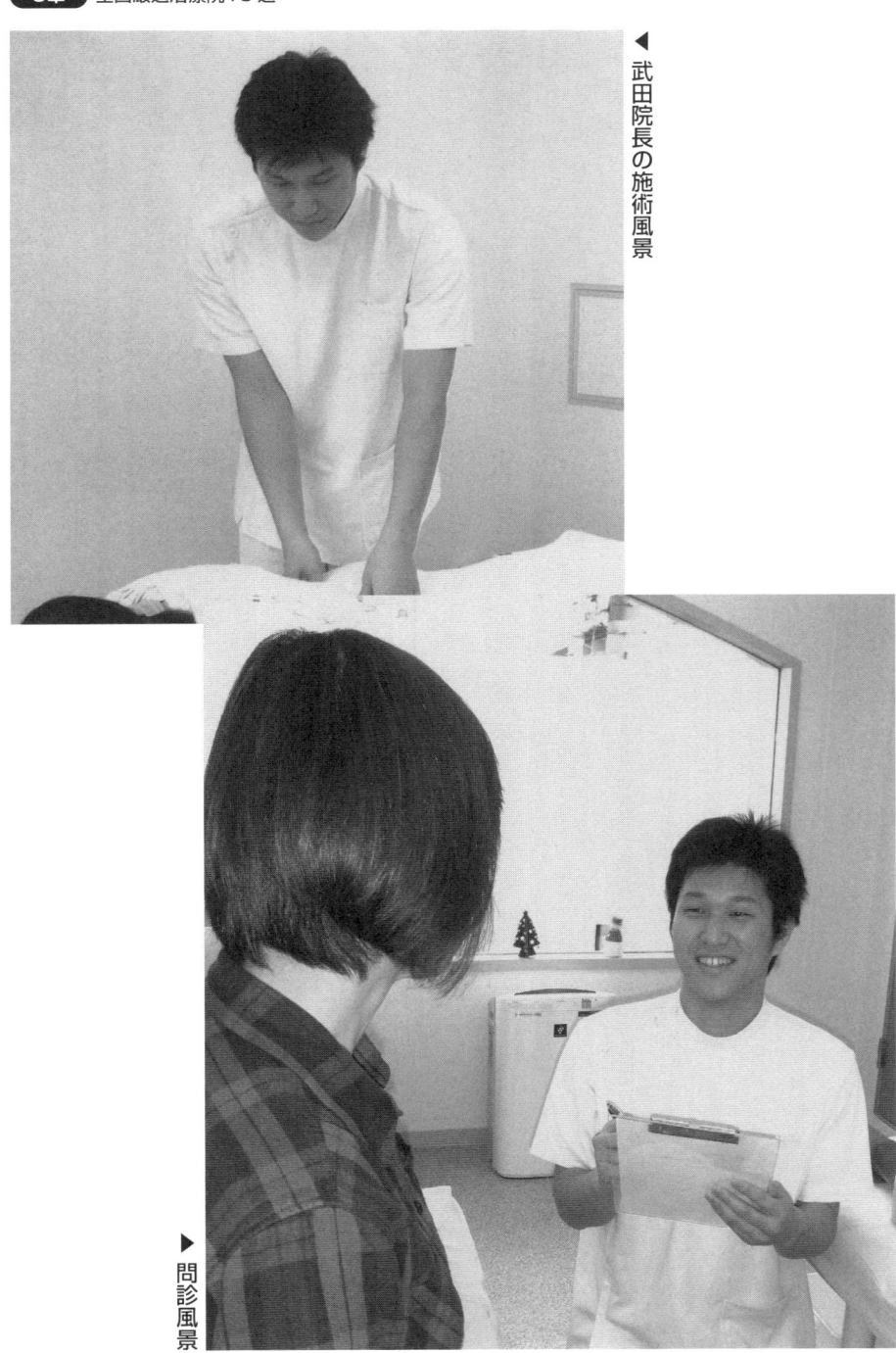

▶問診風景

83 次々に夢・目標を実現するスピリット

本間整骨院（京都市）

●60歳からの転身

１９８４年６月開業の京都市山科区にある「本間整骨院」です。院長の本間利忠先生とは、２００８年秋からコンサルティングでつき合いがあります。

開業以来長年にわたって、院長のみが治療に当たる11坪の接骨院でしたが、60歳になるのを機に、後進育成に専念することを決意し、２００４年に40坪の整骨院として新たに開業しました。治療スタイルは、保険診療と自費の電気治療中心の整骨院です。

実は当時、私が前職で開催していた整骨院経営者の定期勉強会に本間院長も長年参加していて、「もうそろそろ引退されるのかな?」と感じることもあったのですが、突然、移転開業することを打ち明けられ、「大丈夫かな?」と心配したことを鮮明に覚えています。

しかし、そんなことは杞憂に終わり、院長を含めた治療スタッフ４～５名の体制で順調に業績を伸ばし、１日患者数１００人を超える日も多い院となっています。

その中で、これまで数多くの治療家が育ち、現在、運営会社の取締役でもある、小林重貴先生をはじめとした素晴らしい人材を輩出しています。

●68歳でのさらなる挑戦

本間院長は、60歳になって移転しても、20代のスタッフと同じくらい治療に当たっている、驚異的な気力・体力の持ち主です。

そして、68歳になった２０１２年には、分院「やまさん整骨院」を開業しました。物件探しから開業までのほとんどすべてを自ら手掛けるという、気力・体力はどこからくるのだろうと思わずにはいられません。

当院では、受付スタッフ含めた全員で、毎月、前月の結果発表、当月の目標設定を行なうミーティングを開催しています。また、治療技術向上のための練習をみっちり行ない、外部の治療勉強会にも数多く参加する等、人材育成に力を入れています。

60台後半からでも大きな夢・目標を持てるし、実現することもできるのものだと、生涯現役だと思っている私自身も希望と勇気をもらっています。

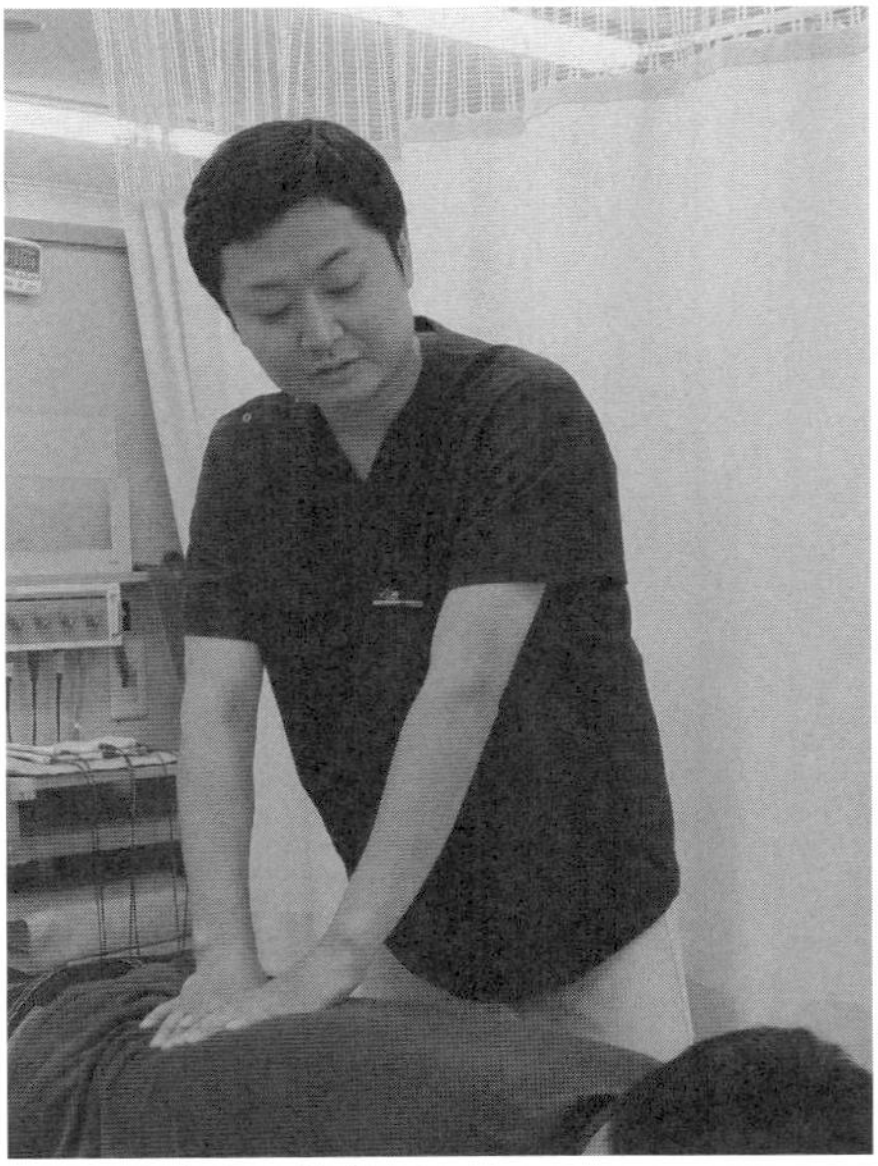

▲ 小林先生の施術風景

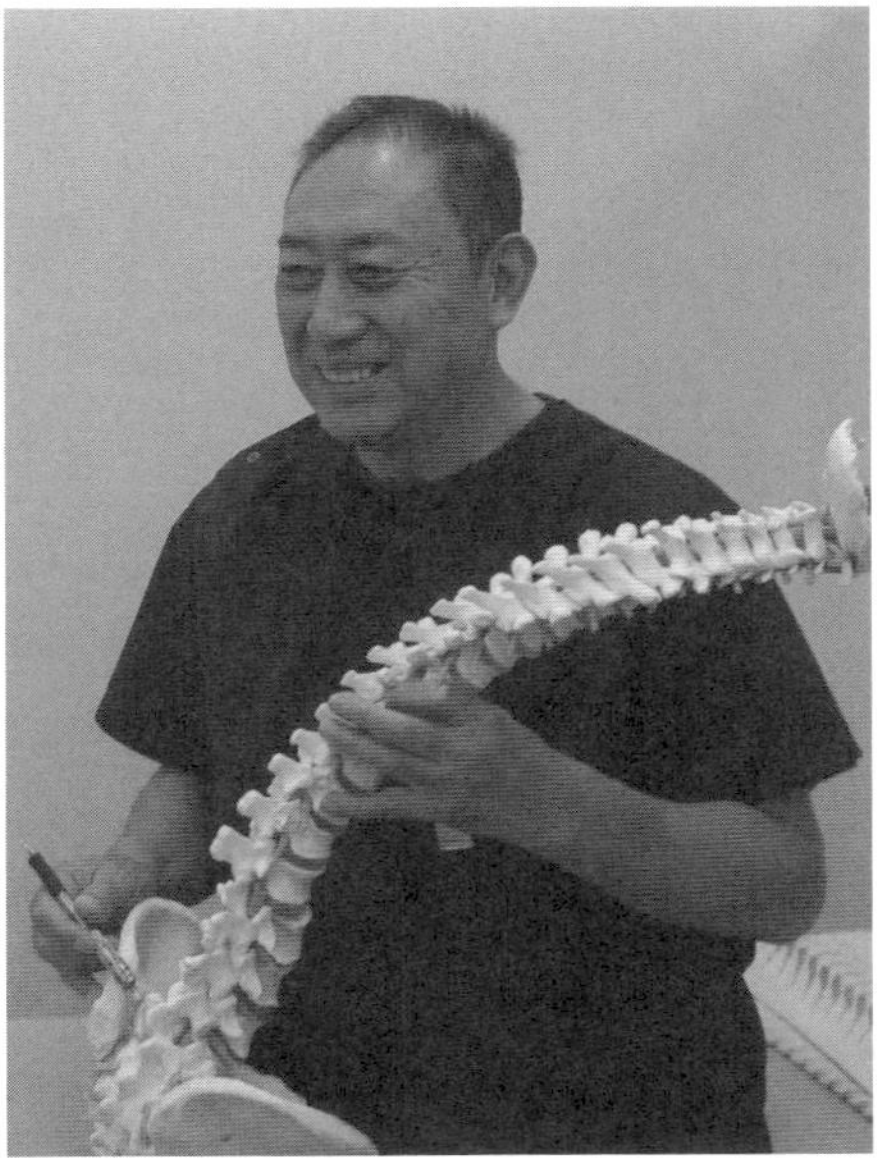

▲ 本間院長の問診風景

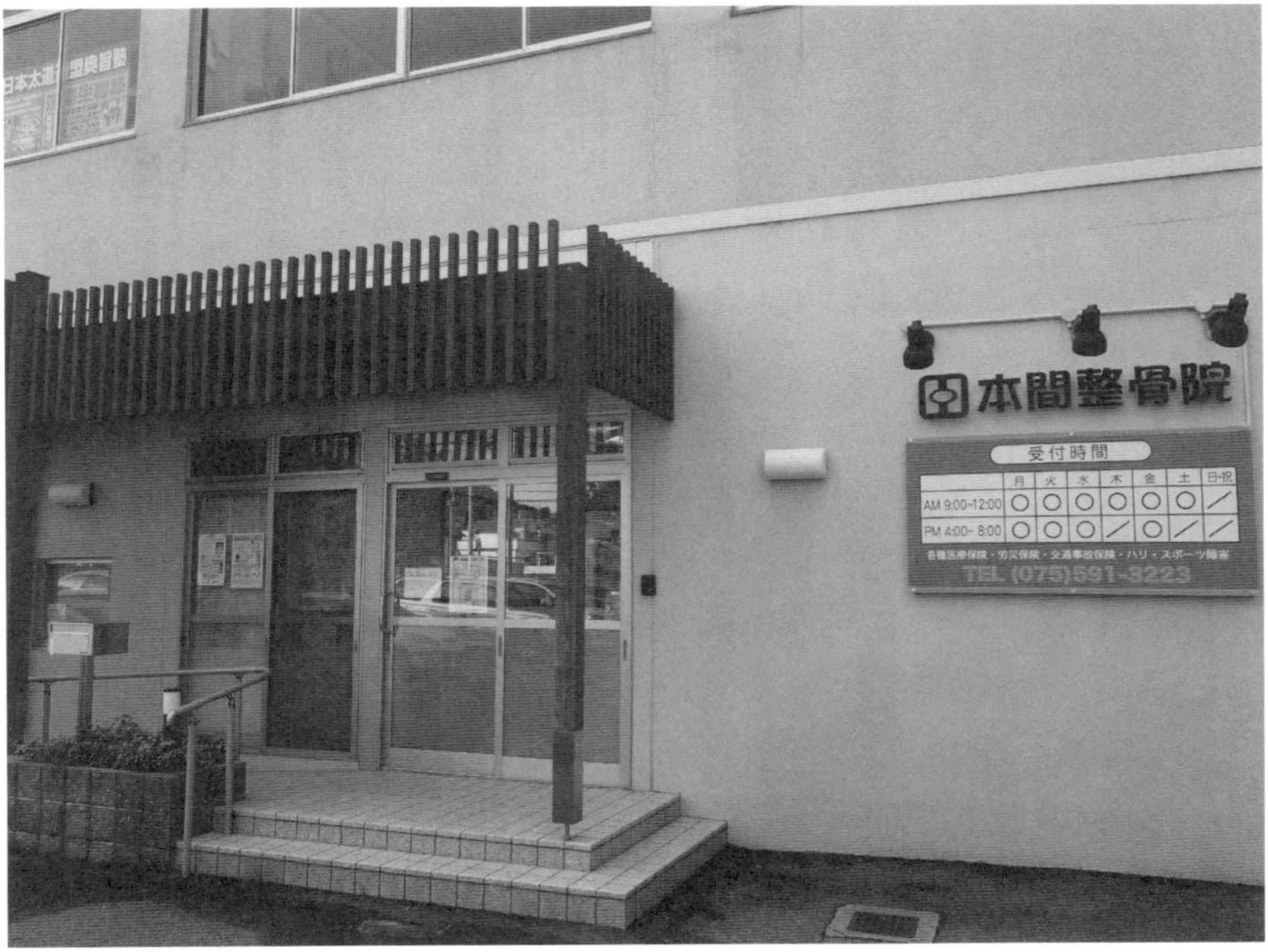

▲ 本間整骨院の外観

10章

誰もが認める院長・経営者になるために

84 待合室への気遣いは必須

●待つことでイライラさせない工夫

待合室で治療を待っている患者への配慮に、どれくらい力を入れているでしょうか?

待合室では、多少待たせても、なるべく待った気にさせないようにする気遣いや、イライラせずにリラックスできる場にすることが大きなポイントになります。

①「声掛け」をする……待合室で待っている患者への対応で最も大切なのが、「声掛け」をすることです。

誰しも待たされるとイライラするものです。そこで院長あるいはスタッフから、一定間隔で「お待たせしてすみません」と、ひと声掛けるだけでも、待たされているイライラ度合が、ある程度緩和されるものです。

声掛けをするときに、待ち時間のある程度の目安を伝えられるとベストです。

②飲み物サービスをする……サーバー式の機器を置いてミネラル水を提供している院や、健康茶などを提供している院もあります。治療後や夏場は喉が渇きますし、冬は温かいお茶を飲んで身体を温めたいと思うものです。ちょっとした気遣いですが大切なことです。

③雑誌やマンガを充実させる……とくに待ち時間が比較的長い院は、雑誌やマンガを充実させることをお勧めします。雑誌で言えば、『女性自身』や『女性セブン』は女性に根強い人気がありますし、健康情報誌も人気があります。

マンガ本も、『ワンピース』など人気の高いマンガを置くといいでしょう。気をつけたいのが、昔の雑誌や、黄ばんだ古い本などは整理することです。また常に整理整頓を心がけることは言うまでもありません。

④その他サービス……イライラを解消してリラックスしてもらうために、アロマを炊いている院や、足ツボマッサージ器や体脂肪測定器、血圧計を設置している院もあります。

とにかく、患者に気持ちよく待ってもらうには何をすればいいか、という視点で考えることです。患者目線に立った待合室での気遣い、およびサービスを心がけたいものです。

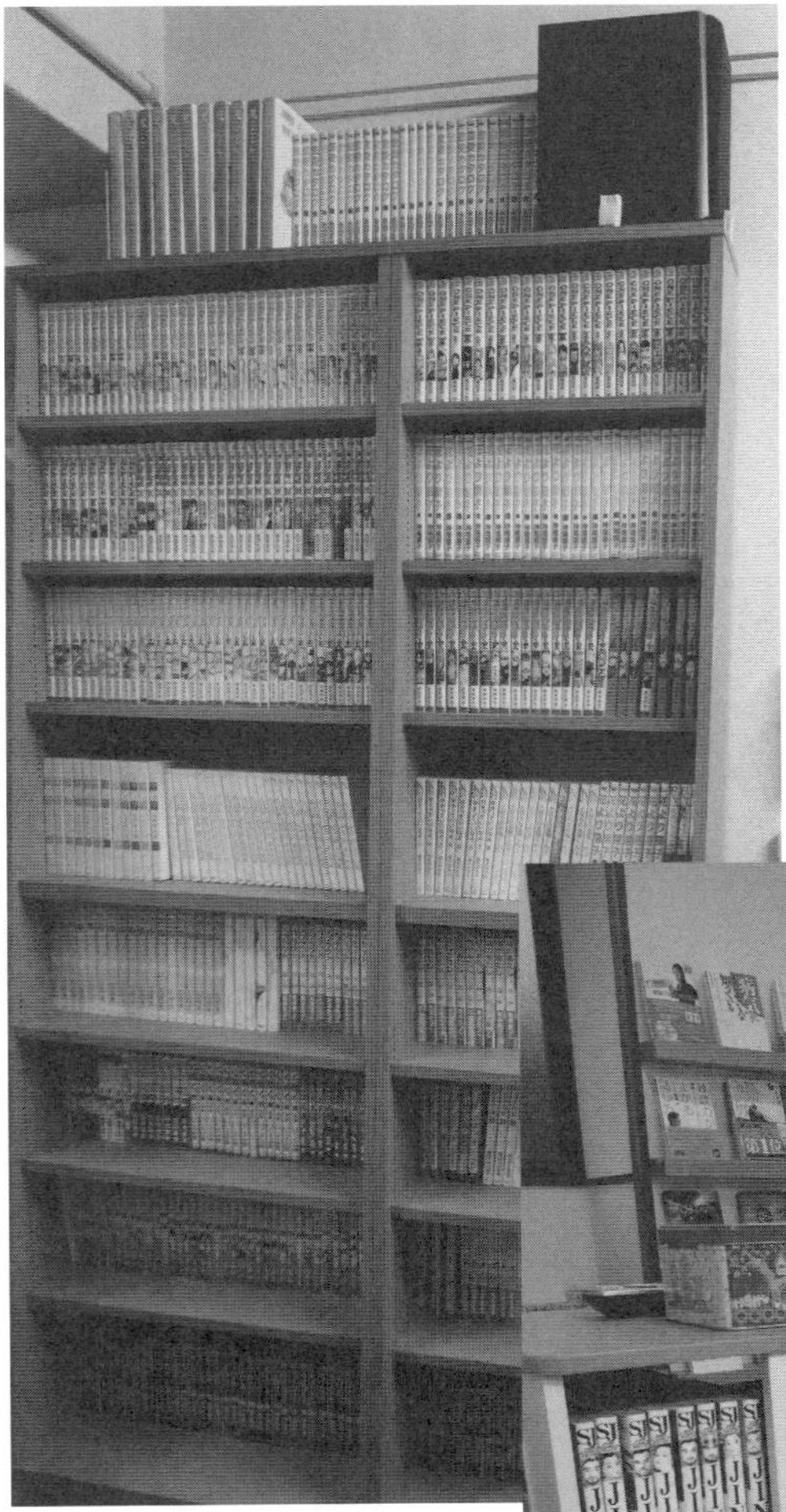

◀整理されたマンガの棚

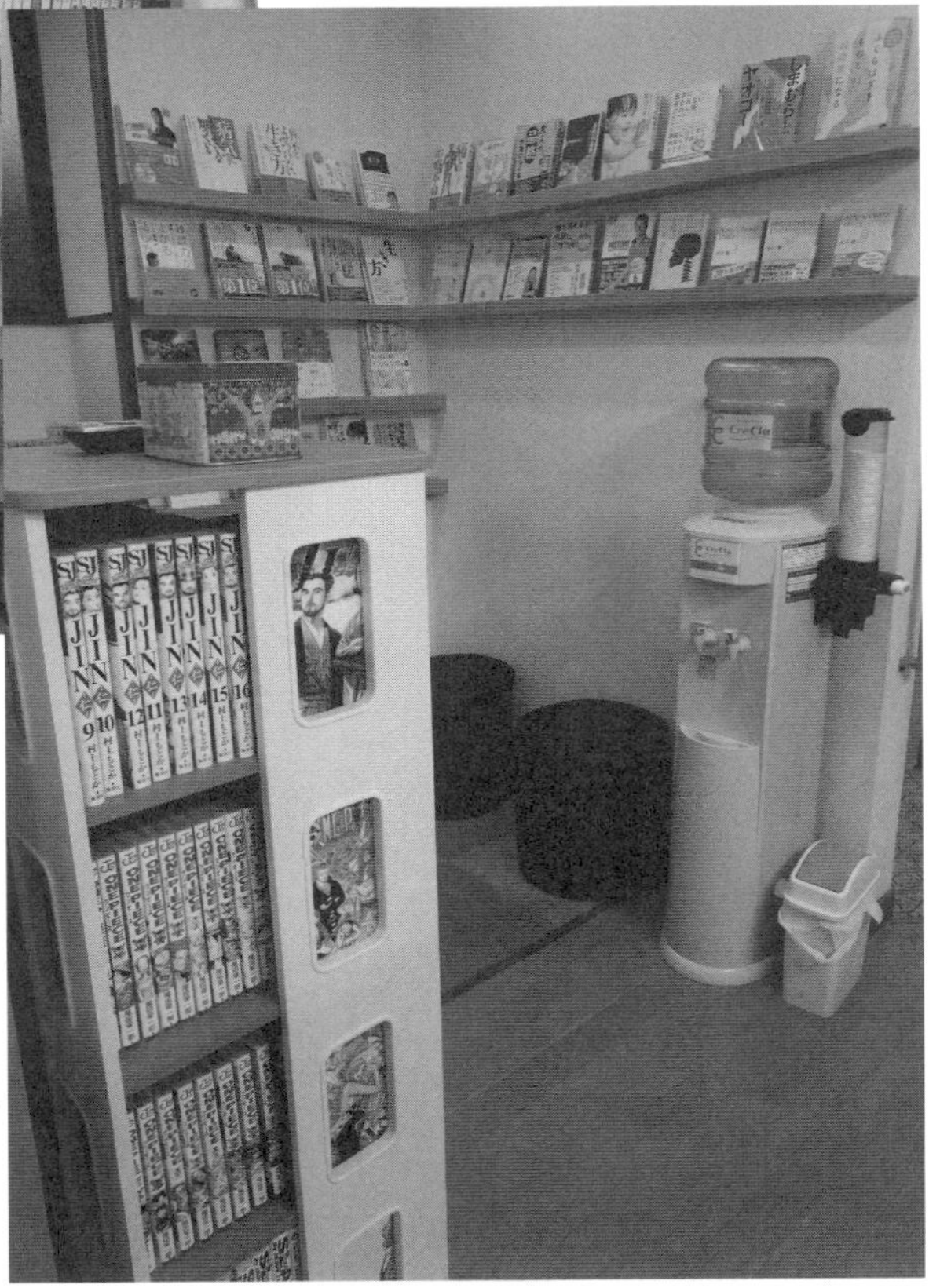

▶書籍・雑誌コーナーとウォーターサーバー

85 女性が気に入る院づくりをするには

●女性人気が院経営を左右する

治療院にとって、女性に気に入られることは非常に重要です。患者数が多くなくて男性比率が高い院は、女性の気に入る院になっていないことが多いのです。

しかし、女性にとって快適な院にするのは、そう簡単ではありません。男性が些細なことだと考えていることでも、女性にとっては不快に感じることも多いのです。

口コミ・紹介をするのは圧倒的に女性が多く、女性に気に入られるかどうかで院経営は大きく左右されます。

ここでは、女性が気に入る院にするためには何をしたらいいか、重要なものから順に挙げてみましょう。

①クリンリネス（清掃）の徹底……女性には、まず清潔に感じてもらうことが欠かせません。掃除の行き届いていない治療院は、どんなに治療技術が高くても行きたくないという人も多くいます。次項でくわしく触れます。

②女性スタッフがいる……受付、あるいは治療スタッフに女性がいることは重要です。治療院では直接、身体に触れるので、男性が思っている以上に女性は気にしています。男性だけの治療院でも、常時3名以上のスタッフがいて、接遇力が高ければ大丈夫な場合もありますが、一人だけで運営しているのであれば、女性の受付スタッフがいることが望ましいでしょう。

③女性とのスムーズな会話を心がける……女性は感性が鋭いですし、一度嫌いと思われたら、なかなか覆すことはむずかしいものです。とくに女性には、常におもてなしの気持ちを心がけるべきです。また、女性と会話をするのが苦手な男性は、本を読んだり、意識して女性とコミュニケーションを取る経験を積んで、スムーズに会話ができるように努力する必要があります。

④女性に院づくりについての意見を聞いてみる……外観や内装、接遇の仕方などについて、女性の意見を求めることは非常に大切なことです。できれば、複数の女性に意見を聞いてみることです。配偶者や知人など、本音で意見を言ってくれる人に聞くことがベストです。

男性がどれだけ一所懸命、頭で考えてみても、女性からの視点は気がつかないことが多いものです。

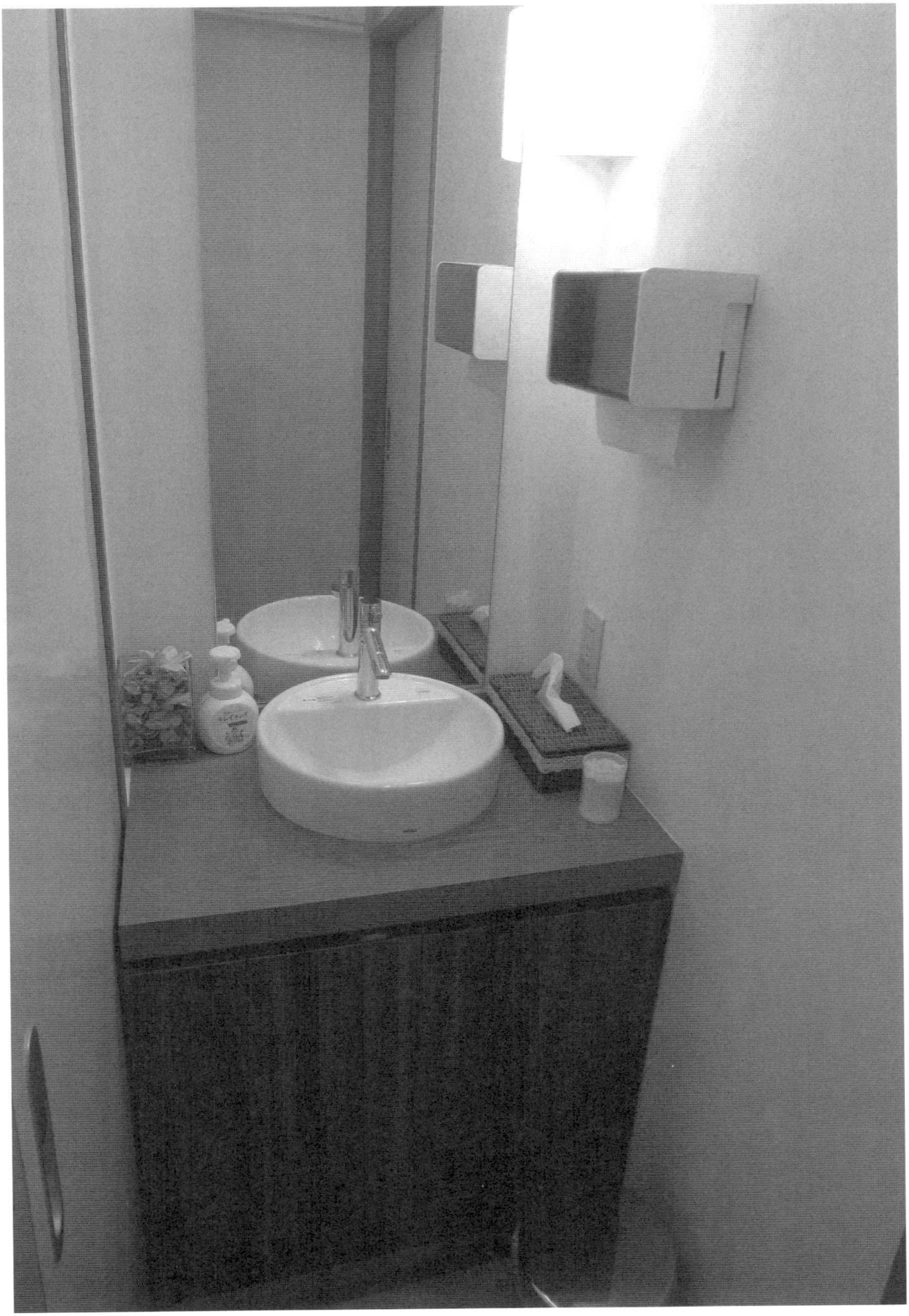

▲ 女性に好感を持たれる清潔なトイレ

86 クリンリネスを軽視すると大変なことに

●常に清潔できれいな治療院を維持する

「きれいで快適な治療院」と「あまり掃除が行き届いていない治療院」では、どちらに通い続けたいかと聞かれたら、当然、誰でも前者を選ぶと思います。「掃除が行き届いていない治療院」＝「患者への気配りが行き届かない」と思われても仕方がありません。

クリンリネス（清掃）は、経営の基本です。「清掃」は、「清め祓う」と言い換えることができるように、汚れ・ホコリだけでなく、「穢れや災厄を清め祓う」という意味があると言われています。

常に清潔できれいな院を維持するために、「クリンリネス・チェックリスト」を作成し、毎日クリンリネスのチェックをするといいでしょう。

以下に具体的なクリンリネスの内容を挙げてみます。

①スリッパの消毒……患者が来院して、最初に意識がいくのがスリッパです。汚いスリッパはとくに女性は嫌がりますし、夏場は素足の人が多いので、水虫などがうつらないか気になるものです。布製のスリッパは清潔さが保てないので、ビニール製を採用することと、定期的にスリッパの入れ替えをすること、そして定期的に殺菌消毒をすることです。

ＰＯＰで、「当院はイソプロパノールの消毒液で毎日消毒しています」といった掲示を必ず行ないましょう。

②コロコロや除菌スプレーを使った「プチ清掃」……待合室にちょっとしたチリなどがあったときや、治療後に患者がベッドから出た後には、必ずコロコロ（粘着クリーナー）や、除菌スプレーを使用して、「プチ清掃」を実践しましょう。

③トイレのチェック……トイレは数時間ごとにチェックするなど、常に清潔さを保つ意識を持つことが不可欠ですし、とくに女性が快適にトイレを使うことができるような配慮が必要です。

綿棒、ティッシュペーパー（ペーパータオル）、除菌石鹸、あぶらとり紙などを設置したり、アロマ等での芳香対策を行なうとさらにいいでしょう。排泄音を隠すトイレ用擬音装置を設置している院もあります。

クリンリネス・チェックリスト

1	院内の照明、蛍光灯の切れはないか
2	院内に不要な放置物はないか
3	ガラス面はきれいに拭かれているか
4	受付台や机にホコリはないか
5	受付台や机にある置物にホコリが被っていないか
6	棚にホコリはないか
7	医療機器にホコリはないか
8	観葉植物の葉にホコリはないか、水やりはしたか
9	空気清浄器の内部フィルターにホコリはないか
10	加湿器の内部は清潔か、また水は補充されているか
11	本・雑誌・マンガ等は整理整頓されているか
12	材料類（湿布、テーピング、包帯等）のストックは補充されているか
13	カルテは整理整頓されているか
14	玄関マットは汚れていないか
15	靴箱の清掃はしたか
16	スリッパの拭き上げはしたか
17	入口周辺の清掃をしたか
18	傘立ては整理されているか（長期間放置された傘はないか）
19	洗面台、鏡はきれいか
20	院内全体に掃除機はかけたか
21	トイレ便器の清掃はしたか
22	トイレ床の拭き掃除はしたか
23	トイレットペーパーは補充されているか
24	トイレットペーパーの在庫はあるか
25	トイレの液体石鹸は補充されているか
26	トイレのタオルは交換したか
27	トイレチェック表は決められた時間に清掃担当者によるサインがされているか
28	駐車場にゴミ等が落ちていないか

スリッパは、毎日抗菌消毒して
清潔に保たれています

▲ スリッパの清潔さを知らせる POP

87 交通事故の患者を増やすには

●交通事故患者の実態

「交通事故の患者を増やす」と言うと、交通事故が起こることを望んでいるように思う人もいるかもしれません。しかし、治療院に来院する患者を増やすのに、腰痛の人が増えることを望んでいないのと同じで、不幸にも交通事故に遭った人が、「他院ではなく、自院に来院してもらうにはどうすればいいか？」ということなのです。

私は、共同で設立した、一般社団法人「交通事故医療情報協会」（２０１０年設立、以下「交医協」）の代表理事として、整骨院等の医療機関の認定とサポート、ＳＤＤ（飲酒運転防止プロジェクト）のボランティア活動、提携している交通事故専門の弁護士・行政書士からの交通事故に遭った人への無料相談サポートなどを行なっています。

交医協のこれまでの活動は紆余曲折がありましたが、勉強会やセミナーの開催、ボランティア活動を通して、交通事故に苦しめられている患者が非常に多いという実態を知るに至りました。

それは、症状があるのに認めてくれない損害保険会社や病院での意見相違、冷遇等に、身体だけでなく精神的にも追いつめられて、日常生活もままならないほどの交通事故被害者が非常に多いという現実でした。

●交通事故に遭った人をサポートする体制

そこで、交医協の認定を受けた治療院では、治療面でのサポートだけでなく、損害保険会社との交渉や病院との連携を図るための情報を、認定院同士で共有しています。さらに弁護士・行政書士の無料相談が何度でも受けられるようにして、交通事故被害者の強い味方になる体制を築いています。

その認定院の中でも、交通事故の患者を飛躍的に増やしている院が多くあります。ポイントは、「交通事故被害者を救いたいという強い思い」です。一見、精神論のようですが、そうではなく、「自院の地域で交通事故に遭った人にとって最適なのは自院だ」と胸を張って言えるバックボーンがあり、そのサポート体制があることを一人でも多くの人に伝える活動をしているのです。

交通事故医療情報協会のホームページ

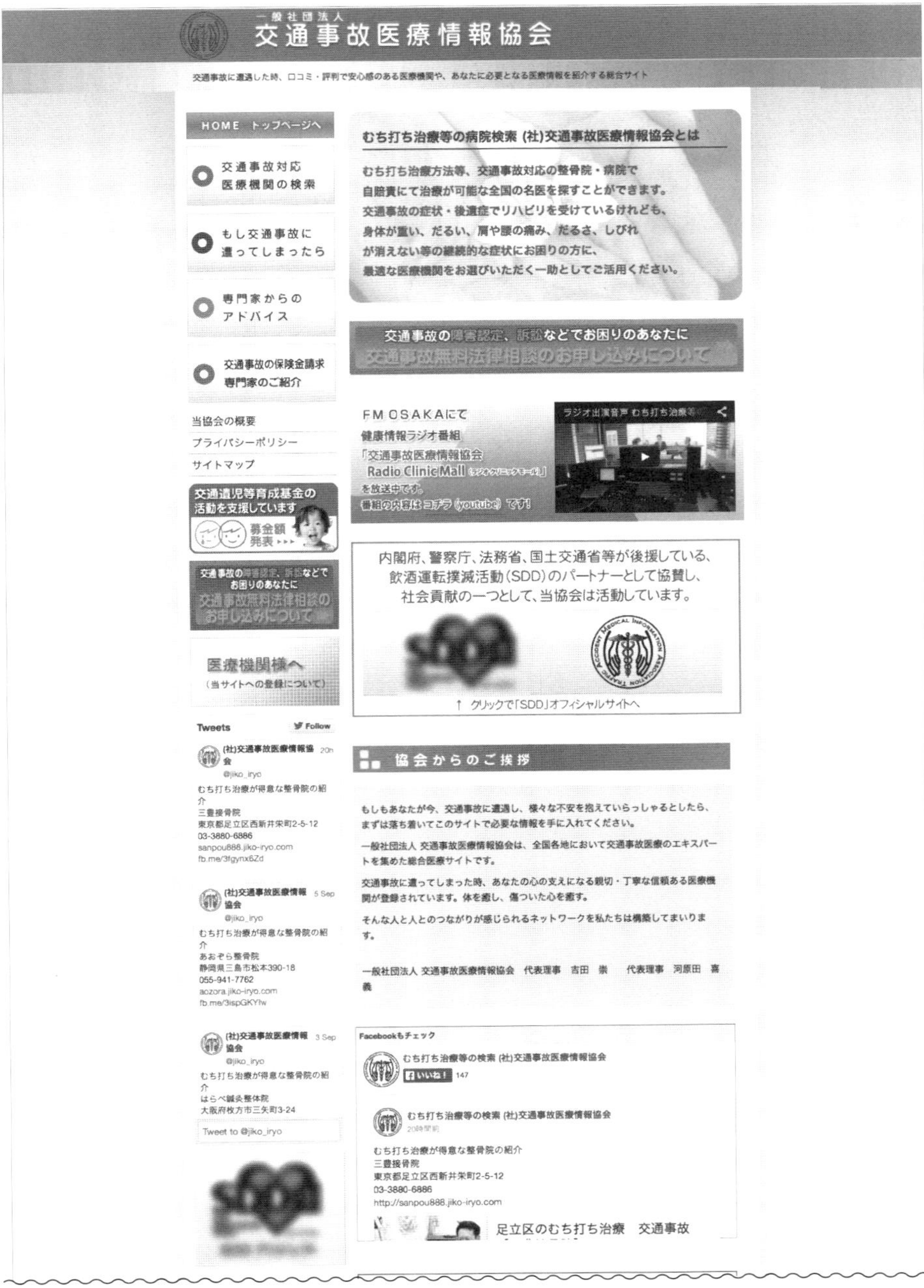

一般社団法人
交通事故医療情報協会
交通事故に遭遇した時、ロコミ・評判で安心感のある医療機関や、あなたに必要となる医療情報を紹介する総合サイト
HOME　トップページへ
交通事故対応
医療機関の検索
もし交通事故に
遭ってしまったら
専門家からの
アドバイス
交通事故の保険金請求
専門家のご紹介
当協会の概要
プライバシーポリシー
サイトマップ
交通遺児等育成基金の
活動を支援しています
募金額
発表 ▸▸▸
交通事故の障害認定、訴訟などで
お困りのあなたに
交通事故無料法律相談の
お申し込みについて
医療機関様へ
（当サイトへの登録について）
Tweets
Follow
(社)交通事故医療情報協会　20h
@jiko_iryo
むち打ち治療が得意な整骨院の紹介
三豊接骨院
東京都足立区西新井栄町2-5-12
03-3880-6886
sanpou888.jiko-iryo.com
fb.me/3fgynx6Zd
(社)交通事故医療情報協会　5 Sep
@jiko_iryo
むち打ち治療が得意な整骨院の紹介
あおぞら整骨院
静岡県三島市松本390-18
055-941-7762
aozora.jiko-iryo.com
fb.me/3ispGKYlw
(社)交通事故医療情報協会　3 Sep
@jiko_iryo
むち打ち治療が得意な整骨院の紹介
はらべ鍼灸整体院
大阪府枚方市三矢町3-24
Tweet to @jiko_iryo
むち打ち治療等の病院検索 (社)交通事故医療情報協会とは
むち打ち治療方法等、交通事故対応の整骨院・病院で
自賠責にて治療が可能な全国の名医を探すことができます。
交通事故の症状・後遺症でリハビリを受けているけれども、
身体が重い、だるい、肩や腰の痛み、だるさ、しびれ
が消えない等の継続的な症状にお困りの方に、
最適な医療機関をお選びいただく一助としてご活用ください。
交通事故の障害認定、訴訟などでお困りのあなたに
交通事故無料法律相談のお申し込みについて
FM OSAKAにて
健康情報ラジオ番組
「交通事故医療情報協会
Radio Clinic Mall（ラジオクリニックモール）」
を放送中です。
番組の内容は コチラ（youtube）です！
ラジオ出演音声 むち打ち治療等の
内閣府、警察庁、法務省、国土交通省等が後援している、
飲酒運転撲滅活動（SDD）のパートナーとして協賛し、
社会貢献の一つとして、当協会は活動しています。
TRAFFIC ACCIDENT MEDICAL INFORMATION ASSOCIATION
↑　クリックで「SDD」オフィシャルサイトへ
協会からのご挨拶
もしもあなたが今、交通事故に遭遇し、様々な不安を抱えていらっしゃるとしたら、まずは落ち着いてこのサイトで必要な情報を手に入れてください。
一般社団法人 交通事故医療情報協会は、全国各地において交通事故医療のエキスパートを集めた総合医療サイトです。
交通事故に遭ってしまった時、あなたの心の支えになる親切・丁寧な信頼ある医療機関が登録されています。体を癒し、傷ついた心を癒す。
そんな人と人とのつながりが感じられるネットワークを私たちは構築してまいります。
一般社団法人 交通事故医療情報協会　代表理事　吉田　崇　　代表理事　河原田　喜義
Facebookもチェック
むち打ち治療等の検索 (社)交通事故医療情報協会
いいね！ 147
むち打ち治療等の検索 (社)交通事故医療情報協会
むち打ち治療が得意な整骨院の紹介
三豊接骨院
東京都足立区西新井栄町2-5-12
03-3880-6886
http://sanpou888.jiko-iryo.com
足立区のむち打ち治療　交通事故

88 自費治療の価格設定を考える

●価格設定で集患数や利益率が大きく変わる

治療院を経営する上で頭を悩ませることのひとつに、治療料金の価格設定があります。実際、価格設定しだいで、集患数や利益率が大きく変わってくるので、私のコンサルティングの中でも重要な位置を占めています。

「治療技術」を「商品」と見なして価格設定をすべきなのですが、客観的に自身の治療技術の価格を決めるのはむずかしい面があるでしょう。そこでここでは、マーケティングの基本である商品化計画（MD：マーチャンダイジングの略）の考え方に沿って解説します。

●マーケティングの手法で価格設定する

①患者は、価格があまりにも離れているメニューは選択しないものです（1・5倍になるとお客様はかなり高いと感じることが心理学上わかっています）。となり同士の価格間の距離は、理論上は$\sqrt{1.5}$倍前後、つまり、1・2～1・3倍が適当です。たとえば、3000円をメインの治療とすると、1・5倍した4500円になると患者はなかなか手が出せませんが、1・2倍した価格の3600円だと選びやすいということです。

②患者は予算を頭に浮かべますが、そのときの予算は、「1・2・3・5」の4パターンしかありません（100円・200円・300円・500円／1000円、2000円、3000円、5000円）。

また、患者の予算に対して、実際にサービスを受けるときには、予算より20％安い価格から、50～60％高いものの範囲で選ぶ可能性が高いことが、心理学上わかっています。ですから、3000円の予算の患者がサービスを受ける価格帯は、2400～4800円までとなります。

以上のようなことを頭に入れて価格設定をするだけでも、大きな価格設定のミスを防ぐことができます。

上記の例で言うと、3000円の治療だと思って来院した患者に、追加の2000円の自費治療を行ない、合計5000円になってしまうと、予算オーバーとなり、価格に対する不満足感が残る可能性が高まる、というふうに理論的に考えることが可能になります。

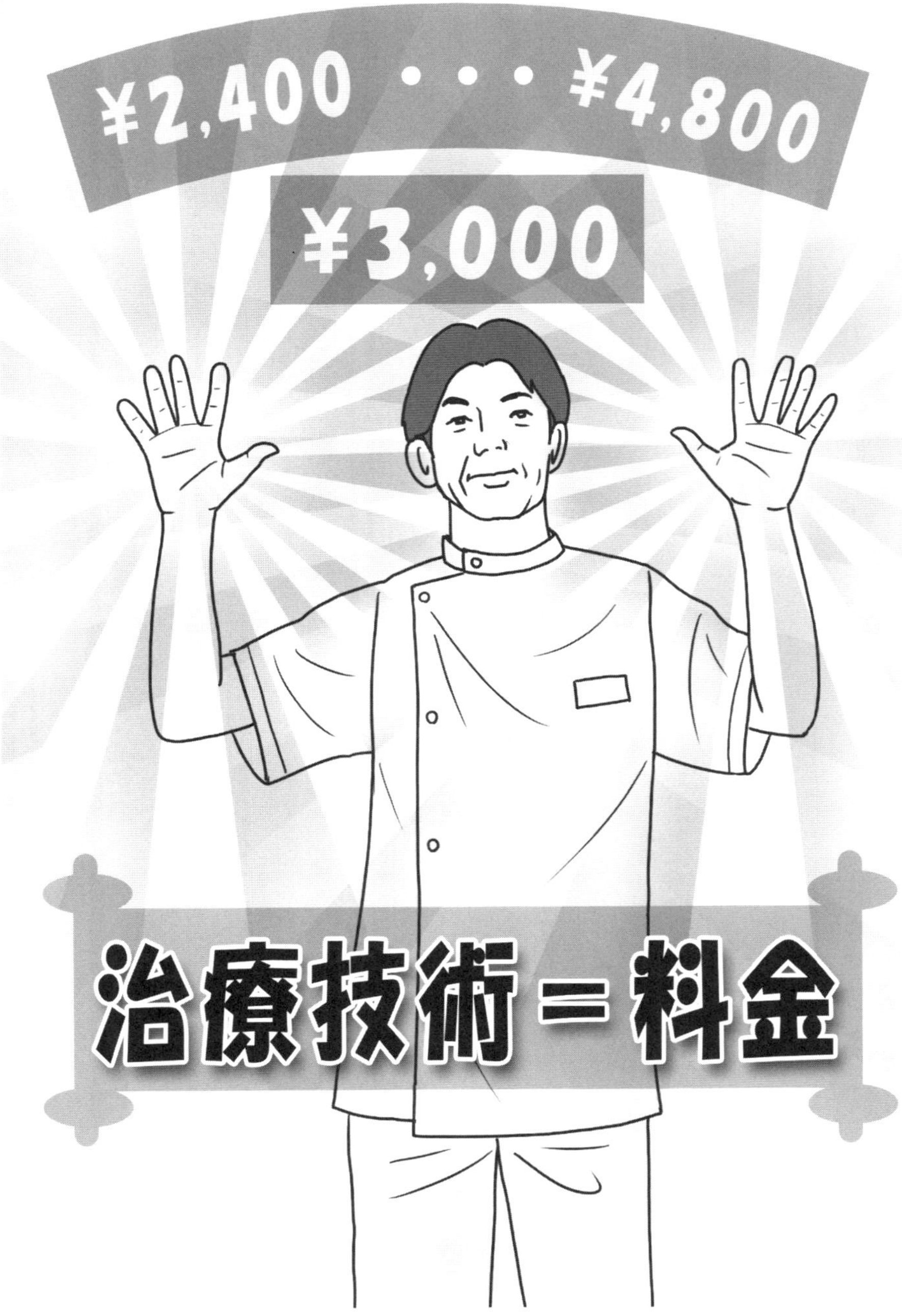
¥2,400・・・¥4,800
¥3,000
治療技術＝料金

89 高単価の自費治療を増やすには

●保険と自費では集患方法がまったく違う

この本を手に取っている人の中には、整骨院を経営している人もいるでしょう。

整骨院を保険診療だけで経営するのは大変厳しい時代となり、自費治療の導入が必要になっています。しかし、保険と自費では患者層も集患方法もまったく違いますから、保険治療の延長線上での考え方で自費治療を導入しても、ほとんどの場合、うまくいかないようです。

1回の治療費が3000円以上の、高単価の自費治療を始めるための集患方法としては、ホームページとチラシがメインになります。私のコンサルティングでは、ホームページでの集患がメインですが、地域によってはチラシでも自費治療の集患ができます。

私のこれまでのコンサルティング経験では、保険の患者が自費に移行したり、保険の患者から自費の患者を紹介されることはほとんどなく、新たな患者層を開拓することが必要となります。しかし、自費の患者からの紹介は自費になるので、自費の患者を新規で開拓して、治療に納得してもらうことができれば、自費での再来リピートと、紹介が獲得できるようになります。

●治療スタイルには様々な選択肢がある

また、治療スタイルとしては、鍼灸、カイロプラクティック、マッサージ・指圧、各種整体など様々な選択肢があり、最近は実績を上げた治療家によって新たな治療法が開発され、勉強会やセミナーが開催されています。

ひと昔前は、治療技術が共有されることはあまりありませんでしたが、多様な治療技術が公開されていることは、治療院全体の技術力が底上げされ、患者にとってはいい傾向だと思います。

私がこれまで出会った治療家で、「この人の治療はすごい」と感じた人は、様々な治療法を習得していることで、患者の症状に合わせて治療法を変えることができ、さらに治療の精度を上げるべく治療法の研究を重ねている人ばかりでした。このような人たちは、再来リピートと紹介だけで十分経営が成り立っています。この域まで達している人が、「本物の治療家」だと思います。

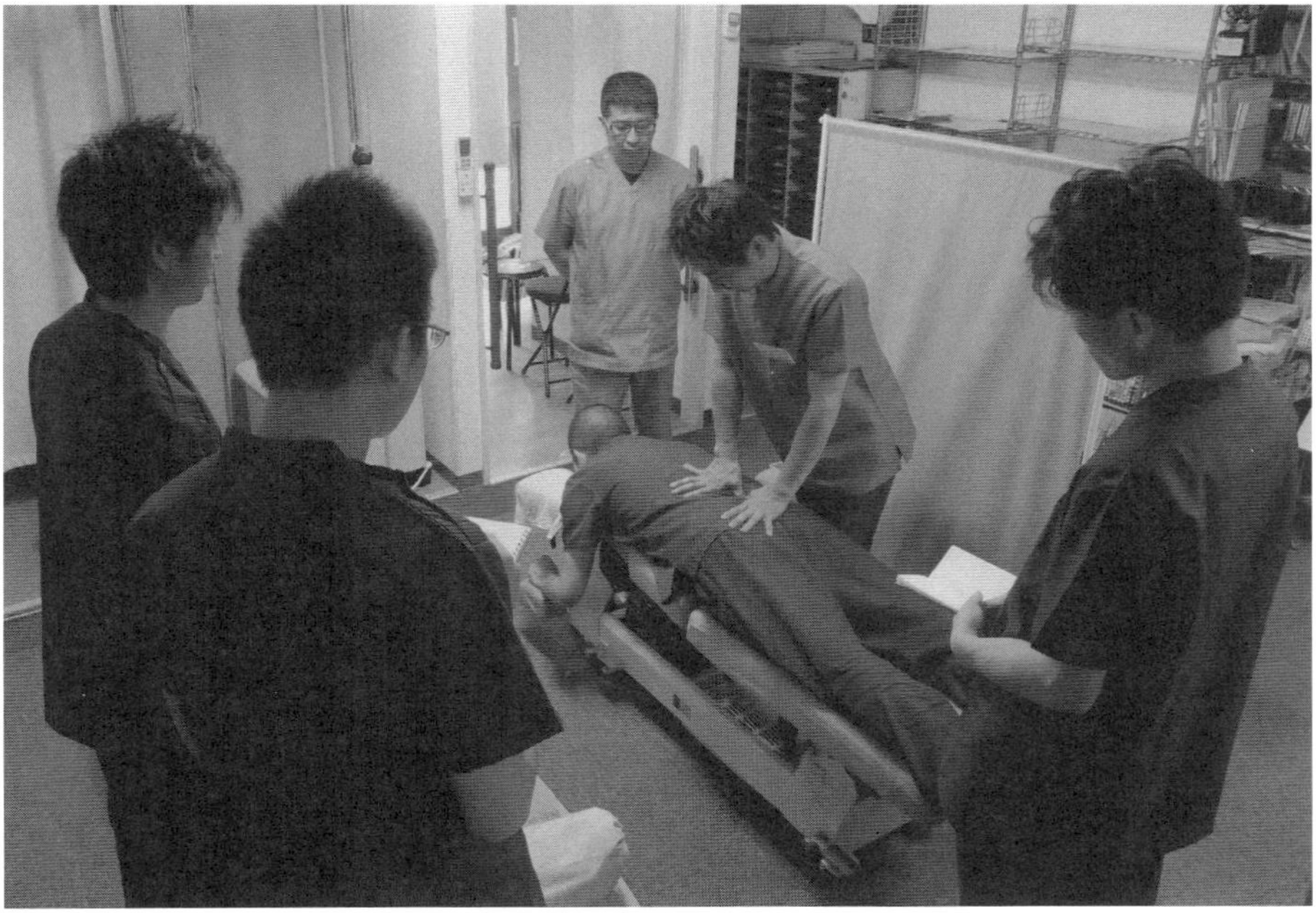

▲ 治療技術の勉強会風景

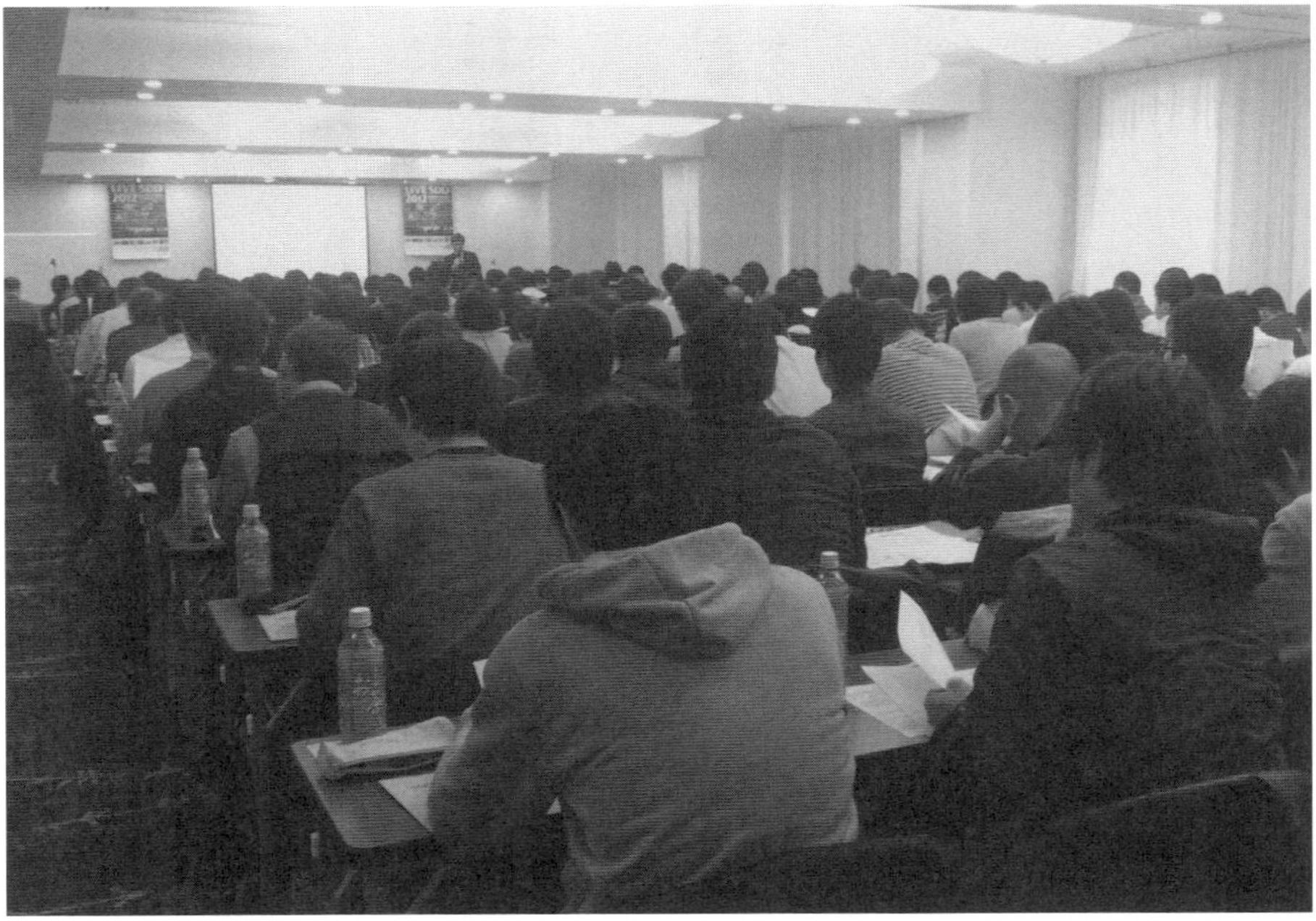

▲ セミナー会場のようす

90 医療機器を活用して自費化しよう

医療機器の機能が知られていない現実

医療機器は、治療効果を目的としているのはもちろんですが、手技治療までの待ち時間として電気治療に当てる、という目的も兼ねている院も多いでしょう。

私のコンサルティング先の中には、医療機器の活用法を徹底的に研究して、治療効果を上げている院もあります。しかし、そうでない院も多いようです。

私は、医療機器の販売会社から講演の依頼を受けることがあり、医療機器についての話を聞く機会があるのですが、「機能をしっかり把握して活用すれば治療効果を上げられるのに、知らない治療院が多いのが残念です」と販売会社の人はよく言います。

治療院は、「手技で治す」ことがプライドでもあるとは思いますが、医療機器はエビデンスを取ることを含め、莫大な費用をかけて開発されているのですから、安定的に結果を出せる可能性が高いのは明らかです。ですから、医療機器を活用することで自費化することは、高いハードルではないのです。

医療機器の選び方と価格設定の仕方

医療機器は、高価なものから安価なものまで多岐にわたっていて選択肢が広いですが、販売会社から説明を受けて、自費治療として活用できそうな機器で、競合院と重ならない医療機器を導入するのがベストです。

医療機器での自費治療の価格帯は、１００〜１０００円（価格設定は１００円、２００円、３００円、５００円、１０００円）になり、手をかける時間や適応症によって決めます。そして、医療機器で料金を取れるかどうかは、「説明」しだいです。ＰＯＰ等を作成して院内に掲示し、説明資料を使って口頭でもしっかり説明をする必要があります。

たとえば自費で単価が１００円上がると、１日来院数が40人で月間診療日数24日の治療院なら、年間で約１１５万円もの売上アップになります。１００円上がっただけでも、年間の売上げがこれだけ違ってくるのです。ですから、私は単価アップの方法のひとつとしても、医療機器を活用しない手はないと考えています。

医療機器製造販売会社の紹介

愛知電子工業株式会社

〒468-0067 愛知県名古屋市天白区池見2-88
TEL 052-835-0055

取扱商品　微弱電流治療器　「ソーマダイン　アクシー」
薬石浴ベッド　「メディストーンベッド　ガイア」
光と温熱治療器　「フィールドフロー　レメシス」

“自己治癒力を高める”をキーワードとして製品の研究開発を行っています。
人間本来が持っている自己治癒力を最大限に発揮させる治療器です。
導入先での弊社製品の自費率は 80%以上！

株式会社アルク

〒556-0011 大阪市浪速区難波中1-9-10マッセ難波ビル7F
TEL 06-6631-8448　FAX 06-6631-7447

取扱商品　各種医療機器、美容機器（新品・中古）

弊社は、整骨院・美容・クリニック・リラクゼーションサロンへの
機器販売（新品・中古）・開業支援をしております。
お気軽にお問合せください。

株式会社大島製作所

本社：〒132-0031 東京都江戸川区松島1-21-7
TEL 03-3654-7205

取扱商品　複合電気刺激装置：バイオトレーナーⅡ
ウォーターベッド型リラクゼーション器：アクアヴィーナスV－2800

1966 年設立。半世紀にわたり理学療法機器の専業メーカーとして、
温熱治療器、低周波治療器、ベッド型マッサージ器など多種多様な
理学療法機器を開発して参りました。

91 リラクゼーションサロンで成功するには

●院内の併設ではうまくいかない?

みなさんの中で、リラクゼーションサロン経営に興味を持っている人も多いかと思います。実際に、治療院に併設してリラクゼーションサロンを開設したり、治療院内でリラクゼーションを行なっている院もあります。

しかし、治療院内でリラクゼーション部門を大きく伸ばすのはむずかしいと考えている人も多いかと思います。私のコンサルティング経験からも、院内に併設するスタイルでのリラクゼーション導入では、あまりうまくいかず、「治療院の売上げの足し」程度にしかならないと考えています。

●フランチャイズを検討しよう

ところで私は、『はじめよう!「リラクゼーション」サロン』を２００８年に出版し、多くの人に読んでいただいています。また、この本をきっかけに、多様なリラクゼーションサロンの開業や業績アップのコンサルティングをさせてもらっています。

その中で、長年コンサルティングをしている整骨院経営者が立ち上げた、リラクゼーションサロンの例を紹介したいと思います。２０１１年9月に奈良市にオープンした「やすらぎ処 癒しの手」と言い、低価格サロンよりやや高い、ボディケア60分３９８０円(税別)で設定した、完全個室のリラクゼーションサロンです。

他に、オイルマッサージ、リフレクソロジー、ストレッチのメニューがあります。２０１２年の売上高は約４０００万円となり、同年、生駒市に2店舗目をオープン、その後はフランチャイズ展開の準備を行ない、２０１４年から、「やすらぎ処 ほぐしの手」としてフランチャイズ募集をスタートしています。

フランチャイズを含め、コンサルティングをしているのですが、加盟に興味を持つ人が多く、リラクゼーションへの注目度が伺えます。

リラクゼーションサロンに興味があり、自力で立ち上げるのが不安な人は、他にもフランチャイズ募集をしている会社があるので、資料を取り寄せてそれぞれの特徴を比較してみるのがいいかと思います。

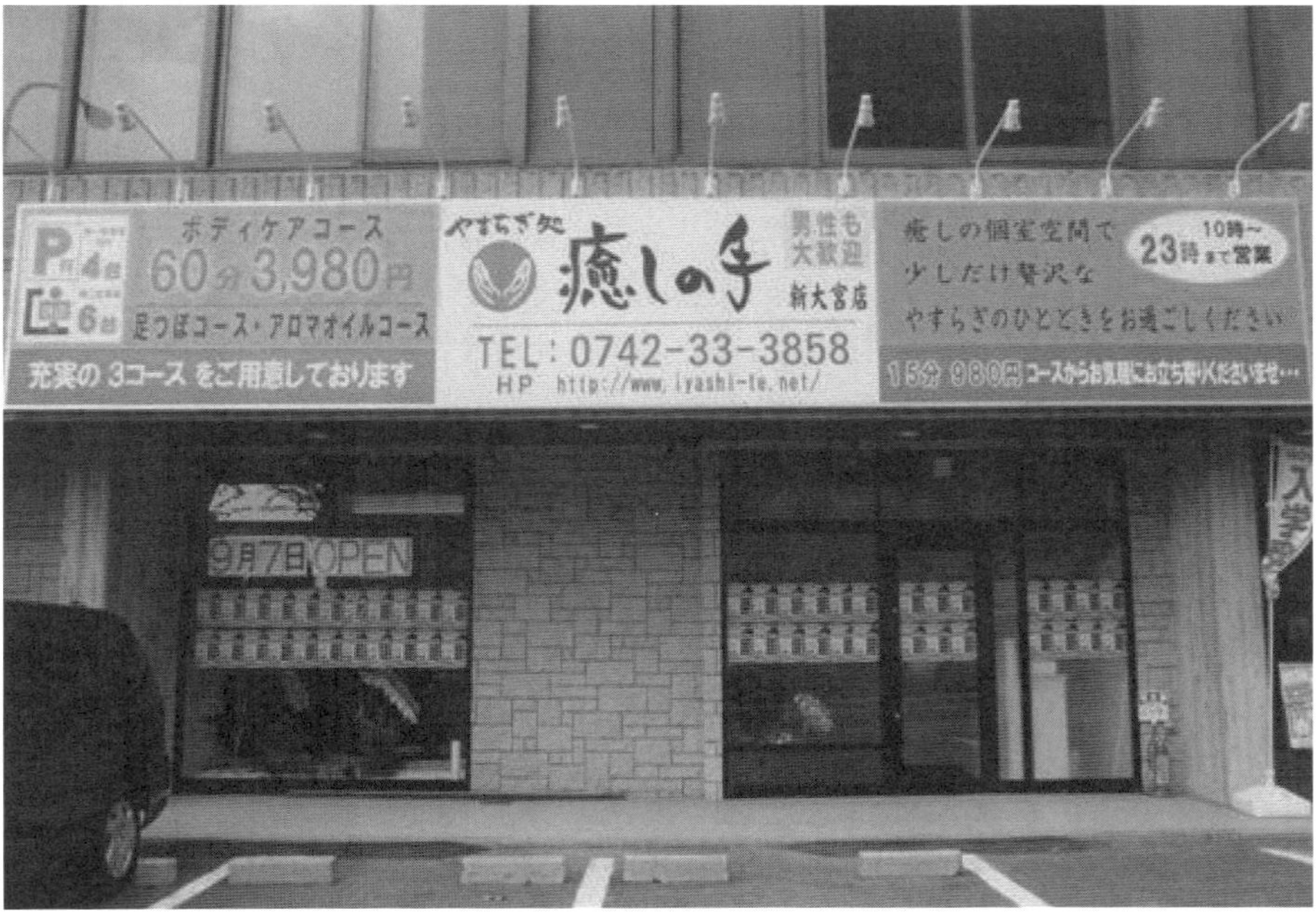

▲「やすらぎ処　癒しの手」の外観

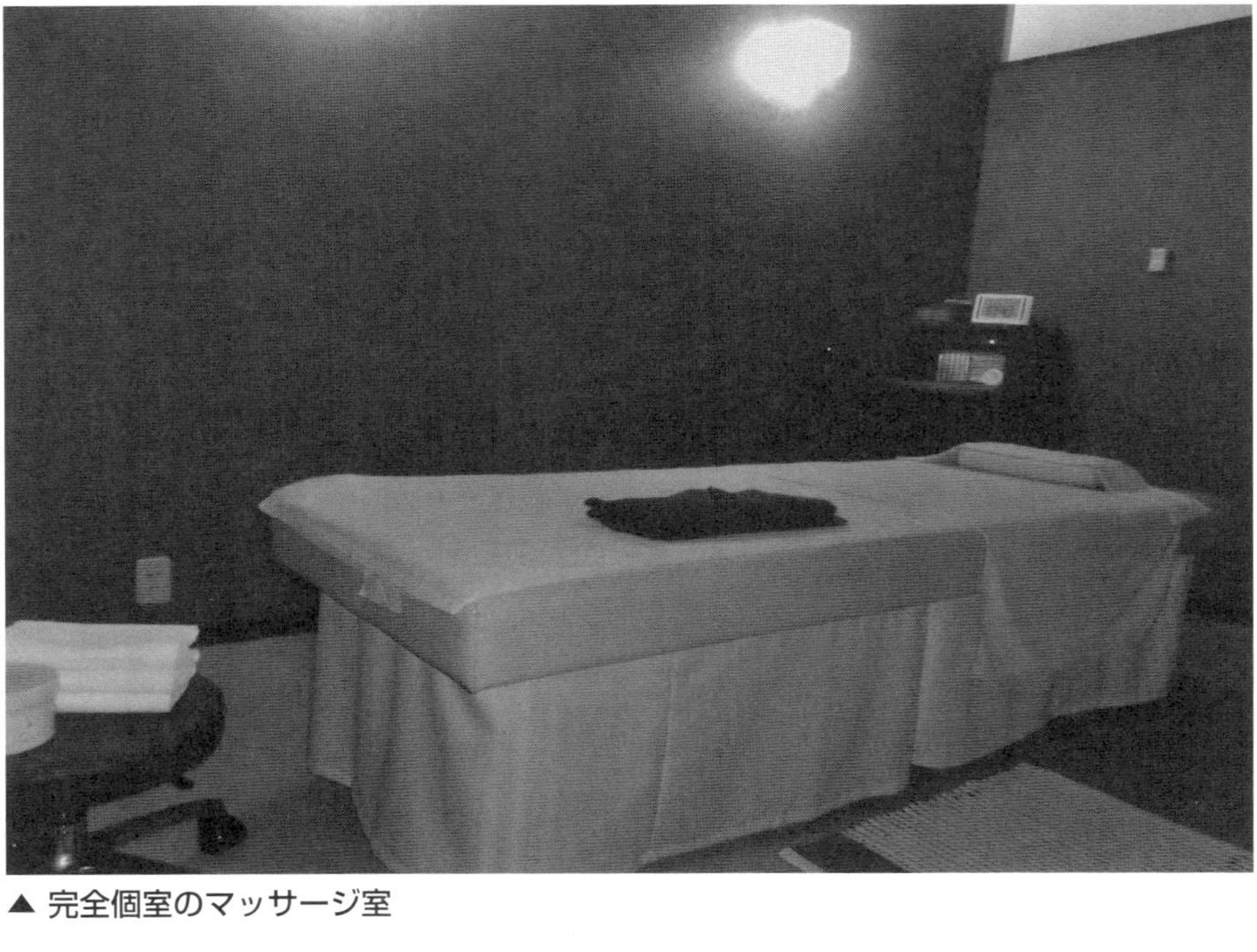

▲ 完全個室のマッサージ室

92 自院に合った税理士を選ぶポイント

●税理士との賢いつき合い方

多くの治療院が、会計処理は税理士任せになっているのではないでしょうか。会計処理は専門知識が必要ですし、会計の内容をしっかり把握している人は、あまり多くはいないでしょう。

私はいくつかの会社を設立しているので、会計処理をそれぞれ違う税理士にお願いしています。また、私の場合は、コンサルティング先から会計処理や節税対策についてのアドバイスを求められることもありますから、治療院・整骨院の専門税理士であるLibra会計コンサルティングの代表・坂本純一氏（http://libra-ac.com）から様々なアドバイスを受けて知識を得ています。

そこで、税理士とのつき合い方ですが、賢くつき合うには、ごく基礎レベルの会計知識は身につけておくべきです。税理士に対する不満を口にする人もいますが、税理士としては立場上、スタンダードな会計処理しかできませんから、たとえば、「もっと節税をしたい、もっと実質的な提案をしてほしい」と思っても、具体的にこちらから質問しないことには対応のしようがありません。

●税理士の考え方を知る方法

また、税理士は、人によって会計処理に対する考え方が違います。なぜ違うかと言うと、税法の文言が曖昧で、たとえば「相当と認められる金額」というような、抽象的な表現が多いからです。

ですから税理士それぞれが、過去の判例や慣例に基づいて判断することが多く、節税対策についても完全にセーフの処理しかしない税理士と、セーフと思われる処理をする税理士では、まったく違う見解になるわけです。

税理士を選ぶときには、まず節税対策についての考え方を質問してみましょう。

また整骨院なら、業界の特殊な会計処理（返戻《へんれい》レセプト分を再提出した際、売上げが二重に計上されないか等）が可能かどうかを質問してみるといいでしょう。

会計処理は自力でやるより、税理士に任せたほうが、顧問料は発生しますが、節税対策等それ以上の様々なメリットがあります。

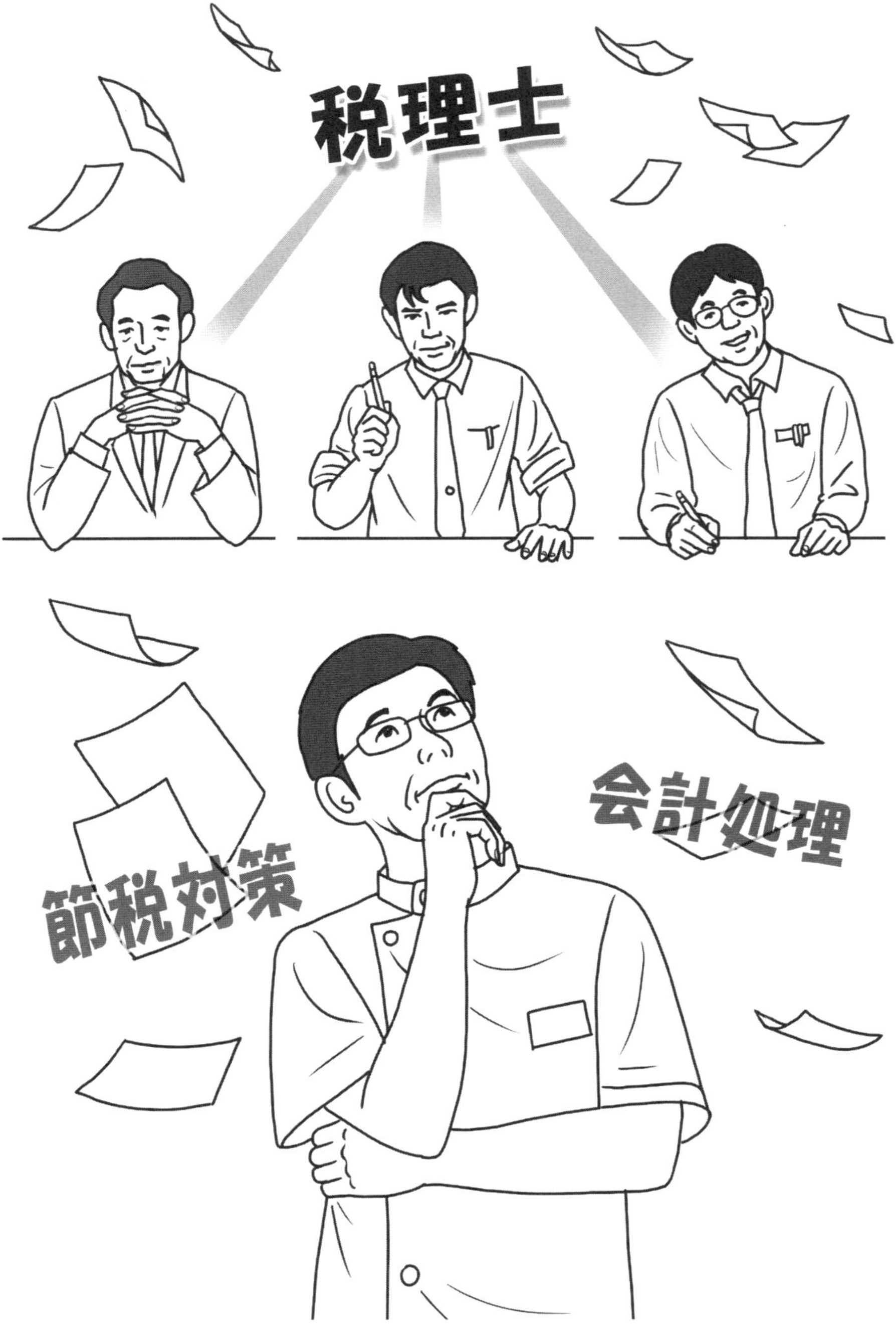
税理士
節税対策
会計処理

93

開業時と経営安定期ではやるべきことが違う

●軌道に乗せるまではがむしゃらに

開業当初は、とにかくがむしゃらに経営に集中する必要があります。寝る間を惜しんで目の前に現われてくる様々な経営課題に取り組まなければなりません。

開業当初は、頑張ったとしても、失敗する可能性が最も高い時期なので、やれることは何でもやる姿勢が不可欠です。わかりやすい例として、ロケットの打ち上げが、開業時と経営安定期の違いに似ています。

ロケットは、打ち上げ時に大半の燃料を使いはたして飛び立ちますが、ほとんどの失敗は打ち上げ時に起こります。軌道に乗ればそれほど燃料は必要ありませんし、安定して運航できるのです。

●安定時に努力を重ねられるかどうかが分かれ道

経営の話に戻りますが、開業して数年たって経営がある程度安定してくると、次のステップに向かわなければなりません。開業当初は「何とか軌道に乗せるぞ！」という強い思いで進みますが、経営が安定してくると、開業当初と同じモチベーションではなくなります。

こういう時期には、「このままのペースでいけば何とかやっていけるか」と思ってしまって、ある程度の患者の来院があって忙しいし、疲れていることもあって、マンネリ気分や気の緩みが出がちになるものです。

しかし、この経営安定期に、経営についてさらに勉強をしたり、治療技術の向上を図る努力を続けなければならないのです。そしてこの時期に人としての幅を広げられるかどうかが、繁栄と衰退の分かれ道になります。

長く経営をしていると、順調なときばかりはありません。ときには破産の危機が訪れることもあるでしょう。そのときに、「正しい決断」ができるかどうかが重要です。当然ですが経営に正解はありません。無数の選択肢がある中で、「正しい決断」ができるかどうかは、知識と経験に基づいた「知恵」があるかどうかです。

経営の安定期にこそ、経営の勉強をし、治療技術の向上を目指し、人としての幅を広げることで、「知恵」をつけるときなのです。次項では、人としての幅を広げるためには何をしたらいいかについて書いてみます。

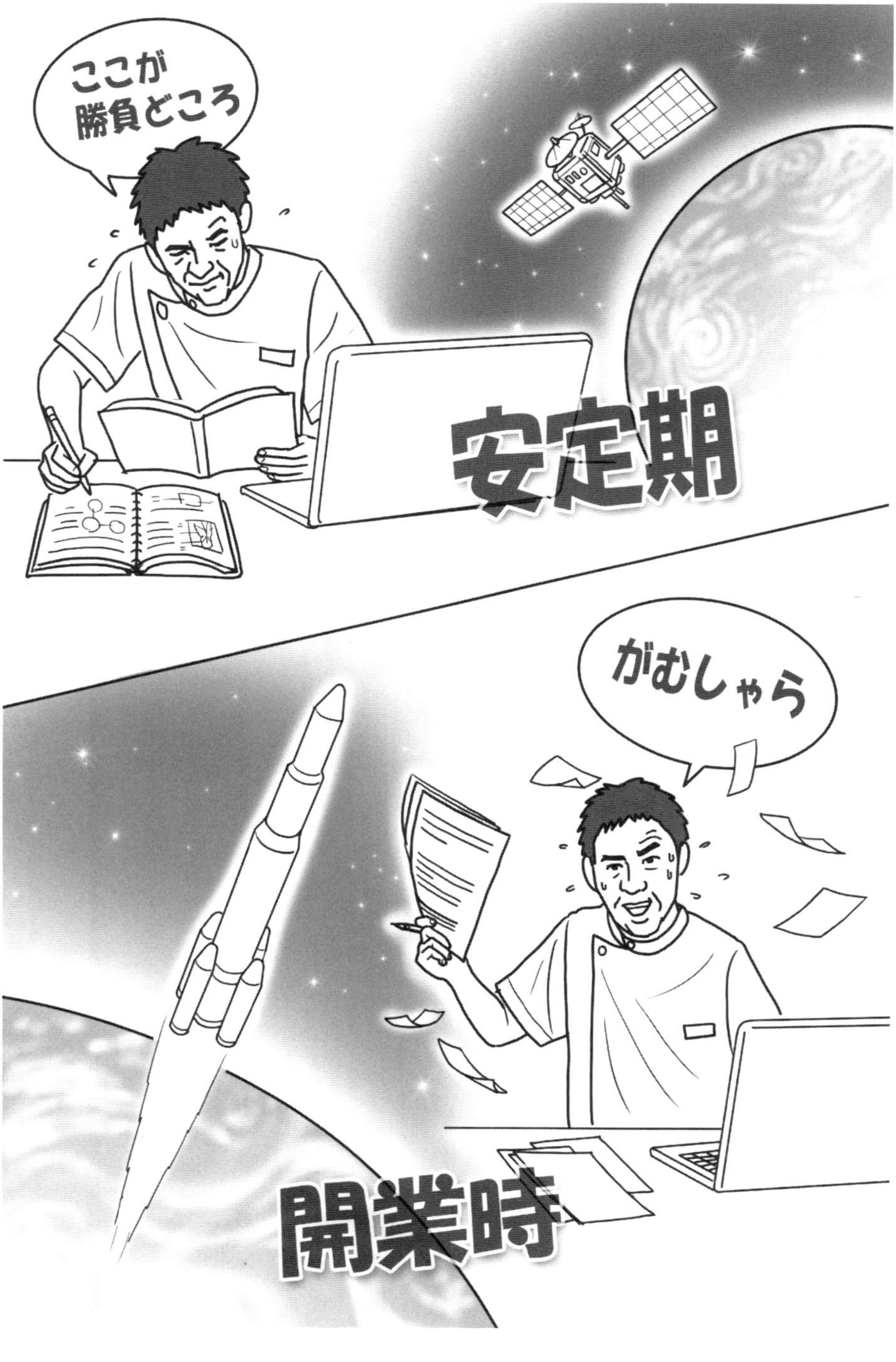
ここが
勝負どころ
安定期
がむしゃら
開業時

94 様々な体験をして人としての幅を広げよう

●豊かな体験が経営に活きる

治療院を経営をしていく上では、様々な「決断」が必要になります。その「決断」の精度を上げるためには、治療院経営そのものに目を向けるだけでなく、自分自身の人としての幅を広げる必要があると思います。

経営の質の向上は、マーケティングによる集客、リピート、接客ノウハウの習得などの「経営手法」を学ぶだけでは、一歩先に進めないと私は思っています。人間として豊かな経験をすることも経営に活きてきます。私の周りのやり手経営者は、経営手法に優れているだけでなく、人生を楽しむために経営をしているように見えます。

私自身の話をして恐縮ですが、私もコンサルタントとして駆け出しの頃から、会社を設立して数年までの約10年は、プライベートはほとんどない仕事人間でした。

しかし、海外旅行をしたり、名店と言われるレストランで食事をしたり、ファッションを学んだりと、意識して仕事以外の様々な経験をすることで、見えてくることがたくさんありました。

●百見は一体験に如かず

ポイントは、「ホンモノ」「一流」に触れることだと思います。私が実感していることは、「百聞は一見に如かず。百見は一体験に如かず」です。治療技術もそうではないでしょうか。すごい治療家がいるということを人から聞いてすごいと感じること（聞）と、すごい治療家の治療を直接見せてもらってすごいと感じること（見）と、そのすごい治療家に実際に治療をしてもらう（体験）のでは、感じるレベルが違うはずです。

たとえば、6章で紹介したアマンリゾーツや私が大変お世話になっている高橋滋氏がオーナーのレストラン「カシータ（Casita）」の一流の接客を受けたら、自院の接遇のやり方を根本的に変えざるを得ないでしょう。

仕事以外のことに興味がないという人生も否定はしませんが、豊かな人生を歩んでいる人は、人に好かれていて魅力があります。その魅力に患者がひきつけられたり、患者の癒しになったり、従業員からリスペクトされたりするようになるのでしょう。

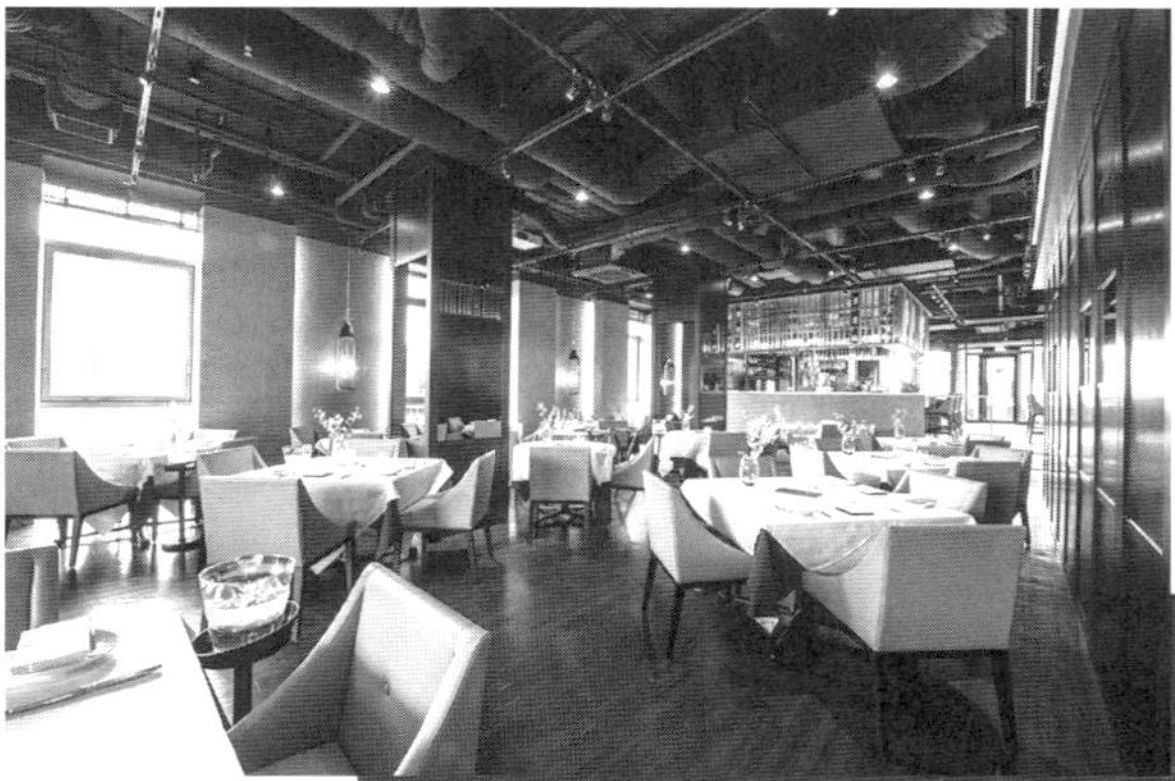

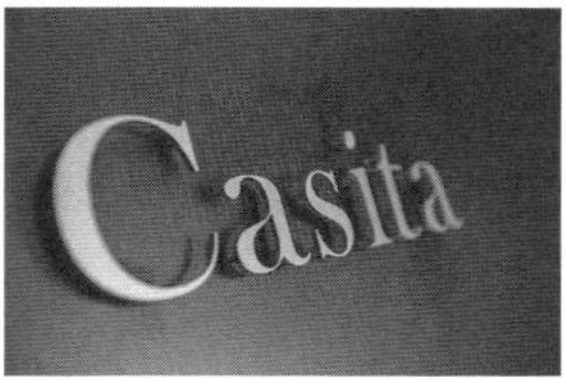

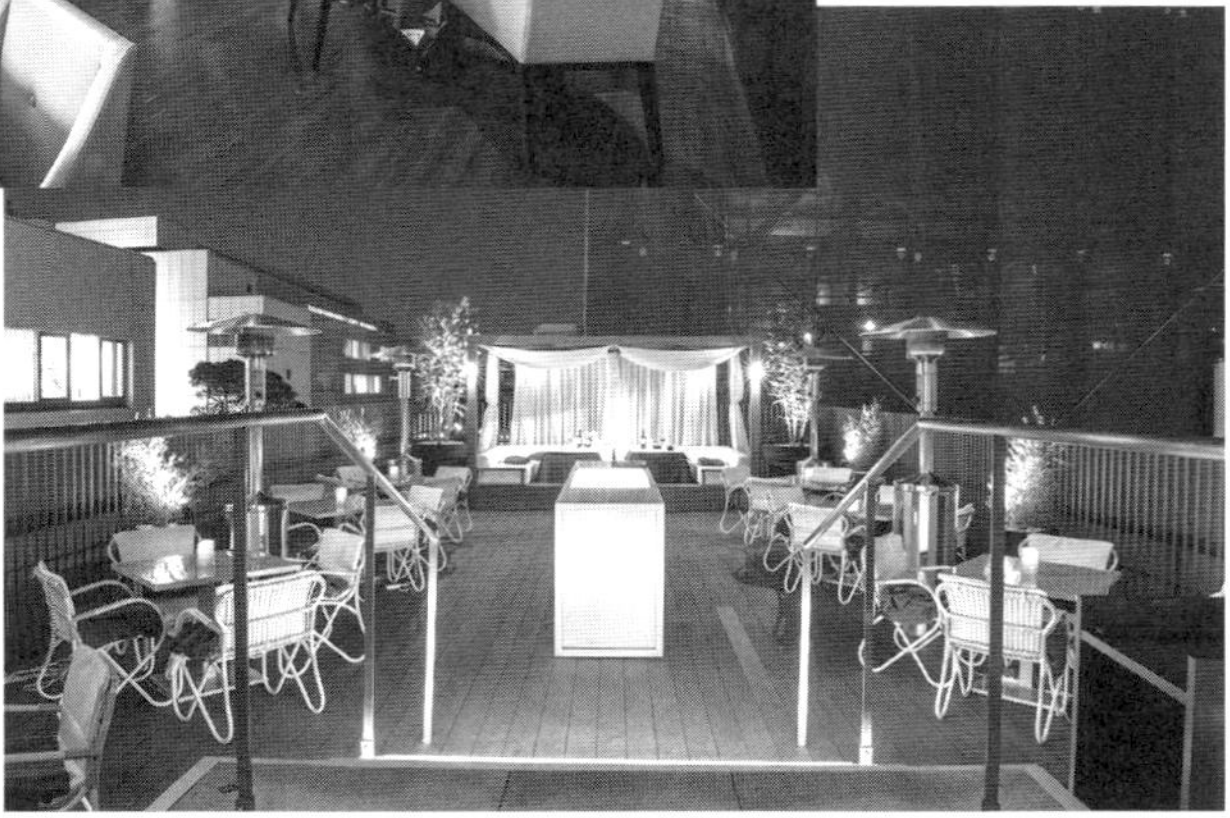

▲ レストラン「カシータ」の店内

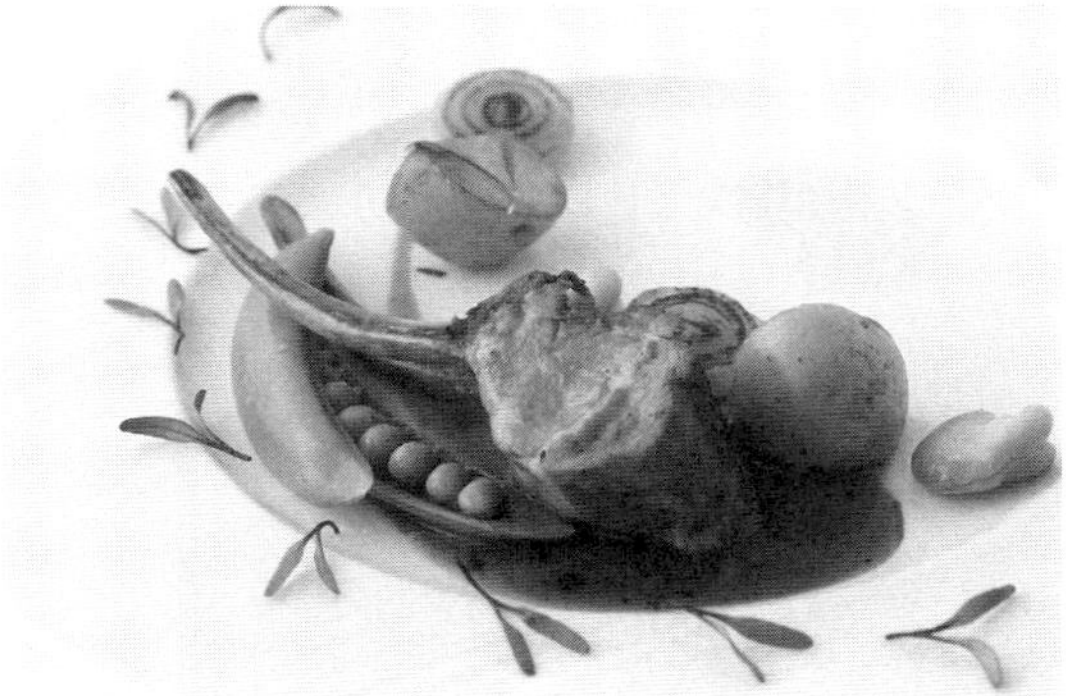

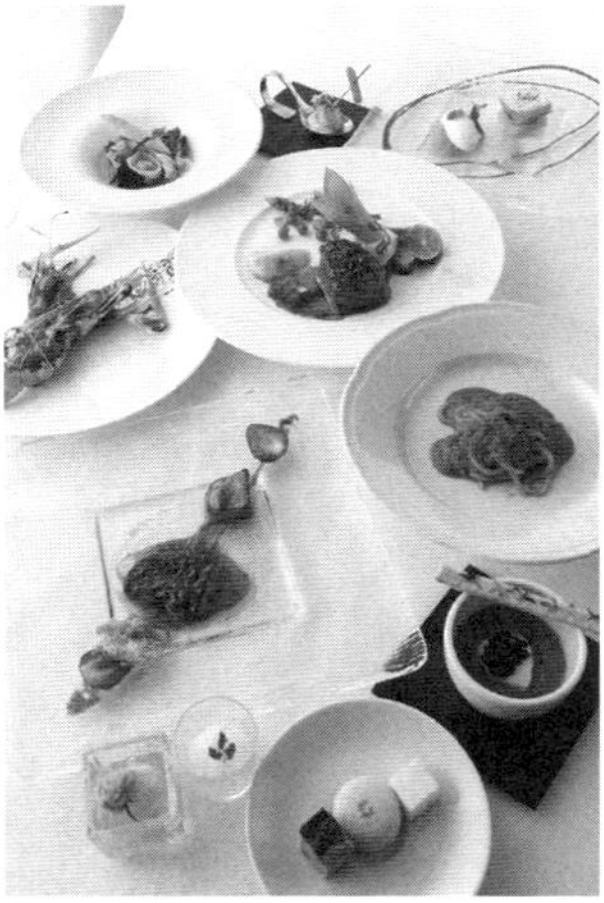

※レストラン「カシータ」様より写真提供していただきました

95 異業種の経営者と交流を持つ

●様々な経営者と交流する意味

私はこれまで、コンサルティングを通して数多くの治療院の経営者と知り合いになりました。その人たちを見てきて感じることは、治療院業界の中での交流は多少あっても、異業種との交流が少ないということです。

とくに個人で治療院を経営している人は、診療日は治療院に終日いて、休診日は、仕事関連では治療の勉強会に参加することが多いようです。

異業種の経営者と会う機会があまりない状態が続くと、業界の殻に閉じこもってしまいがちになります。そんな状態を自覚している人には、交流会に参加したり、異業種の経営者が集まる勉強会に参加することをお勧めします。様々な経営者と交流して、自分自身が専門としている分野以外の人と、損得勘定抜きに交流することは大切なことです。

●誰もが失敗を乗り越えてきている

私自身、オフのときは異業種の経営者と交流することが多いのですが、様々な気づきが得られたり、人脈となって助け合う関係になることもあります。

とくに、成功している人と交流することができれば一番です。自分の一歩先を進んでいる人と深く関わることで、なぜその人が成功しているのかが体験を通して実感できますし、人生観が変わることもあります。ちなみに私は、レストラン「カシータ」のオーナーの高橋滋氏に多くのことを学ぶことができ、人生観が変わりました。

ところで、私が多くの異業種の経営者と交流していて感じるのは、みなさん、大きなチャレンジをしてシビアな失敗をされている方ばかりだということです。

私のコンサルティング先でも、いくつもの分院展開をしている人など、治療院を抜けて経営に専念している人は、概ね異業種の経営者との交流を多く持っています。そのような人は、別事業を立ち上げたり、治療院経営の新たな枠組みをつくっていこうとするなど、数多くのチャレンジをしています。

チャレンジで失敗することもありますが、その失敗を教訓として、次に活かす広い視野を持っています。

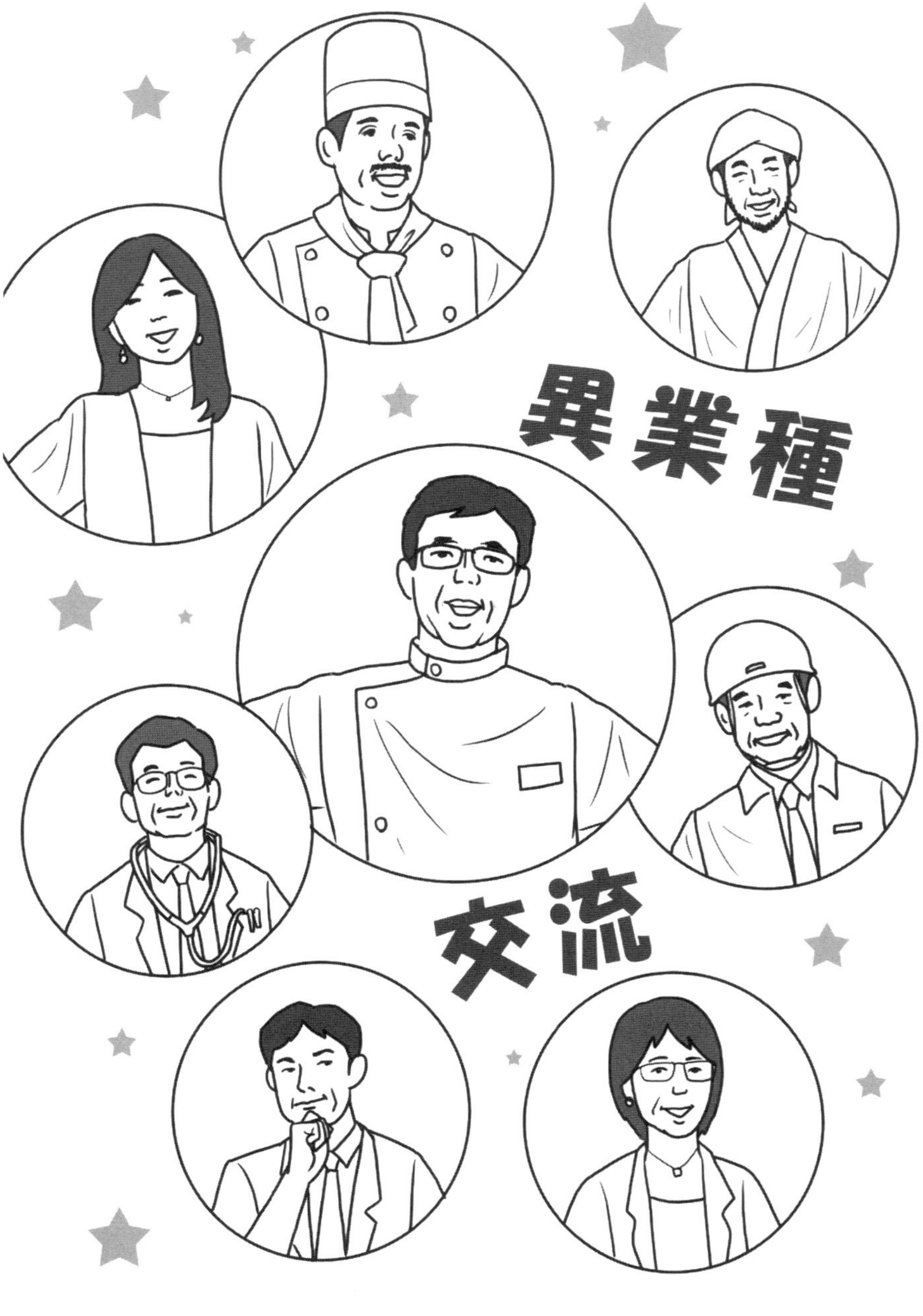
異業種
交流

96

治療院業界と異業種との違いはあるか

●治療院経営の特殊性とは？

治療院経営は、他業種と比較すると、むずかしい商売だと思います。私はこれまで、現在専門としている治療院・整骨院・リラクゼーション以外に、エステ、時計、メガネ、リサイクル、リフォーム、シロアリ・害虫駆除業など様々な業種でコンサルティングをしてきました。しかし治療院業界は、やや「特殊」です。

治療院の「商品」は治療技術ですから、常に技術を磨いて進化させていかなければなりません。分院展開を行なっている場合は、治療技術の品質を常に維持しておく必要があり、定期的な技術チェックが必要不可欠です。さらに問診も接遇も治療家が行ないますから、しっかりした商品力（治療技術）が必要なだけでなく、販売（問診・接遇）もしっかりできなければなりません。

個人経営の場合は、販促も治療家が行なうので、「商品」「販売」「販促」のすべてを担当するわけですから、経営者として相当バランスが取れていなければ、うまく回っていきません。

●競合の厳しい時代に備える

これからの個人経営の治療院は、私のようなコンサルタントが「販売」「販促」を代行し、治療家は「商品」に集中する環境づくりをしないと、厳しいのではないかと考えています。なぜなら、治療院の中でもとくに整骨院業界は、競合院が相変わらず増え続け、保険制度の改変によって、整体やカイロプラクティック等の自費治療院と競合する時代になってしまったからです。

保険診療は、保険請求額分は患者からすると割引分に当たります。つまり、患者は定価の7割引で来院しているのですから、これまでの整骨院業界はゆる過ぎで、それほど経営努力をしなくても、やってこれたのだと私は思います。ですから、開業すればすぐに患者が来院して、院を閉めなければならないほどの経営状態になることは稀でした。

どの業界でも、うまくいかない店や会社は、一定の割合ですぐに畳むのが現実ですから、一般の業界に近くなっただけだと私は考えています。

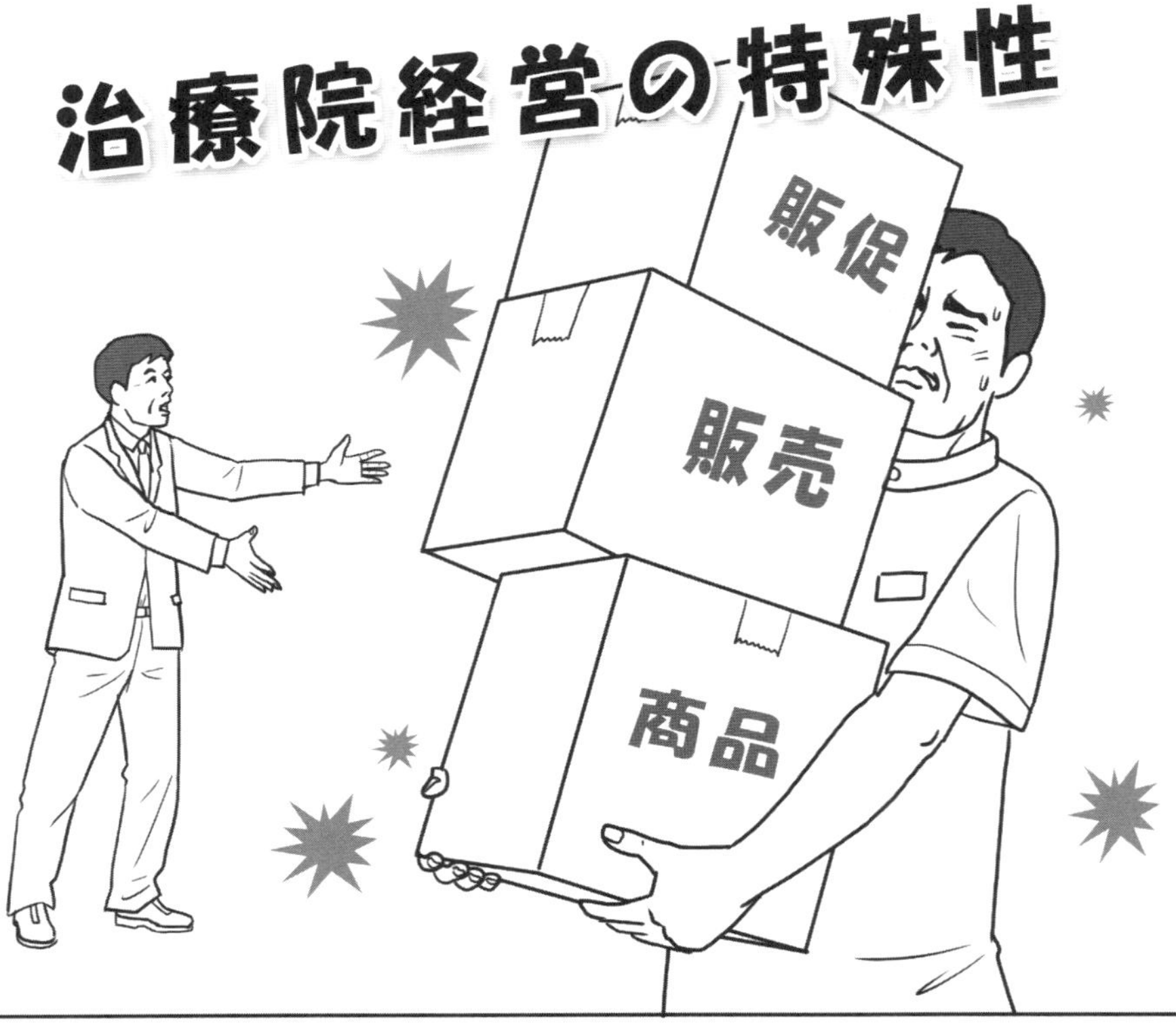
治療院経営の特殊性
販促
販売
商品

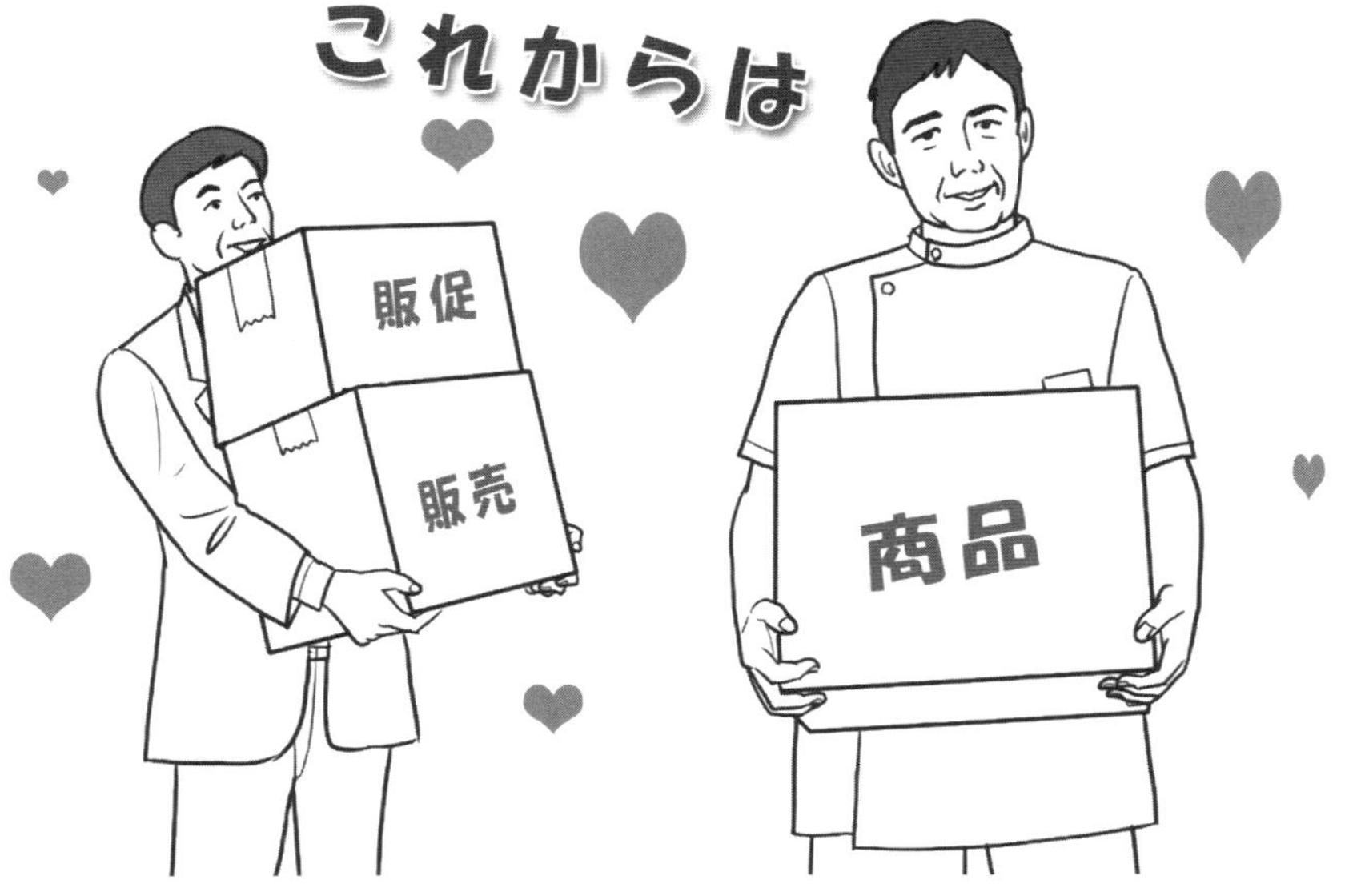
これからは
販促
販売
商品

97 治療院経営者は営業マンになろう

●治療院の営業活動とは

「出会うすべての人が患者になる可能性がある」

そのような意識で常に人と接している人と、そうでない人では、後々大きな差がついていくでしょう。

たとえば、治療院の近隣にある飲食店、美容室などの個人経営で商売をしている人と仲よくなって、数多くの紹介をもらったりすることも「営業」と言えます。

つまり、治療院への直接的な集患だけでなく、また、スーツを着て販促活動をするという一般的な「営業」ではなく、治療院とは違う場所で患者になる可能性のある人、患者を紹介してくれる可能性のある人に出会うような活動をすることも「営業」なのです。

前にも述べたように、私は20代半ばの頃に、「自己啓発プログラム」を売る、完全歩合制の訪問販売のセールスマンをしていました。電話帳の片っ端から電話で営業をしたり、飛び込み訪問したり、様々な交流会に参加するような貴重な経験をしたことで、「待ち」の経営だけでなく、いかに「営業」が重要かということを身に染みて実感しました。

●学校・企業に認めてもらうには

しかし実際、治療院経営者が自ら「営業」するのは、「プライドが許さない」とか、「治療をしてもらうことを営業するのは気が引ける」ということは理解できます。ですがこの厳しい時代、できることから実践してみることをお勧めします。

たとえば、学校に営業をしている院経営者はたくさんいます。とくに有望なのが野球、サッカー、テニスなどの運動部の顧問の先生への「営業」です。部活をしている通院中の生徒から突破口を開いて、営業をかけるのが一番効率的です。また運動会などに救急対応係としてボランティアで参加し、治療院をアピールすれば、父兄や先生など、地域の多くの人に認知してもらえます。

治療院の周りにある企業に営業をして、治療の特徴や利用の仕方などを説明することで、会社の福利厚生の一環として提携したり、出張治療を行なっている治療院もあります。

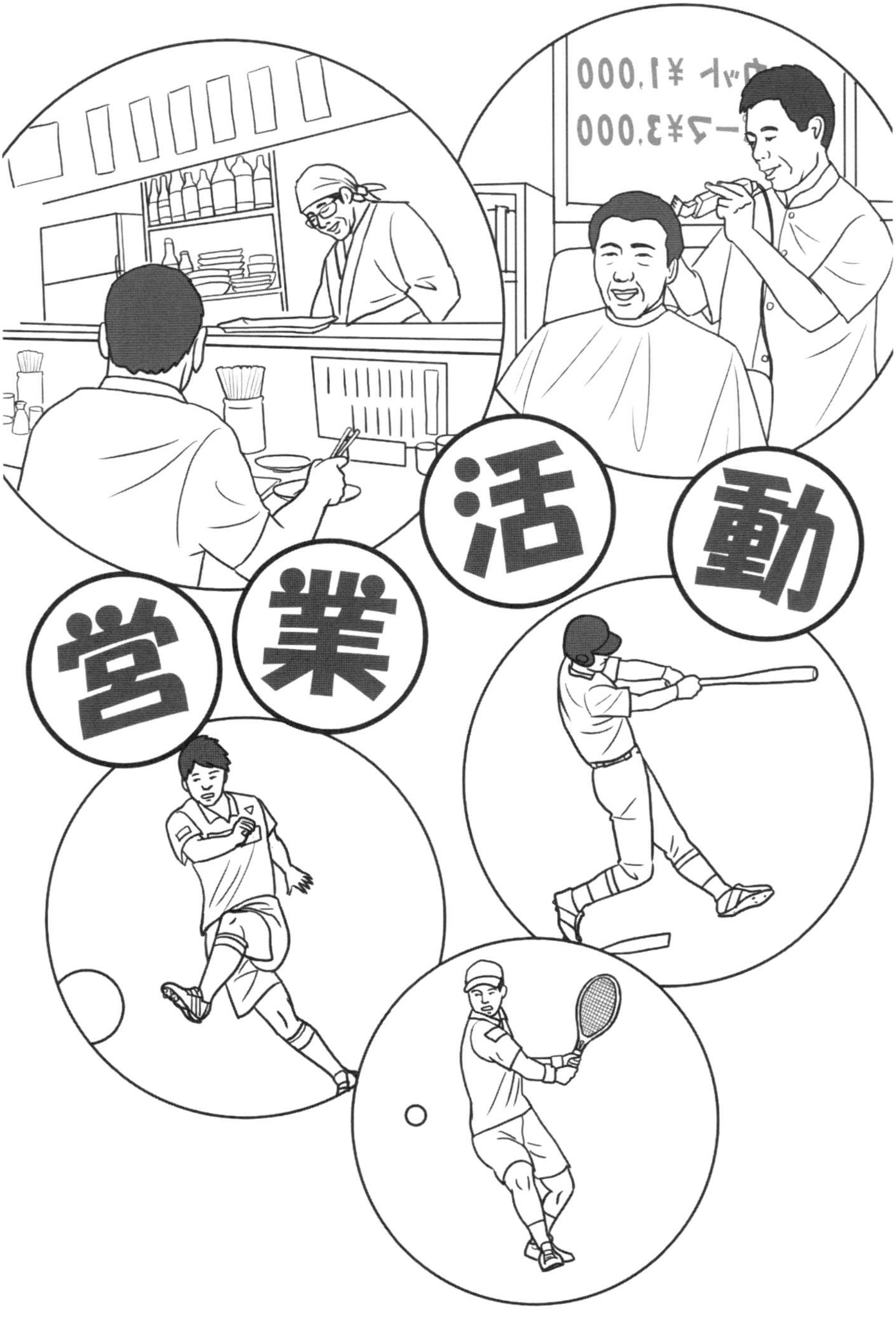
営業活動

98 大きな志、夢を抱く経営者の魅力

豊かな人生は自分で切り開くもの

大きな志や夢は、人生でも経営でも必ず描くべきものです。「やりたいけど、できない」と思い込んでいることはあったとしても、「やりたいことがない」ということはあり得ません。

過去は記憶の中にしか存在せず、今と未来しかないのです。今と未来をどう生きるかは、自分自身で決めなければなりません。

これまでの人生の流れに任せて未来を決めるのもひとつの生き方ですし、大きな志、夢を実現すべく未来を切り開くのも人生です。

ただし、より豊かな人生にしようと思うなら、大きな志、夢を抱いて未来に立ち向かうべきだと考えます。

大きな志、夢に向かって歩んでいる経営者には、魅力があります。夢に溢れていて、元気で快活で人生を楽しんでいる人と、やりたいこともとくになく、現状にしがみつき、未来に悲観している人では、どちらとつき合いたいでしょうか。

スタッフの夢も経営者が描く

スタッフのいる治療院は、スタッフにも夢を抱かせる必要があります。スタッフ一人一人の人生を輝かせるのも、面白くないものにするのも経営者しだいです。

私はコンサルティングをしていて、「社風」という環境づくりの重要性を実感しています。「社風」は経営者がつくるものです。何のために仕事をするのか、理想としている治療院像はどんなものかをスタッフに語らなければなりません。

優秀な人材に対して、自院の存在意義や大きなビジョン、夢を掲げる必要が出てくることもあるでしょう。そして、語ったことや掲げたことは実践していくことです。「言うは易し、行なうは難し」ですが、強く思っていることは実現しやすいようです。強い思いは自然と行動に結びつくからだと思います。経営者の思いに共感した人が集まり、その思いの集合体として「社風」が生まれます。経営者が大きな志、夢を抱くことで、スタッフにも志や夢が芽生え、自らの魅力となって輝くのです。

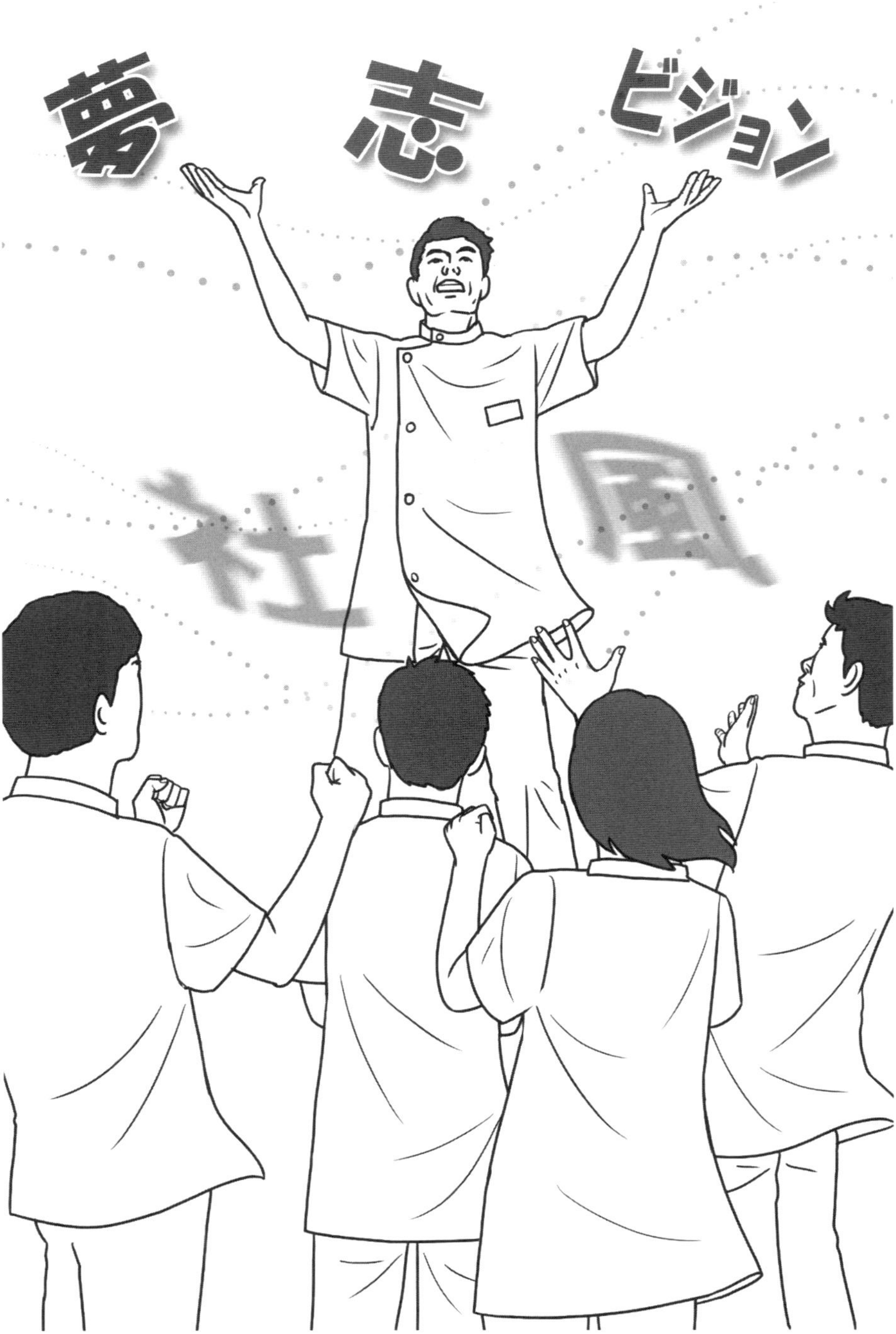
夢
志
ビジョン
社風

99 失敗する人と成功する人の違いとは

●すなお・勉強好き・プラス発想

船井幸雄氏が２０１４年1月19日に逝去されました。私は、船井幸雄氏が提唱された船井流経営法に魅せられた者の一人です。船井総合研究所で7年間お世話になったことで、私の人生は大きく変わりました。

船井流経営法の中でも、私のコンサルティングの中で最重視していることは、「長所進展法」です。長所を見つけて伸ばすことが、経営を成功させる近道なのです。

私は長所探しができた時点で、コンサルティングのほとんどが成功していると思っているほどです。

そして大事なのが、成功の３原則、「すなお」「勉強好き」「プラス発想」です。物事や意見をナナメから捉えるのではなく、正面から見つつ人の意見を聞く「すなお」、何に対しても探究心を持ち、研究努力を重ねる「勉強好き」、そしてうまくいかなかったり、最悪の状態に陥ったとしても前向きに物事を捉える「プラス発想」。この３つのことが、他人から見てもできている人は成功していると思います。

●過去に責任を持ち、未来に活かす

そして成功する人は、「責任を取れる」人です。自分の周りで起きる問題の多くは、自分自身が原因で起こっています。経営者が最終的な責任を負うのは当たり前ですが、中には「立地が悪い」と環境のせいにしたり、「従業員に問題があるからうまくいかない」という発想をする経営者がいます。しかし、立地や従業員を選んだのは、他ならない自分自身なのです。自分の過去の決断に自分で文句を言っても何の解決にもなりません。

成功する経営者は、過去の決断に対して責任を負い、その経験を次に活かす発想をします。

また、永続的に成功する人は、ｗｉｎｗｉｎの関係を構築し、関わる人たちと共存共栄して発展していく発想をします。

業者泣かせの要求や値引きを強要したり、自分自身や自院の利益、名声、名誉のために周りを利用することがもっぱらな人は、一時的には発展したとしても、長い目で見ると決してうまくいくことはないでしょう。

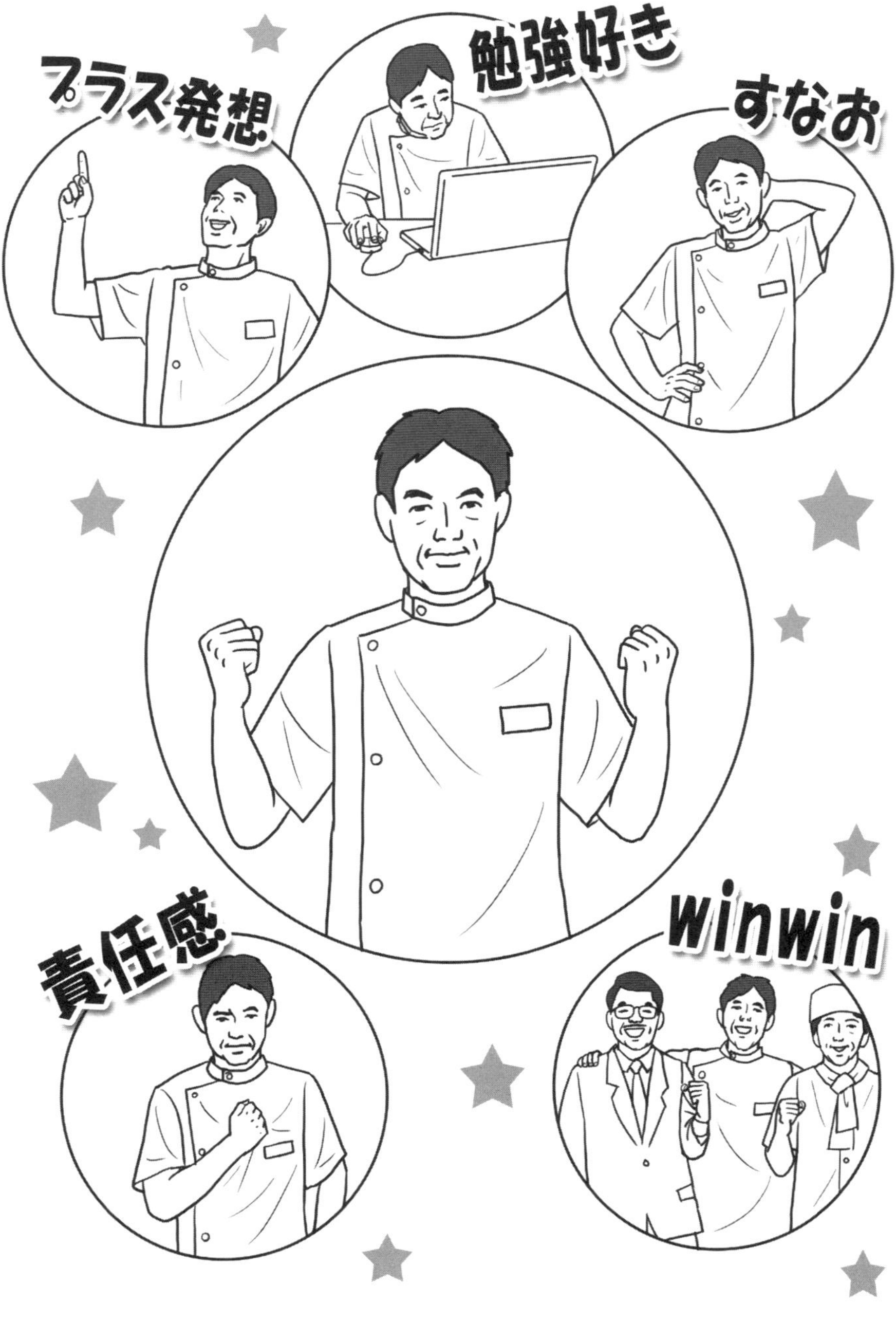
プラス発想
勉強好き
すなお
責任感
winwin

100 最後に――常に変化し続けていこう

●「儲かる」ことは患者を救うこと

前著『儲かる！　治療院経営のすべて』が出版されたのは2005年。ありがたいことに多くの読者に支持していただいて、私を知ってくださる方が増えました。

ただ、「儲かる」という書籍タイトルは、治療院業界にとってかなりセンセーショナルだったようで、「コンサルの吉田は金の亡者だ」と思っている人はいまだに多いかもしれません。

実際、治療院が利益追求をするということを、タブー視している治療院関係者は多くいます。

しかし、「ひどい腰痛に悩まされているが、どこに行けばいいのだろう？」と身体の不調を訴える数多くの人に、「的確に情報を提供する」ことで患者が増え、「的確な治療」を行なって症状が改善することで、多くの人を「救う」ことができるのです。

私は、患者を「救う」ことによって、「儲かる」ようになると確信しています。ですから、不可欠なのは、「的確な治療」です。治療院の商品である「治療技術」をより磨いて、身体の症状で苦しんでいる患者を一人でも多く救ってほしいのです。

●常に改善を重ね、発展進化していこう

私が10年以上、治療院と関わってきた経験の中で、本当の意味で「的確な治療」ができるのは、治療院業界だと確信しています。私が、これから死ぬまで治療院業界に関わっていくことを決意しているのも、治療院が患者を「救う」ことができるという思いからです。

本書は、前著からこれまで約10年のコンサルティング経験をへて、考え方の方向性は変わらないのですが、数段バージョンアップした内容になっていると思っています。文章のほぼすべてを変更しているので、改訂版としてではなく、新作として読んでいただけたと思います。

最後になりましたが、経営は常に変化し続けることが最も重要です。常に改善を重ね、発展進化していきましょう。ですから、まずは行動です。この本をきっかけに多くの治療院が、たくさんの患者に支持されるようになれば、これより嬉しいことはありません。

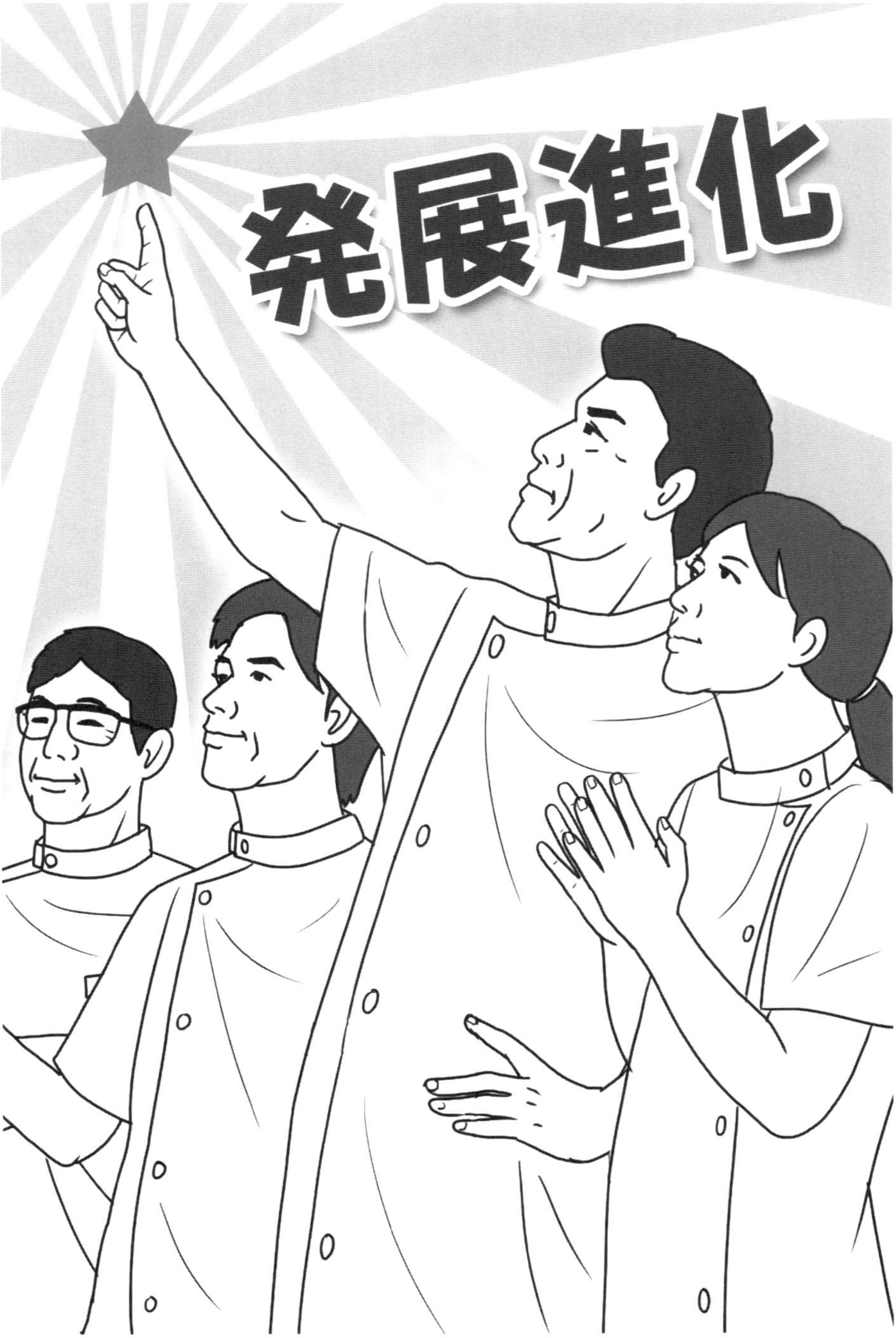
発展進化

著者略歴

吉田 崇(よしだ たかし)

佐賀県出身。立命館大学経済学部経済学科卒業。東証一部上場のソフトウェア開発会社でＳＥを経験後、完全歩合制の自己啓発プログラム（ＳＭＩ）のセールスを経て、㈱船井総合研究所に入社。７年間現場コンサルティングに従事。2008 年 1 月、株式会社吉田企画を設立し、代表取締役社長に就任。2010 年 3 月、「（社）交通事故医療情報協会」を設立し、代表理事に就任する。

現在、整骨院・接骨院、治療院、リラクゼーションサロンなど、「癒し」や「健康」をテーマとしたコンサルティングや講演、執筆活動を行なっている。院のビジネスモデルの構築、自費化、チラシ・ＤＭ等の販促、リピート率アップなどのマーケティングと、前々職で自らセールスで実践したスタッフ・営業マン、そしてトップのモチベーションアップを得意とする。コンサルティング実績は600 社以上。200 回以上の講演実績。講演は、熱くて心が温かくなって、モチベーションが上がることがモットー。

著書として、『儲かる！ 治療院経営のすべて』『はじめよう！「リラクゼーション」サロン』（同文舘出版）がある。
●吉田崇オフィシャルサイト http://www.r358.com（無料メールマガジン発行中）
●ブログ「吉田崇のしゃちょうにっき」
● Twitter http://twitter.com/yoshidakikaku
● Facebook http://www.facebook.com/yoshida358

学校では教えない
儲かる治療院のつくり方

平成 26 年 10 月 20 日　初版発行

著　者 ―― 吉田　崇
発行者 ―― 中島　治久

発行所 ―― 同文舘出版株式会社
東京都千代田区神田神保町 1-41　〒 101-0051
電話　営業 03（3294）1801　編集 03（3294）1802
振替 00100-8-42935　http://www.dobunkan.co.jp

©T.Yoshida

ISBN978-4-495-52791-4
印刷／製本：三美印刷　Printed in Japan 2014

JCOPY 〈（社）出版者著作権管理機構 委託出版物〉

本書の無断複写は著作権法上での例外を除き禁じられています。複写される場合は、そのつど事前に、（社）出版者著作権管理機構（電話 03-3513-6969、FAX 03-3513-6979、e-mail: info@jcopy.or.jp）の許諾を得てください。